全国中医药行业高等职业教育"十三五"创新教材

# 中药识别技术

[供中药学、药品生产技术（中药）、中药生产与加工等专业用]

主　审　王满恩（山西药科职业学院）

主　编　傅　红（天津生物工程职业技术学院）

副主编　窦国义（天津生物工程职业技术学院）

编　委　（以姓氏笔画为序）

　　　　马红英（天津医科大学总医院）

　　　　元英群（天津中新药业集团股份有限公司药材公司）

　　　　周重建（湖北象谷中药材有限公司）

　　　　赵　昌（山西药科职业学院）

中国中医药出版社

·北　京·

**图书在版编目（CIP）数据**

中药识别技术 / 傅红主编 . —北京：中国中医药出版社，2016.9（2023.8 重印）

全国中医药行业高等职业教育"十三五"创新教材

ISBN 978 - 7 - 5132 - 2493 - 2

Ⅰ . ①中… Ⅱ . ①傅… Ⅲ . ①中药鉴定学—高等职业教育—教材 Ⅳ . ① R282.5

中国版本图书馆 CIP 数据核字（2015）第 103921 号

**中国中医药出版社出版**

北京经济技术开发区科创十三街31号院二区8号楼
邮政编码 100176
传真 010-64405721
河北品睿印刷有限公司印刷
各地新华书店经销

开本 787×1092 1/16 印张 24.5 字数 571 千字
2016 年 9 月第 1 版 2023 年 8 月第 4 次印刷
书号 ISBN 978 - 7 - 5132 - 2493- 2

定价 118.00 元
网址 www.cptcm.com

**服 务 热 线 010-64405510**
**购 书 热 线 010-89535836**
**维 权 打 假 010-64405753**

**微信服务号 zgzyycbs**
**微商城网址 https：//kdt. im/LIdUGr**
**官 方 微 博 http：//e. weibo. com/cptcm**
**天猫旗舰店网址 https：//zgzyycbs. tmall. com**

# 编写说明

    本教材针对高等职业教育和高等职业院校学生的特点，以强化技能训练为目的，依据"中药调剂员、中药购销员、中药检验工"等国家职业资格标准中职业能力和工作内容的要求，参考全国职业院校中药传统技能大赛中"中药性状鉴别、中药真伪鉴别"等赛项要求，遵照以实践为导向的教学模式，按"教学做"一体化的思路编写，以保证人才培养与岗位需求的直接接轨。本教材可供高等职业院校中药学、药品生产技术（中药）、中药生产与加工等专业学生使用。

    与其他中药鉴定类教材相比，本教材主要有以下特色。

    **1. 职业特色**　以中药采购、验收工作任务为导向设计教材，由高职院校教师、中药企业质检人员合作编写，内容按药物功能分类顺序，参考《中华人民共和国药典临床用药须知（中药饮片卷）》所列药物的顺序编排，品种据中药企业最常用者选定，收录了一些验货人员的鉴定经验及术语，力图缩短学生与职场的距离。书中内容贴近实际，实用性强，也可作为中药企业验货工作手册及员工培训教材。

    **2. 直观特色**　本教材中所载品种都配有实物彩色照片，重点突出单味药材的性状鉴别要点。照片经山西药科职业学院王满恩副教授审定，以确保准确无误。学生一书在手，等于拥有一个标准样品库和随身实训室，可解决实训场所不足和样品短缺的问题，对中药性状鉴别经验不足的青年教师也可通过本书提高业务水平。

    **3. 教改特色**　教材内容明确定位于以中药从业人员的"基本功"为学习目标，使用本书教学，可让学生在实训室对照教材观察实物，鉴定药材与饮片。教师减少集中讲授，主要进行个别指导、检查督促。真正实现"学生为主体，教师为主导"和"精讲多练"的原则，提高学生学习的积极性和主动性。符合国家对职业教育培养目标的定位，使学生学到的知识能与企业岗位工作需要紧密结合，培养学生分析和解决问题的能力。

    **教材的编写分工为：**傅红全面负责文字统稿；编写必备知识、中药性状鉴定常用术语；负责全草类、花类、叶类、动物类药材部分文字编写工作及部分药材照片拍摄工作；窦国义负责果实种子类、根与根茎类、矿物类药材部分文字编写工作及部分药材照片拍摄工作；赵昌编写菌藻类药材部分；马红英编写茎木类和皮类药材部分；元英群对本教材所选用的药材样品进行了鉴定；周重建提供粉葛、知母、淡竹叶、栀子等原植物及新鲜药材样品照片；王满恩老师提供部分药材样品照片。最后由傅红、窦国义按照《中华人民共和国药典临床用药须知（中药饮片卷）》所列药物功能及药物顺序，进行全面整理统稿，王满恩老师负责审定书稿和图片。

    在教材的编写中得到天津生物工程职业技术学院李榆梅院长大力支持和指导，主审王满恩老师对全书编写体例和内容提出了中肯的建议，在此致以衷心的感谢。

编　者

2016年6月

# 目 录

# 中药性状鉴定必备知识

## 一、几个基本概念

1. **中药** 是指在中医药理论指导下使用的天然药物及其制品，包括中药材、中药饮片和中成药。本书中所提到的"中药"是指中药材和中药饮片，不包括中成药。

2. **中药材** 简称"药材"，习称"个子货"。一般是指仅经过产地加工（除杂质、干燥等）即可使用的中药。我国目前有记载的中药材有 12807 种，绝大部分来源于植物，少数来源于动物和矿物。

3. **中药饮片** 简称"饮片"，是指中药材经过炮制加工（切制、炒制、蒸制等）后的成品。本书鉴定的对象主要是中药饮片。

4. **中药性状** 指中药的形状、大小、色泽、表面特征、质地、断面特征和气味等属性。

5. **中药性状鉴定** 是指用眼看、手摸、鼻嗅、口尝等方式检验中药性状，判断中药品种和质量的鉴定方法。性状鉴定是中药行业从业人员最基本的职业技能。

性状鉴定法的优点是简便、快速，可以鉴定大批量中药，因此，性状鉴定至今仍是最基本、最常用的鉴定方法。但一些中药仅凭性状难以准确鉴定，需要进一步做显微鉴定、理化鉴定。

## 二、《中华人民共和国药品管理法》相关条文

1. 药品是指用于预防、治疗、诊断人的疾病，有目的地调节人的生理机能，并规定有适应证或者功能主治、用法用量的物质，包括中药材、中药饮片、中成药、化学原料药及其制剂、抗生素、生化药品、放射性药品、血清、疫苗、血液制品和诊断药品等。（第一百零二条第一款）

2. 药品必须符合国家药品标准。（第三十二条第一款）

3. 国务院药品监督管理部门颁布的《中华人民共和国药典》和药品标准为国家药品标准。（第三十二条第二款）

4. 中药饮片必须按照国家药品标准炮制；国家药品标准没有规定的，必须按照省、自治区、直辖市人民政府药品监督管理部门制定的炮制规范炮制。（第十条第二款）

5. 禁止生产（包括配制，下同）、销售假药。

有下列情形之一的，为假药：

①药品所含成分与国家药品标准规定的成分不符的；

②以非药品冒充药品或者以他种药品冒充此种药品的。

有下列情形之一的，按假药论处：

①国务院药品监督管理部门规定禁止使用的；

②依照本法必须批准而未批准生产、进口，或者依照本法必须检验而未经检验即销售的；

③变质的；

④被污染的；

⑤使用依照本法必须取得批准文号而未取得批准文号的原料药生产的；

⑥所标明的适应证或者功能主治超出规定范围的。（第四十八条）

6. 禁止生产、销售劣药。

药品成分的含量不符国家药品标准的，为劣药。

有下列情形之一的药品，按劣药论处：

①未标明有效期或者更改有效期的；

②不注明或者更改生产批号的；

③超过有效期的；

④直接接触药品的包装材料和容器未经批准的；

⑤擅自添加着色剂、防腐剂、香料、矫味剂及辅料的；

⑥其他不符合药品标准规定的。（第四十九条）

## 三、药品标准常识

### （一）《中华人民共和国药典》

《中华人民共和国药典》简称《中国药典》，是国家监督管理药品质量的法定技术标准。《中国药典》现每隔 5 年修订再版，每版药典的"一部"是药材、饮片等天然药品的质量标准。本书凡提到《中国药典》或"药典"，都是指现行版药典即《中华人民共和国药典》2015 年版一部。

《中国药典》一部内容主要包括"凡例""正文"（药材及饮片、植物油脂和提取物、成方制剂和单位制剂）及"索引"三部分。"药材及饮片"的正文收载药材及饮片。每一品种项下记载品名（包括中文名、汉语拼音名与拉丁名）、来源、采收加工（或饮片制法）、性状、鉴别（包括经验鉴别、显微鉴别、理化鉴别）、检查（杂质、水分、灰分、有害元素等）、浸出物测定、含量测定、炮制、性味与归经、功能与主治、用法与用量、使用注意、贮藏等内容。每种药材的记载项目不完全一样，但"性状"一项是必载项目。

药典中记载的各项内容都有法定的约束力，在我国从事药品生产、经营、检验、使用的任何单位和个人，都必须执行药典规定，否则就是违法。

### （二）其他与中药有关的药品标准

1. 《中华人民共和国卫生部药品标准· 中药材· 第一册》（1991 年 12 月颁布），记载 101 种药材。

2. 《关于颁布儿茶等 43 种进口药材质量标准的通知》（2004 年 5 月 8 日起执行）国家食品药品监督管理局修订了 43 种进口药材的质量标准，该标准是对外签订进口药材合同条款及到货检验的法定依据。具体品种是：儿茶、方儿茶、西洋参、高丽红参、西红花、牛黄、羚羊角、泰国安息香、苏合香、乳香、没药、血竭、藤黄、沉香、檀香、丁香、母丁香、小茴香、荜茇、广天仙子、豆蔻、槟榔、肉豆蔻、大腹皮、大风子、西青果、诃子、胖大海、芦荟、猴枣、弗朗鼠李皮、胡黄连、肉桂、番泻叶、马钱子、玳瑁、石决明、天竺黄、穿山甲、海狗肾、海马、蛤蚧、海龙。

3. 各省（自治区、直辖市）中药材标准（地方标准）是各省（自治区、直辖市）卫生行政部门颁布的地方药材质量标准（一般是国家药品标准未载的品种）。在当地有法定的约束力。

上述几种药品标准所载内容如与现行版药典相冲突的，应按《中国药典》执行。

## 四、中药性状鉴定的工作条件与要求

### （一）鉴定者健康要求

1. 疲劳时或患感冒、过敏性疾病、传染性疾病时不要做中药鉴定。

2. 鉴定前不要吸烟、饮酒或进刺激性饮食，也不要用香气浓烈的化妆品，以免影响嗅觉、味觉、视觉的灵敏程度。

### （二）鉴定者衣着要求

1. 工作衣帽应为白色，便于及时发现污渍，及时清洗，保持干净。

2. 工作衣应为长袖大衣式样，要有装鉴定用品的口袋；袖口要有松紧；坐下时下摆要超过膝盖，以免粉尘、试剂等污染衣裤。

3. 工作帽应质软无檐，以免遮挡光线和妨碍近距离观察；帽檐要有松紧，可将全部头发包住。

4. 接触有毒药材、有异味药材、易脱色染手药材时，应戴薄膜手套及口罩。

### （三）鉴定场所要求

1. 干净整洁，光线充足，温湿度宜人，水电通畅，安全设施齐备。

2. 应备有鉴定台、文件柜、仪器柜、样品柜、必要的文具及清洁用品。

3. 应备有《中国药典》、其他相关药品标准、常用工具书及检验报告单、质量验收记录等。

4. 应备有常用鉴定工具、仪器与试剂（见下表）。

### 中药性状鉴定常用工具、仪器、试剂

| 名　称 | 用　途 |
|---|---|
| 盛药盘（白搪瓷盘子或其他硬质、无毒的平底容器，最好配一同样大小的黑色平板） | 摊放样品。深色样品直接放白盘内，浅色样品放盘内黑色平板上 |
| 放大镜（10 倍以上） | 观察样品细部 |
| 解剖镜（40 倍以上） | 观察样品细部 |
| 直尺或卷尺（有毫米刻度） | 测量样品大小 |
| 镊子 | 观察时夹持样品 |
| 钢刀、枝剪或普通剪刀 | 开包装；切断样品；削刮样品表面或断面 |
| 捣臼（也叫"冲筒""铜缸子""捣药罐"） | 捣碎样品 |
| 研钵、研棒 | 研磨药材（如乳香、没药） |
| 刷子 | 刷去样品表面粉尘；清洁鉴定器具 |
| 解剖针或锥子 | 穿刺样品 |
| 试管、试管架 | 嗅气；观色；水试鉴别容器 |
| 烧杯 | 水试鉴别容器 |
| 培养皿 | 水试鉴别容器 |
| 玻璃板（片）20 cm×20cm；20 cm×10cm | 展开浸软的样品（花、叶、草等） |
| 玻璃棒 | 做水试鉴别或火试鉴别时搅拌用 |
| 酒精灯、铁架台、石棉网 | 做火试鉴别 |
| 紫外光灯 | 观察荧光（如大黄） |
| 白瓷板 | 用试剂做显色鉴别时放置样品（如西红花） |
| 毛白瓷板 | 检查矿物药条痕 |
| 氢氧化钠试液 | 做显色鉴别（如苦参） |
| 乙醇或甲醇 | 溶解样品、润湿样品或涂擦样品 |
| 硫酸试液 | 做显色鉴别（如西红花） |
| 浓盐酸试液 | 做显色鉴别（使木质化组织呈红色，便于观察） |
| 间苯三酚试液 | 做显色鉴别（使木质化组织呈红色，便于观察） |
| 碘试液 | 做显色鉴别（检查淀粉类成分） |
| 碘化钾碘试液 | 做显色鉴别（如茯苓） |
| 棉签 | 润湿样品或用试剂涂擦样品 |
| 纱布、滤纸 | 擦拭鉴定用品 |
| 架盘天平 | 检查杂质时称量 |
| 取样用品（见下文"取样操作"） | 抽取样品 |

## 五、取样操作

取样，是指从一批中药商品中抽取供检验用的样品。抽取的样品应具有代表性，即必须保证抽取的样品能准确反映被验收药品的总体质量状况。

## （一）取样准备

1. 洁净的采样器：不锈钢勺、不锈钢铲、不锈钢镊子、夹子、探子等。

2. 样品盛装容器：具封口装置的无毒塑料袋等。

3. 其他用品：手套、样品盒、剪刀、放大镜、纸、笔、请验文件（请验报告或入库质量验收通知单、到货药品随货同行凭证等）、取样记录表、取样证等。

4. 罂粟壳等特殊管理的药品应双人取样。

## （二）货物外观检查

1. 核对请验文件内容与实物是否相符，注意同一品种各包件的品名、产地、规格及包件式样是否一致。异常者应逐件抽出，单独检验。

2. 检查货物包装的完整性、清洁程度以及有无水迹、霉变或其他物质污染等情况，详细记录。凡有外观异常情况的包件，应逐件抽出，加倍抽样，单独检验。

## （三）抽取样品包件

从货物堆码层次中按"前上、中侧、后下"的相应位置随机抽取整件样品。

1. 5 ~ 99件，抽取5个样品包件。

2. 100 ~ 1000件，抽取5%的样品包件。

3. 超过1000件的，超过部分抽取1%的样品包件。

4. 药材总包件数不足5件的，逐件取样。

5. 贵重药材和特殊管理的药材，不论包件多少均逐件取样。

## （四）抽取检验样品

1. 将同名称样品包件集中，逐件开启包装取样。应在验收专用场所（验收养护室）内进行。

2. 每一包件至少在2 ~ 3个不同部位各取样品1份；包件大的应从10cm以下的深处在不同部位分别抽取。个体大的固体中药用镊子、铗子或铲子在包件不同部位抽取有代表性的样品；对破碎的、粉末状的或大小在1cm以下的药材，可用采样器（探子）抽取供试品。

3. 每一包件的取样量：

（1）一般药材每包件抽取100 ~ 500g；

（2）粉末状药材每包件抽取25 ~ 50g；

（3）贵重药材每包件抽取5 ~ 10g；

（4）对包件较大或个体较大的药材，可根据实际情况抽取代表性的样品。

4. 将抽取的样品混匀，即为抽取样品总量。若抽取样品总量超过检验用量，可按四分法再取样，即将所有样品摊成正方形，依对角线划"×"，使分为四等份，取用对角两份；再如上操作，反复数次，直至最后剩余量足够完成所有必要的实验以及留样为止。

5. 最终抽取的供检验用样品量，一般不得少于实验所需用量的3倍，即1/3供实验室分析用，另 1/3 供复核用，其余 1/3 则为留样保存。

6. 样品放在塑料袋内，封口，做好标记（品名、批号、取样日期、取样人等）。

## （五）取样后的工作

1. 封好开启的样品包件，加贴封口标记（封口人签章），在取样包件上粘贴取样证。

2. 填写取样记录。

3. 清洁取样器具，妥善保存。

## 六、中药性状鉴定操作

### （一）准备

1. **清洁**　着装；清洁鉴定场所；洗手。

2. **用品**　鉴定工具、仪器、试剂；药典等药品标准；鉴定记录本、检验报告单、仪器使用记录本等。

3. **样品**

（1）将抽取的样品取出 1/3 供检验用，其余样品分别装瓶（袋），贴标签，妥善存放。

（2）将供检样品置盛药盘中，摊开。

（3）将部位相同的（如草类药材饮片中的茎、叶、果实）或部位相同性状有别的样品（如同一药材的横切片、纵切片、斜切片等）分别挑出，归类摆放。

### （二）查验性状

阅读药品标准的"性状"项，读一句观察一下样品，看样品与标准是否相符，随时在鉴定记录本上记录相符情况。

1. **药典性状描述顺序**

（1）入药部位为单一器官的植物类药材及动物、矿物药材，一般按下列顺序记述：形状→大小→表面（色泽、纹理、附属物）→质地→断面（由外至内记述色泽、纹理等特征）→气（嗅到的气味）→味（口尝的味道）。

（2）包括多个器官的药材如全草、带根的根茎、含种子的果实、动物的全体等，将各个器官性状分别记述，每个器官记述顺序同上。观察药材性状时应按药典性状描述顺序进行。

2. **药典性状描述用语**

（1）形状：药材形状比较典型的用"形"，如卵形、圆柱形、纺锤形（中间粗两头尖的形状）等；类似的用"状"，如木鳖子呈"扁平圆板状"；必要时也可用"某形某状"或"某状某形"，如五倍子呈"长圆形或纺锤形囊状"；形状极不规则的用"块"，前面加修饰词，如川芎呈"不规则结节状拳状团块"。形容词一般用"长""宽""狭"等，如长圆形、宽卵形、狭披针形等。

（2）大小：是指药材和饮片的长短、粗细（直径）和厚薄。一般应测量较多的供试品，可允许有少量高于或低于规定的数值。测量时应用毫米刻度尺。对细小的种子或果实类，可将每10粒种子紧密排成一行，以毫米刻度尺测量后求其平均值。

通常写"长（或直径）××～××cm"，不足1cm的一般用"mm"。

（3）色泽：是指在日光下观察的药材和饮片颜色及光泽度。同种药材的不同个体颜色有别，写"某色或某色"，将常见的、质量好的放在前面。如黄芪的表面"淡棕黄色或淡棕褐色"；同一个体颜色有别，写"某色至某色"，一般把浅色放在前面，如当归表面"黄棕色至棕褐色"；用两种以上色调描写的，以后一种为主，如黄棕色，表示基本为棕色，但比标准的棕色略微带黄。

光泽常用"有""微有""无"描述；有时也用"某样光泽"，如石膏纵断面"具绢丝样光泽"；也有时在颜色前加"暗"，表示无光泽。

饮片的色泽描述常用"外皮某色""切面某色"，以免与"表面""断面"等术语混淆。

（4）纹理：平坦的用"纹理"，如木通断面有"放射状纹理"；凹陷较浅的用"皱纹"；凹陷较深的用"沟"，如百部的表面"有不规则深纵沟，间或有横皱纹"；有时纹理形容中也用某些比喻性术语，如"菊花心""车轮纹"等。

（5）质地：描述重量的用"体轻""体重"；描述机械强度一般用"质脆""质韧"或"软""硬"等；较厚而韧的叶常用"革质""近革质"等术语。

（6）断面：一般是指折断面。用刀切出的断面称"切面"。

（7）气味：用鼻嗅到的气味统称为"香气"或"臭（xiù）"。浓重者称"气浓香"，微弱者称"气微香"；用鼻嗅不到称"气无"或"无臭"；令人舒适的称"清香""芳香"；令人厌恶的称"浊香"或"浊"，有时也用"臭（chòu）"，如阿魏"具强烈而持久的蒜样特异臭气"。

口尝味道的描述一般用酸、苦、甘、辛、咸等术语。强弱明显的分别用"微""极"修饰，如"味微酸""味极苦"等。用两个以上术语修饰复合味时，一般按味觉出现的先后次序描述，如山茱萸"味酸、涩、微苦"。

3. 简单的理化试验　药品标准"鉴别"项规定的手试（如揉搓）、水试、火试、试剂显色、荧光检查等试验，用简单的处理使中药性状迅速变化（变形、变色、出现黏液、发生荧光等），本书也列入性状鉴定的内容。

## （三）检查变质、污染

中药变质包括发霉、虫蛀、鼠咬、泛油、变色、香气散失、气味改变、融化、黏结、风化、潮解、腐烂等情形，中药污染是指中药沾染上有害物质。变质、污染一般都能从性状看出来，如发霉者表面见白色或其他颜色的霉斑，虫蛀者表面有圆形蛀孔、虫丝，泛油者表面出现油状物质，中药固有的气味、颜色、质地也常因变质、污染而发生变化。所以，查验性状的过程也是检查变质、污染的过程。

## （四）检查杂质

药品标准"检查"项规定了一些中药的杂质最高限量，如药典规定石韦杂质不得过3%。检查杂质主要用肉眼或放大镜观察，故本书也列为性状鉴定的内容。下面是《中国药典》中的"杂质检查法"。

**1. 药材中混存的杂质是指下列各类物质**

（1）来源与规定相同，但其性状或部位与规定不符。

（2）来源与规定不同的物质。

（3）无机杂质，如砂石、泥块、尘土等。

**2. 检查方法**

（1）取规定量的供试品，摊开，用肉眼或放大镜（5～10倍）观察，将杂质拣出；如其中有可以筛分的杂质，则通过适当的筛，将杂质分出。

（2）将各类杂质分别称重，计算有无虫蛀、霉烂或变质情况。

**3. 注意**

（1）药材中混存的杂质如与正品相似，难以从外观鉴别时，可称取适量，进行显微、化学或物理鉴别试验，证明其为后，计入杂质重量中。

（2）个体大的药材，必要时可破开，检查有无虫蛀、霉烂或变质情况。

（3）杂质检查所用的供试品量，除另有规定外，按药材取样法称取。

## （五）结论

1. 供试品性状与药品标准规定的性状完全相符，无充分证据证明供试品是假药、劣药的，定为正品。

2. 供试品性状与药品标准规定的性状有多处不相符（尤其是内部特征、气味），属于《药品管理法》第48条规定的情形之一者，定为假药或按假药论处。

3. 供试品性状（如大小、色泽、质地、气味等）与药品标准规定的性状不相符，或杂质含量超标的，属于《药品管理法》第49条"其他不符合药品标准规定的"，定为劣药或按劣药论处。

4. 供试品性状与药品标准规定的性状大部分相符，仅有一两处（如形状、表面）不相符或似是而非，杂质含量不超标的，按药品标准规定继续做显微、化学或物理试验，综合各种鉴定结果判定其真伪优劣。

5. 按 GMP（GSP）及本企业规定，填写检验报告单、质量验收记录等管理文件，送达有关部门并存档。

质量验收记录的内容应包括：供货单位、数量、到货日期、品名、规格、批准文号、产品批号、生产厂商、有效期、质量状况、验收结论和验收人员等项内容，企业应保存验收记录至超过药品有效期一年，但不得少于三年。

## （六）清场

1. 填写仪器使用记录、复核整理检验记录等相关文件单据，归档。

2. 清洁鉴定用品，并将其归位。

3. 清洁鉴定场所，切断不用的电源。

4. 脱工作衣帽并清洁、归位。

# 项目一　解表类中药的性状鉴定

## 任务一　发散风寒药的性状鉴定

### 麻黄

【来源】　麻黄科植物草麻黄 *Ephedra sinica* Stapf、中麻黄 *Ephedra intermedia* Schrenk et C. A. Mey. 或木贼麻黄 *Ephedra equisetina* Bge. 的干燥草质茎。秋季采割绿色的草质茎，晒干。

【产地】　主产于河北、山西、陕西、内蒙古、甘肃、新疆等省区。

【性状鉴别】

1. 草麻黄　呈细长圆柱形，少分枝，直径 1 ~ 2mm。有的带少量棕色木质茎。表面淡绿色至黄绿色，有细纵脊线，触之微有粗糙感。节明显，节间长 2 ~ 6cm。节上有膜质鳞叶，长 3 ~ 4mm；裂片 2( 稀 3)，锐三角形，先端灰白色，反曲，基部联合成筒状，红棕色。体轻，质脆，易折断，断面略呈纤维性，周边绿黄色，髓部红棕色，近圆形（习称玫瑰心）。气微香，味涩、微苦。

2. 中麻黄　多分枝，直径 1.5 ~ 3mm，有粗糙感。节上膜质鳞叶长 2 ~ 3mm，裂片 3( 稀 2)，先端锐尖。断面髓部呈三角状圆形。

3. 木贼麻黄　较多分枝，直径 1 ~ 1.5mm，无粗糙感。节间长 1.5 ~ 3cm。膜质鳞叶长 1 ~ 2mm；裂片 2（稀 3），上部为短三角形，灰白色，先端多不反曲，基部棕红色至棕黑色。

【质量】　以茎粗、淡绿色、内心红棕

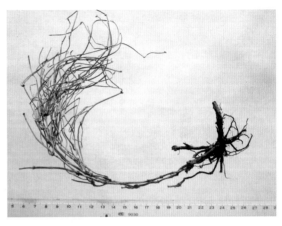

麻黄全株

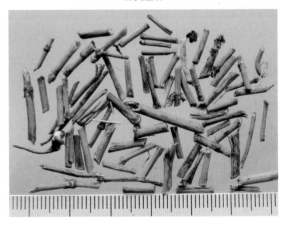

麻黄饮片

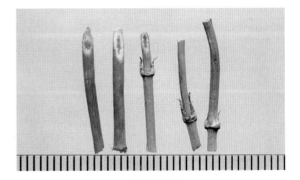

麻黄饮片放大

色、充实、手拉不脱节，味苦涩者为佳。

【功效】 发汗散寒，宣肺平喘，利水消肿。

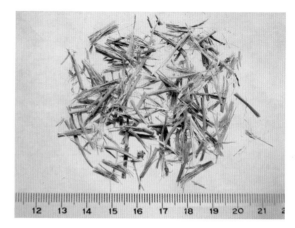

麻黄绒

# 桂枝

【来源】 樟科植物肉桂 *Cinnamomum cassia* Presl 的干燥嫩枝。春、夏二季采收，除去叶，晒干，或切片晒干。

【产地】 主产于广东、广西、云南、福建等省区。

【性状鉴别】 呈长圆柱形，多分枝，长30～75cm，粗端直径0.3～1cm。表面红棕色至棕色，有纵棱线、细皱纹及小疙瘩状的叶痕、枝痕和芽痕，皮孔点状。质硬而脆，易折断。切片厚2～4mm，切面皮部红棕色，木部黄白色至浅黄棕色，髓部略呈方形。有特异香气，味甜、微辛，皮部味较浓。

【质量】 以枝条细嫩而均匀，色棕红，香气浓者为佳。

【功效】 发汗解肌，温通经脉，助阳化气，平冲降气。

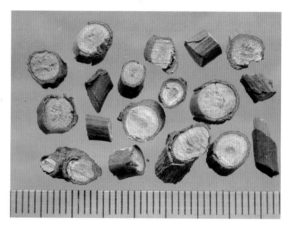

桂枝饮片横切

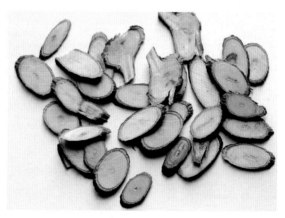

桂枝饮片斜切

## 紫苏梗

【来源】　唇形科植物紫苏 *Perilla frutescens* (L.)Britt. 的干燥茎。秋季果实成熟后采割，除去杂质，晒干，或趁鲜切片，晒干。

【产地】　主产于江苏、浙江、河北等省。

【性状鉴别】　呈方柱形，四棱钝圆，长短不一，直径 0.5～1.5cm。表面紫棕色或暗紫色，四面有纵沟和细纵纹，节部稍膨大，有对生的枝痕和叶痕。体轻，质硬，断面裂片状。切片厚 2～5mm，常呈斜长方形，木部黄白色，射线细密，呈放射状，髓部白色，疏松或脱落。气微香，味淡。

【质量】　以外皮紫棕色，少分枝，质较嫩，香气浓者为佳。

【功效】　理气宽中，止痛，安胎。

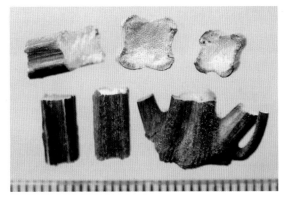

紫苏梗饮片

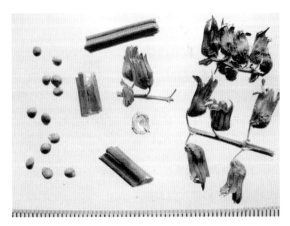

紫苏梗饮片（含宿萼、果实）

## 紫苏叶

【来源】　唇形科植物紫苏 *Perilla frutescens* (L.) Britt 的干燥叶（或带嫩枝）。夏季枝叶茂盛时采收，除去杂质，晒干。

【产地】　主产江苏、湖北、广东、广西、河南、河北、四川等省区。

【性状鉴别】　叶片多皱缩卷曲、破碎，完整者展平后呈卵圆形，长 4～11cm，宽2.5～9cm。先端长尖或急尖，基部圆形或宽楔形，边缘具圆锯齿。两面紫色或上表面绿色，下表面紫色，疏生灰白色毛，下表面有多数凹点状的腺鳞。叶柄长 2～7cm，紫色或紫绿色。质脆。带嫩枝者，枝的直径2～5mm，紫绿色，断面中部有髓。气清香，味微辛。

【质量】　以叶片完整，色紫，香气浓者为佳。

【功效】　解表散寒，行气和胃。

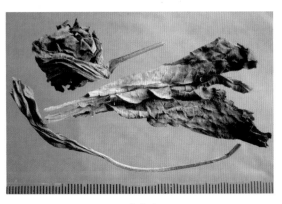

紫苏叶

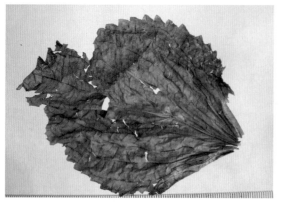

紫苏叶上表面

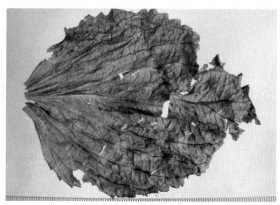

紫苏叶下表面

## 生姜

【来源】 姜科植物姜 *Zingiber officinale* Rosc. 的新鲜根茎。秋、冬二季采挖，除去须根和泥沙。

【产地】 主产于四川、湖北、广东、广西、福建、贵州等省区。

【性状鉴别】 呈不规则块状，略扁，具指状分枝，长 4 ~ 18cm，厚 1 ~ 3cm。表面黄褐色或灰棕色，有环节，分枝顶端有茎痕或芽。质脆，易折断，断面浅黄色，内皮层环纹明显，维管束散在。气香特异，味辛辣。

【质量】 以块大、粗壮、气味浓者为佳。

【功效】 解表散寒，温中止呕，化痰止咳，解鱼蟹毒。

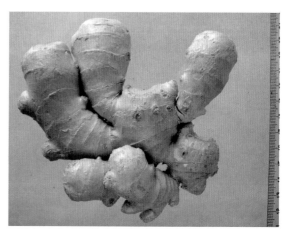

生姜

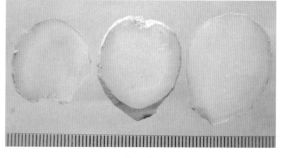

生姜饮片

## 香薷

【来源】 唇形科植物石香薷 *Mosla chinensis* Maxim. 或 江 香 薷 *Mosla chinensis* 'Jiangxiangru' 的干燥地上部分。前者习称"青香薷"，后者习称"江香薷"。夏季茎叶茂盛、花盛时择晴天采割，除去杂质阴干。

【产地】 青香薷产于广东、广西、福建、湖南等省区，江香薷主产于江西、浙江等省。

**【性状鉴别】**

1. 青香薷 长30～50cm，基部紫红色，上部黄绿色或淡黄色，**全体密被白色茸毛**。茎方柱形，基部类圆形，直径1～2mm，节明显，节间长4～7cm；质脆，易折断。叶对生，多皱缩或脱落，叶片展平后呈长卵形或披针形，暗绿色或黄绿色，边缘有3～5疏浅锯齿。穗状花序顶生及腋生，苞片圆卵形或圆倒卵形，脱落或残存；花萼宿存，钟状，淡紫红色或灰绿色，先端5裂，密被茸毛。小坚果4，直径0.7～1.1mm，近圆球形，具网纹。气清香而浓，味微辛而凉。

2. 江香薷 长55～66cm。表面黄绿色，质较柔软。边缘有5～9疏浅锯齿。果实直径0.9～1.4mm，表面具疏网纹。

**【质量】** 以穗多、盾嫩、叶青绿、香气浓者为佳。

**【功效】** 发汗解表，化湿和中。

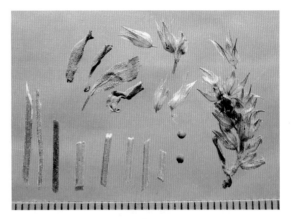

香薷饮片

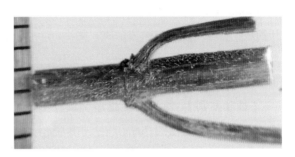

香薷茎表面放大

# 荆芥

**【来源】** 唇形科植物荆芥 *Schizonepeta tenuifolia* Briq. 的干燥地上部分。夏、秋二季花开到顶、穗绿时采割，除去杂质，晒干。

**【产地】** 主产于江苏、浙江、河南、河北、江西等省。

**【性状鉴别】** 茎呈方柱形，上部有分枝，长50～80cm，直径0.2～0.4cm；表面淡黄绿色或淡紫红色，被短柔毛；体轻，质脆，断面类白色。叶对生，多已脱落，叶片3～5羽状分裂，裂片细长。穗状轮伞花序顶生，长2～9cm，直径约0.7cm。花冠多脱落，宿萼钟状，先端5齿裂，淡棕色或黄绿色，被短柔毛；小坚果棕黑色。气芳香，味微涩而辛凉。

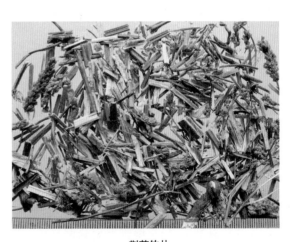

荆芥饮片

【质量】 以色淡黄绿、穗长而密、香气浓者为佳。

【功效】 解表散风，透疹，消疮。

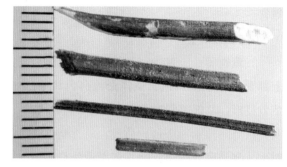

荆芥茎表面放大

# 荆芥穗

【来源】 唇形科植物荆芥 Schizonepeta tenui-folia Briq. 的干燥花穗。夏、秋二季花开到顶、穗绿时采割，除去杂质，晒干。

【产地】 主产于江苏、浙江、河南、河北、江西等省。

【性状鉴别】 穗状轮伞花序呈圆柱形，长 3 ~ 15cm，直径约 7mm。花冠多脱落，宿萼黄绿色，钟形，质脆易碎，内有棕黑色小坚果。气芳香，味微涩而辛凉。

【质量】 以穗多而长，花密，香气浓者为佳。

【功效】 解表散风，透疹，消疮。

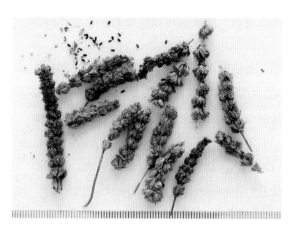

荆芥穗

# 防风

【来源】 伞形科植物防风 Saposhni-kovia diviricata (Turcz.) Schischk. 的干燥根。春、秋二季采挖未抽花茎植株的根，除去须根及泥沙，晒干。

【产地】 主产东北及内蒙古东部等地。

【性状鉴别】 呈长圆锥形或长圆柱形，下部渐细，有的略弯曲，长 15 ~ 30cm，直径 0.5 ~ 2cm。表面灰棕色，粗糙，有纵皱纹、多数横长皮孔样突起及点状的细根痕。根头部有明显密集的环纹，有的环纹上残存棕褐色毛状叶基。体轻，质松，易折断，断面不

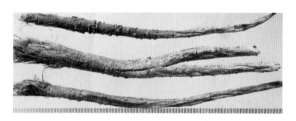

防风

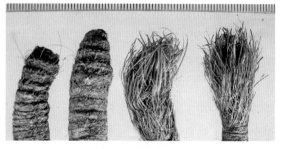

防风根头部

平坦，皮部浅棕色，有裂隙，木部浅黄色。气特异，味微甘。

【质量】 以条粗壮、蚯蚓头明显、质松软、气味浓者为佳。

【功效】 祛风解表，胜湿止痛，止痉。

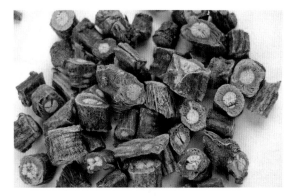

防风饮片

# 羌活

【来源】 伞形科植物羌活 *Notopterygium incisum* Ting ex H. J. Chang 或宽叶羌活 *N. forbesii* Boiss. 的干燥根茎及根。春、秋二季采挖，除去须根及泥沙，晒干。

【产地】 主产于四川、云南、青海、甘肃等省。

【性状鉴别】

1. 羌活 为圆柱状略弯曲的根茎，长 4 ~ 13cm，直径 0.6 ~ 2.5 cm，顶端具茎痕。表面棕褐色至黑褐色，外皮脱落处呈黄色。节间缩短，呈紧密隆起的环状，形似蚕，习称"蚕羌"；节间延长，形如竹节状，习称"竹节羌"。节上有多数点状或瘤状突起的根痕及棕色破碎鳞片。体轻，质脆，易折断，断面不平整，有多数裂隙，皮部黄棕色至暗棕色，油润，有棕色油点，木部黄白色，射线明显，髓部黄色至黄棕色。气香，味微苦而辛。

2. 宽叶羌活 为根茎及根。根茎类圆柱形，顶端具茎及叶鞘残基，根类圆锥形，有纵皱纹及皮孔；表面棕褐色，近根茎处有较密的环纹，长 8 ~ 15cm，直径 1 ~ 3cm，习称"条羌"。有的根茎粗大，不规则结节状，顶部具数个茎基，根较细，习称"大头羌"。

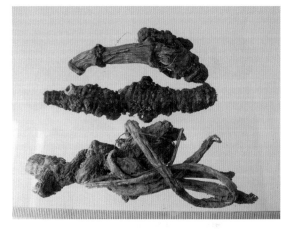

1. 大头羌（上） 2. 蚕羌（中） 3. 竹节羌（下）

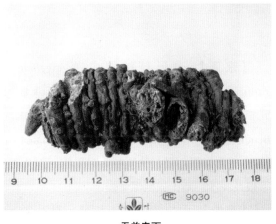

蚕羌表面

质松脆，易折断，断面略平坦，皮部浅棕色，木部黄白色。气味较淡。

【质量】 以条粗、表面棕褐色、断面油点多、香气浓者为佳。蚕羌优于大头羌、条羌。

【功效】 解表散寒，祛风除湿，止痛。

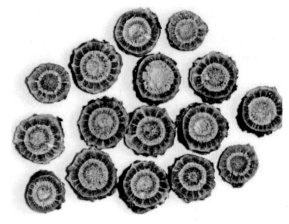

羌活断面（新）

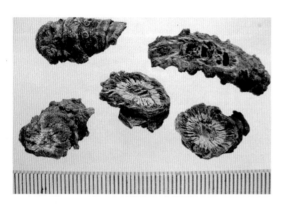

羌活饮片横切

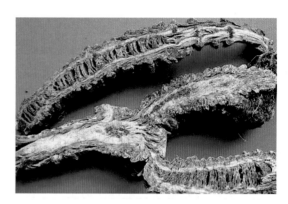

羌活饮片纵切

# 白芷

【来源】 伞形科植物白芷 Angelica dahurica (Fisch.ex Hoffm.) Benth. et Hook.f. 或杭白芷 Angelica dahurica (Fisch. ex Hoffm.) Benth. et Hook.f.var. formosana (Boiss.) Shanet Yuan 的干燥根。夏、秋间叶黄时采挖，除去须根及泥沙，晒干或低温干燥。

【产地】 白芷产于河南长葛、禹县者习称"禹白芷"；产于河北安国者习称"祁白芷"。杭白芷产于浙江、福建、四川者习称"杭白芷"和"川白芷"。

【性状鉴别】 呈长圆锥形，长10～25cm，直径1.5～2.5cm。表面灰棕色

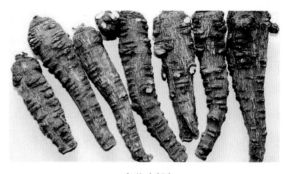

白芷（新）

或黄棕色，根头部钝四棱形或近圆形，顶端有凹陷的茎痕。具纵皱纹、支根痕及皮孔样的横向突起，有的排列成四纵行。质坚实，断面白色或灰白色，粉性，形成层环棕色，近方形或近圆形，皮部散有多数棕色油点。气芳香，味辛，微苦。

【质量】　以粗壮、坚实、粉性足、油点多、香气浓者为佳。

【功效】　解表散寒，祛风止痛，宣通鼻窍，燥湿止带，消肿排脓。

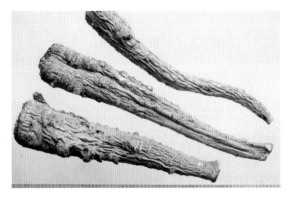

白芷

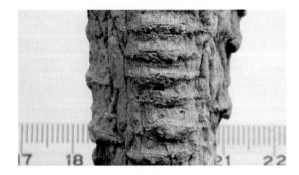

白芷表面

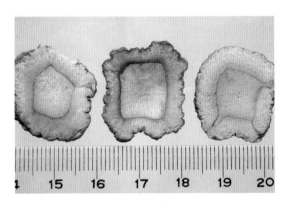

白芷饮片

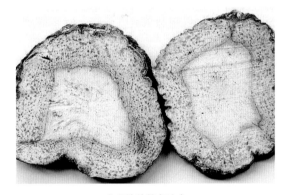

白芷饮片棕色油点

## 细辛

【来源】　马兜铃科植物北细辛 Asarum heterotropoide Fr. Schmidt var. mandshuricum、汉城细辛 Asarum sieboldii Miq. var. seoulense Nakai 或华细辛 Asarum sieboldii Miq. 的根及根茎。前二种习称"辽细辛"。夏季果熟期或初秋采挖，除净地上部分和泥沙，阴干。

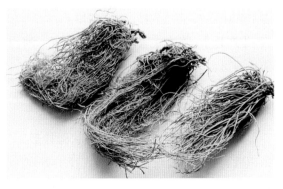

细辛

【产地】 北细辛与汉城细辛主产于东北地区；华细辛主产于陕西、河南、山东、浙江等省。

【性状鉴别】

1. 北细辛 常卷缩成团。根茎横生呈不规则圆柱状，具短分枝，长 1 ~ 10cm，直径 0.2 ~ 0.4cm；表面灰棕色，粗糙，有环形的节，节间长 0.2 ~ 0.3cm，分枝顶端有碗状的茎痕。根细长，密生节上，长 10 ~ 20cm，直径 0.1cm；表面灰黄色，平滑或具纵皱纹，有须根及须根痕。质脆，易折断，断面平坦，黄白色或白色。气辛香，味辛辣、麻舌。

2. 汉城细辛 根茎直径 0.1 ~ 0.5cm，节间长 0.1 ~ 1cm。

3. 华细辛 根茎长 5 ~ 20cm，直径 0.1 ~ 0.2cm，节间长 0.2 ~ 1cm。气味较弱。

【质量】 以根灰黄、气清香、味辛辣麻舌者为佳。

【功效】 祛风散寒，祛风止痛，通窍，温肺化饮。

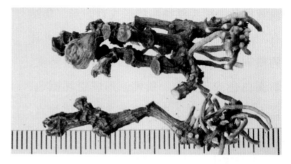

细辛根茎

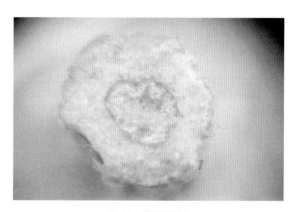

细辛根横断面放大

# 藁本

【来源】 伞形科植物藁本 *Ligusticum sinense* Oliv. 或辽藁本 *Ligusticum jeholense* Nakai et Kitag. 的干燥根茎和根。秋季茎叶枯萎或次春出苗时采挖，除去泥沙，晒干或烘干。

【产地】 藁本主产于陕西、甘肃、河南、四川、湖北、湖南等省。辽藁本主产于辽宁、吉林、河北等省。

【性状鉴别】

1. 藁本 根茎呈不规则结节状圆柱形，稍扭曲，有分枝，长 3~10cm，直径 1~2cm。表面棕褐色或暗棕色，粗糙，有纵皱纹，上

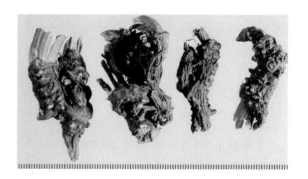

藁本

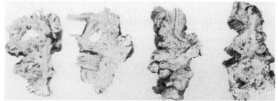

藁本饮片

侧残留数个凹陷的圆形茎基，下侧有多数点状突起的根痕和残根。体轻，质较硬，易折断，断面黄色或黄白色，纤维状。气浓香，味辛、苦、微麻。

2. 辽藁本　较小，根茎呈不规则的团块状或柱状，长 1~3cm，直径 0.6~2cm。有多数细长弯曲的根。

【质量】　以个大体粗、质坚、香气浓郁者为佳。

【功效】　祛风，散寒，除湿，止痛。

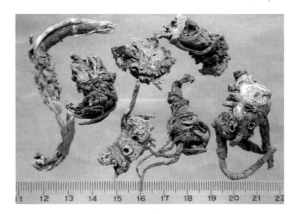

辽藁本

## 苍耳子

【来源】　菊科植物苍耳 *Xanthium sibiricum* Patr. 的干燥成熟带总苞的果实。秋季果实成熟时采收，干燥，除去梗、叶等杂质。

【产地】　全国各地均产，以山东、江苏产者质纯。

【性状鉴别】　呈纺锤形或卵圆形，长 1 ~ 1.5cm，直径 0.4 ~ 0.7cm。表面黄棕色或黄绿色，全体有钩刺，顶端有 2 枚较粗的刺，分离或相连，基部有果梗痕。质硬而韧，横切面中央有纵隔膜，2 室，各有 1 枚瘦果。瘦果略呈纺锤形，一面较平坦，顶端具 1 突起的花柱基，果皮薄，灰黑色，具纵纹。种皮膜质，浅灰色，子叶 2，有油性。气微，味微苦。

【质量】　以粒大、饱满、色棕黄者为佳。

【功效】　散风寒，通鼻窍，祛风湿。

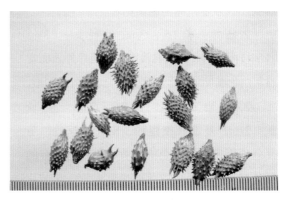

苍耳子

## 辛夷

【来源】　木兰科植物望春花 *Magnolia biondii* Pamp.、玉兰 *Magnolia denudata* Desr.、或武当玉兰 *Magnolia sprengeri* Pamp. 的干燥花蕾。冬末春初花未开放时采收，除去枝梗，阴干。

【产地】　主产于河南、安徽、湖北、四川、陕西等省。

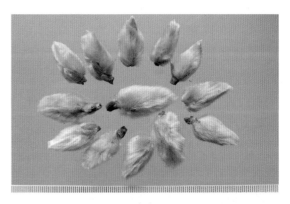

辛夷

【性状鉴别】

1. 望春花 呈长卵形，似毛笔头，长1.2～2.5cm，直径0.8～1.5cm。基部常具短梗，长约5mm，梗上有类白色点状皮孔。苞片2～3层，每层2片，两层苞片间有小鳞芽，苞片外表面密被灰白色或灰绿色茸毛，内表面类棕色，无毛。花被片9，棕色，外轮花被片3，条形，约为内两轮长的1/4，呈萼片状，内两轮花被片6，每轮3，轮状排列。雄蕊和雌蕊多数，螺旋状排列。体轻，质脆。气芳香，味辛凉而稍苦。

2. 玉兰 长1.5～3cm，直径1～1.5cm。基部枝梗较粗壮，皮孔浅棕色。苞片外表面密被灰白色或灰绿色茸毛。花被片9，内外轮同型。

3. 武当玉兰 长2～4cm，直径1～2cm。基部枝梗粗壮，皮孔红棕色。苞片外表面密被淡黄色或淡黄绿色茸毛，有的最外层苞片茸毛已脱落而呈黑褐色。花被片10～12(15)，内外轮无显著差异。

【质量】 以完整、内瓣紧密、无枝梗、香气浓者为佳。

【功效】 散风寒，通鼻窍。

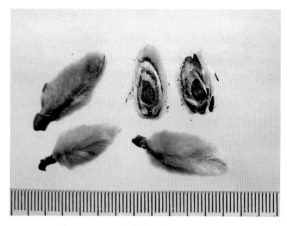

辛夷及纵切

# 葱白

【来源】 百合科植物葱 *Allium fistulosum* L. 的新鲜鳞茎。

【产地】 全国各地均产。

【性状鉴别】 鳞茎呈圆柱形，先端稍肥大，鳞叶成层，长8～30cm，直径1～2cm。表面白色，具白色纵纹，折断后有黏液。有特殊臭气，味辛辣。

【质量】 以新鲜、鳞茎粗长、白净、辛辣味浓厚者为佳。

【功效】 发汗解表，散寒通阳。

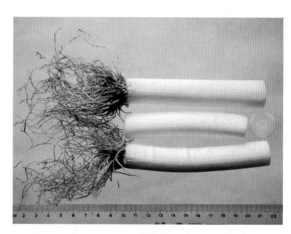

葱白

## 鹅不食草

【来源】 菊科植物鹅不食草 *Centipeda minima* (L.) A.Br. et Aschers. 的干燥全草。夏、秋二季花开时采收，洗去泥沙，晒干。

【产地】 主产于浙江、湖北、江苏、广东等省。

【性状鉴别】 缠结成团。须根纤细，淡黄色。茎细，多分枝；质脆，易折断，断面黄白色。叶小，近无柄；叶片多皱缩、破碎，完整者展平后呈匙形，表面灰绿色或棕褐色，边缘有 3 ~ 5 个锯齿。头状花序黄色或黄褐色。气微香，久嗅有刺激感，味苦、微辛。

【质量】 以灰绿色，有花序、无杂质、嗅之打喷嚏者为佳。

【功效】 发散风寒，通鼻窍，止咳。

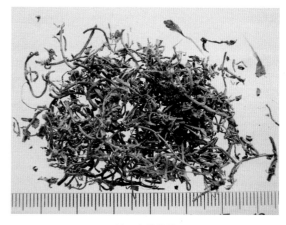

鹅不食草饮片

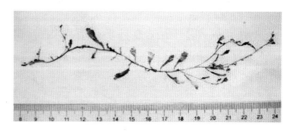

鹅不食草

## 西河柳

【来源】 柽柳科植物柽柳 *Tamarix chinensis* Lour. 的干燥细嫩枝叶。夏季花未开时采收，阴干。

【产地】 主产于辽宁、河北、河南、山东、江苏等省。

【性状鉴别】 茎枝呈细圆柱形，直径 0.5 ~ 1.5mm。表面灰绿色，有多数互生的鳞片状小叶。质脆，易折断。稍粗的枝表面红褐色，叶片常脱落而残留突起的叶基，断面黄白色，中心有髓。气微，味淡。

【质量】 以色绿、质嫩、无杂质者为佳。

【功效】 发表透疹，祛风除湿。

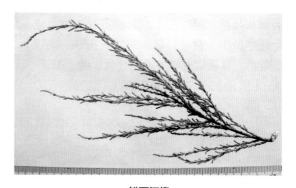

鲜西河柳

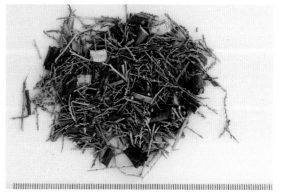

西河柳饮片

# 任务二 发散风热药的性状鉴定

## 薄荷

【来源】 唇形科植物薄荷 *Mentha haplocalyx* Briq. 的干燥地上部分。夏、秋二季茎叶茂盛或花开至三轮时，选晴天，分次采割，晒干或阴干。

【产地】 主产于江苏、浙江、安徽、江西、湖南等省。

【性状鉴别】 茎呈方柱形，有对生分枝，长 15 ~ 40cm，直径 0.2 ~ 0.4cm；表面紫棕色或淡绿色，棱角处具茸毛，节间长 2 ~ 5cm；质脆，断面白色，髓部中空。叶对生，有短柄；叶片皱缩卷曲，完整者展平后呈宽披针形、长椭圆形或卵形，长 2 ~ 7cm，宽 1 ~ 3cm；上表面深绿色，下表面灰绿色，稀被茸毛，有凹点状腺鳞。轮伞花序腋生，花萼钟状，先端 5 齿裂，花冠淡紫色。揉搓后有特殊清凉香气，味辛凉。

【质量】 以叶多、色深绿、气味浓者为佳。

【功效】 疏散风热，清利头目，利咽，透疹，疏肝行气。

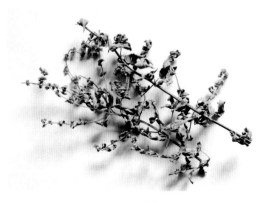

薄荷

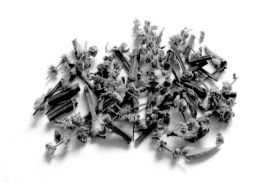

薄荷饮片

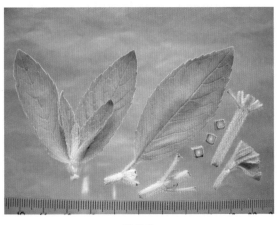

鲜薄荷

# 牛蒡子

【来源】　菊科植物牛蒡 *Arctium lappa* L. 的干燥成熟果实。秋季果实成熟时采收果序，晒干，打下果实，除去杂质，再晒干。

【产地】　主产于东北、浙江、四川及湖北等地。

【性状鉴别】　呈长倒卵形，略扁，微弯曲，长 5～7mm，宽 2～3mm。表面灰褐色，带紫黑色斑点，有数条纵棱，通常中间 1～2 条较明显。顶端钝圆，稍宽，顶面有圆环，中间具点状花柱残迹；基部略窄，着生面色较淡。果皮较硬，子叶 2，淡黄白色，富油性。气微，味苦后微辛而稍麻舌。

【质量】　以粒大饱满、色灰褐者为佳。

【功效】　疏散风热，宣肺透疹，解毒利咽。

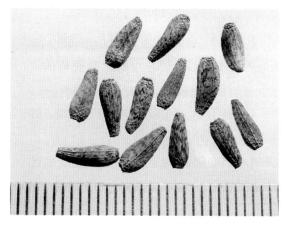

牛蒡子

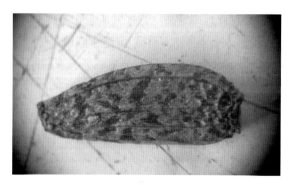

牛蒡子放大

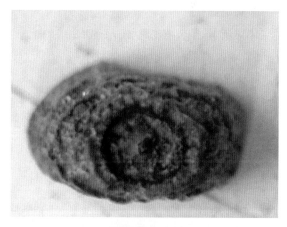

牛蒡子顶端放大

## 蝉蜕

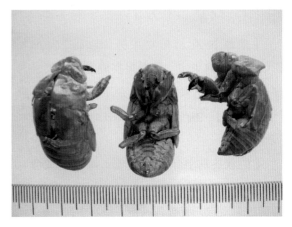

蝉蜕

【来源】 蝉科昆虫黑蚱 *Cryptotympana pustulatab* Fabricius 的若虫羽化时脱落的皮壳。夏、秋二季收集，除去泥沙，晒干。

【产地】 主产于山东、河北、河南、江苏等省。

【性状鉴别】 略呈椭圆形而弯曲，长约3.5cm，宽约2cm。表面黄棕色，半透明，有光泽。头部有丝状触角1对，多已断落，复眼突出。额部先端突出，口吻发达，上唇宽短，下唇伸长成管状。胸部背面呈十字形裂开，裂口向内卷曲，脊背两旁具小翅2对；腹面有足3对，被黄棕色细毛。腹部钝圆，共9节。体轻，中空，易碎。气微，味淡。

【质量】 以体轻、完整、色黄亮者为佳。

【功效】 疏散风热，利咽，透疹，明目退翳，解痉。

## 桑叶

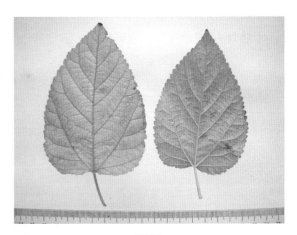

鲜桑叶

【来源】 桑科植物桑 *Morus alba* L. 的干燥叶。初霜后采收，除去杂质，晒干。

【产地】 全国各地有栽培。

【性状鉴别】 多皱缩、破碎。完整者有柄，叶片展平后呈卵形或宽卵形，长8 ~ 15cm，宽7 ~ 13cm。先端渐尖，基部截形、圆形或心形，边缘有锯齿或钝锯齿，有的不规则分裂。上表面黄绿色或浅黄棕色，有的有小疣状突起；下表面颜色稍浅，叶脉突出，小脉网状，脉上被疏毛，脉基具簇毛。质脆。气微，味淡、微苦涩。

【质量】 以叶大、完整、干燥、色黄绿、无黑点、无霉者为佳。

【功效】 疏散风热，清肺润燥，清肝明目。

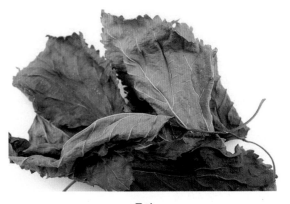

桑叶

# 菊花

【来源】　菊科植物菊 *Chrysanthemum morifolium* Ramat. 的干燥头状花序。9 ~ 11 月花盛开时分批采收，阴干或焙干，或熏、蒸后晒干。药材按产地和加工方法不同，分为"亳菊""滁菊""贡菊""杭菊"。

【产地】　亳菊主产于安徽亳县、涡县；滁菊主产于安徽滁县、全椒、徽州、歙县；贡菊主产于安徽歙县；杭菊主产于浙江桐乡、海宁、嘉兴、吴兴等地。

【性状鉴别】

1. 亳菊　呈倒圆锥形或圆筒形，有时稍压扁呈扇形，直径 1.5 ~ 3cm，离散。**总苞碟状**；总苞片 3 ~ 4 层，卵形或椭圆形，草质，黄绿色或褐绿色，外面被柔毛，边缘膜质。花托半球形，无托片或托毛。**舌状花数层**，雌性，位于外围，类白色，劲直，上举，纵向折缩，散生金黄色腺点；**管状花多数**，两性，位于中央，**为舌状花所隐藏**，黄色，顶端5齿裂。瘦果不发育，无冠毛。体轻，质柔润，干时松脆。气清香，味甘、微苦。

2. 滁菊　呈不规则球形或扁球形，直径 1.5 ~ 2.5cm。舌状花类白色，不规则扭曲，内卷，边缘皱缩，有时可见淡褐色腺点；管状花大多隐藏。

3. 贡菊　呈扁球形或不规则球形，直径 1.5 ~ 2.5cm。舌状花白色或类白色，斜升，上部反折，边缘稍内卷而皱缩，通常无腺点；管状花少，外露。

4. 杭菊　呈碟形或扁球形，直径 2.5 ~ 4cm，常数个相连成片。舌状花类白色或黄色，平展或微折叠，彼此粘连，通常无腺点；管状花多数，外露。

【质量】　以花朵完整、颜色新鲜、气清

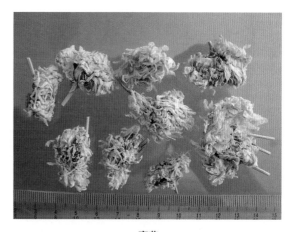

亳菊

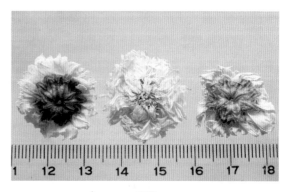

贡菊

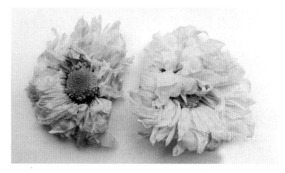

杭白菊

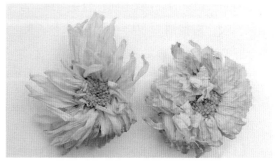

杭黄菊

香、少梗叶者为佳。

【功效】 散风清热，平肝明目，清热解毒。

## 蔓荆子

【来源】 马鞭草科植物单叶蔓荆 *Vitex trifolia* L. var. *simplicifolia* Cham. 或蔓荆 *Vitex trifolia* L. 的干燥成熟果实。秋季果实成熟时采收，除去杂质，晒干。

【产地】 单叶蔓荆主产于山东、江西、浙江等省。蔓荆主产于广东、广西等省区。

【性状鉴别】 呈球形，直径 4 ~ 6mm。表面灰黑色或黑褐色，被灰白色粉霜状茸毛，有纵向浅沟 4 条，顶端微凹，基部有灰白色宿萼及短果梗。萼长为果实的 1/3 ~ 2/3，5 齿裂，其中 2 裂较深，密被茸毛。体轻，质坚韧，不易破碎，横切面可见 4 室，每室有种子 1 枚。气特异而芳香，味淡、微辛。

【质量】 以粒大、饱满、具灰白色粉霜、气辛香者为佳。

【功效】 疏散风热，清利头目。

## 柴胡

【来源】 伞形科植物柴胡 *Bupleurum chinense* DC. 或狭叶柴胡 *B. scorzonerifolium* Willd. 的干燥根。按性状不同，分别习称"北柴胡"及"南柴胡"。春、秋二季采挖，除去茎叶及泥沙，干燥。

【产地】 柴胡主产于河北、河南、辽宁、湖北等省。狭叶柴胡主产于湖北、四川、安徽、黑龙江等省。

【性状鉴别】

1.北柴胡 呈圆柱形或长圆锥形，长

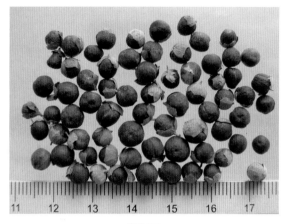

蔓荆子

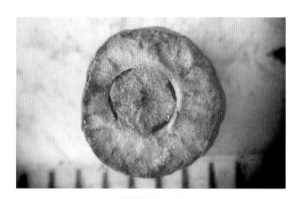

蔓荆子横切面

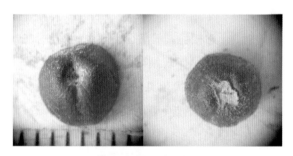

蔓荆子顶端、基部放大

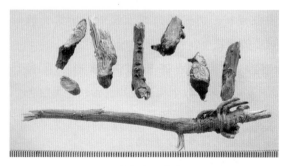

北柴胡个、饮片

6～15cm，直径 0.3～0.8cm。根头膨大，顶端残留 3～15 个茎基或短纤维状叶基，下部分枝。表面黑褐色或浅棕色，具纵皱纹、支根痕及皮孔。质硬而韧，不易折断，断面显纤维性，皮部浅棕色，木部黄白色。气微香，味微苦。

2. 南柴胡　根较细，呈圆锥形，顶端有多数细毛状枯叶纤维，下部多不分枝或稍分枝。表面红棕色或黑棕色，靠近根头处多具细密环纹。质稍软，易折断，断面略平坦，不显纤维性。具败油气。

【质量】　以根粗长、无茎苗、须根少者为佳。

【功效】　疏散退热，疏肝解郁，升举阳气。

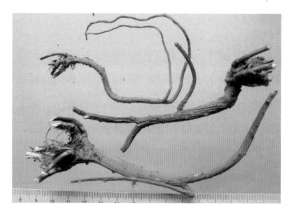

北柴胡

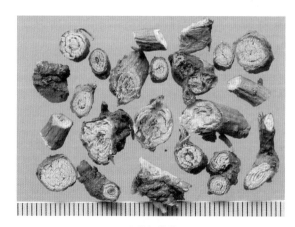

北柴胡饮片

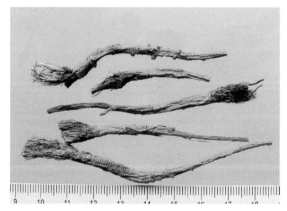

南柴胡

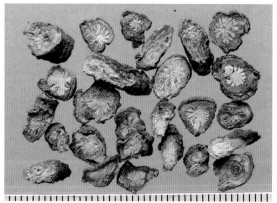

南柴胡饮片

# 升麻

【来源】 毛茛科植物大三叶升麻 *Cimicifuga heracleifolia* Kom.、兴安升麻 *Cimicifuga dahurica* (Turcz.) Maxim. 或升麻 *Cimicifuga foetida* L. 的干燥根茎。秋季采挖，除去泥沙，晒至须根干时，燎去或除去须根，晒干。

【产地】 主产于陕西、四川、辽宁、吉林、黑龙江等省。

【性状鉴别】 为不规则的长形块状，多分枝，呈结节状，长 10 ～ 20cm，直径 2 ～ 4cm。表面黑褐色或棕褐色，粗糙不平，有坚硬的细须根残留，上面有数个圆形空洞的茎基痕，洞内壁显网状沟纹；下面凹凸不平，具须根痕。体轻，质坚硬，不易折断，断面不平坦，有裂隙，纤维性，黄绿色或淡黄白色。气微，味微苦而涩。

【质量】 以粗大、质坚、外皮黑褐色、断面黄绿色、无须根者为佳。

【功效】 发表透疹，清热解毒，升举阳气。

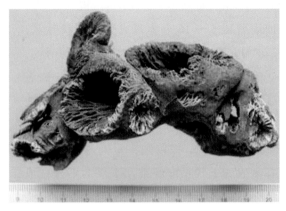

大三叶升麻（上面）

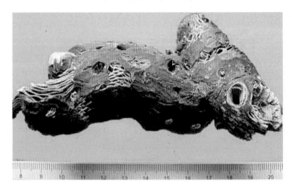

大三叶升麻（下面）

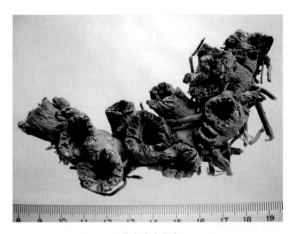

升麻（上面）

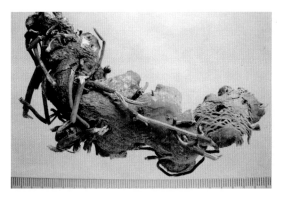

升麻（下面）

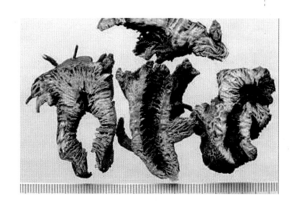

升麻饮片

# 粉葛

【来源】　豆科植物甘葛藤 *Pueraria thomsonii* Benth. 的干燥根。秋、冬二季采挖，除去外皮，稍干，截断或再纵切两半或斜切成厚片，干燥。

【产地】　主产于广西、广东、四川、云南等省区。

【性状鉴别】　呈圆柱形、类纺锤形或半圆柱形，长 12 ~ 15cm，直径 4 ~ 8cm；有的为纵切或斜切的厚片，大小不一。表面黄白色或淡棕色，未去外皮的呈灰棕色。体重，质硬，富粉性，横切面可见由纤维形成的浅棕色同心性环纹，纵切面可见由纤维形成的数条纵纹。气微，味微甜。

【质量】　以色白，粉性足，纤维少者为佳。

【功效】　解肌退热，生津止渴，透疹，升阳止泻，通经活络，解酒毒。

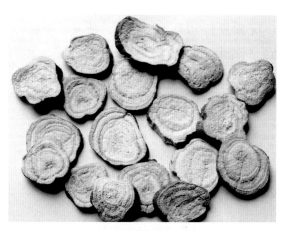

粉葛饮片横切

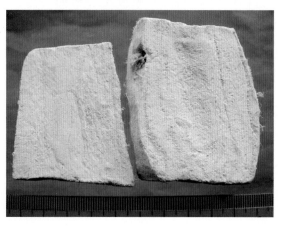

粉葛

## 葛根

【来源】 豆科植物野葛 *Pueraria lobata* (Willd.) Ohwi 的干燥根。习称野葛。秋、冬二季采挖，趁鲜切成厚片或小块；干燥。

【产地】 主产于湖南、广东、河南、浙江、四川等省。

【性状鉴别】 呈纵切的长方形厚片或小方块，长 5 ~ 35cm，厚 0.5 ~ 1cm。外皮淡棕色，有纵皱纹，粗糙。切面黄白色，纹理不明显。质韧，纤维性强。气微，味微甜。

【质量】 以块大、色白，质坚、粉性足、纤维少者为佳。

【功效】 解肌退热，生津止渴，透疹，升阳止泻，通经活络，解酒毒。

## 淡豆豉

【来源】 豆科植物大豆 *Glycine max* (L.) Merr. 的成熟种子的发酵加工品。

【产地】 全国大部分地区有产。

【性状鉴别】 呈椭圆形，略扁，长 0.6 ~ 1cm，直径 0.5 ~ 0.7cm。表面黑色，皱缩不平。质柔软，断面棕黑色。气香，味微甘。

【质量】 以色黑、附有毛状物、不糟朽者为佳。

【功效】 解表，除烦，宣发郁热。

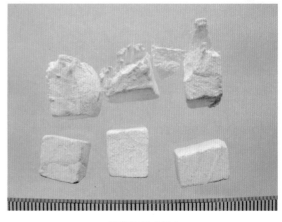

粉葛饮片（块）

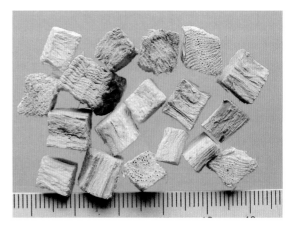

葛根（柴葛）

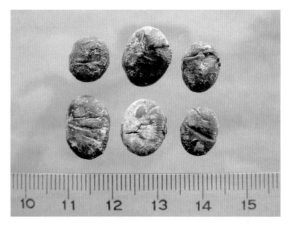

淡豆豉

# 浮萍

【来源】 浮萍科植物紫萍 *Spirodela polyrrhiza* (L.) Schleid. 的干燥全草。6～9月采收，洗净，除去杂质，晒干。

【产地】 主产于湖北、江苏、浙江、福建等省。

【性状鉴别】 扁平叶状体，呈卵形或卵圆形，长径 2～5mm。上表面淡绿色至灰绿色，偏侧有1小凹陷，边缘整齐或微卷曲。下表面紫绿色至紫棕色，着生数条须根。体轻，手捻易碎。气微，味淡。

【质量】 以色绿、背紫、完整者为佳。

【功效】 宣散风热，透疹，利尿。

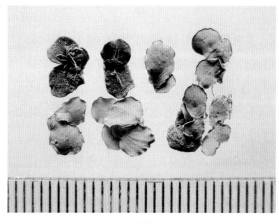

浮萍

# 蕤仁

【来源】 蔷薇科植物蕤核 *Prinsepia uniflora* Batal. 或齿叶扁核木 *Prinsepia uniflora Batal. var. serrata* Rehd. 的干燥成熟果核。夏、秋间采摘成熟果实，除去果肉，洗净，晒干。

【产地】 主产于山西、陕西、甘肃等省。

【性状鉴别】 类卵圆形，稍扁，长 7～10mm，宽6～8mm，厚3～5mm。表面淡黄棕色或深棕色，有明显的网状沟纹，间有棕褐色果肉残留，顶端尖，两侧略不对称。质坚硬。种子扁平卵圆形，种皮薄，浅棕色或红棕色，易剥落；子叶2，乳白色，有油脂。气微，味微苦。

【质量】 以完整、色淡黄棕、仁饱满者为佳。

【功效】 疏风散热，养肝明目。

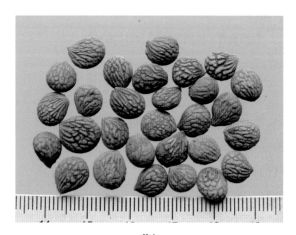

蕤仁

## 木贼

【来源】 木贼科植物木贼 *Equisetum hiemale* L. 的干燥地上部分。夏、秋二季采割，除去杂质，晒干或阴干。

【产地】 全国各地均产。

【性状鉴别】 呈长管状，不分枝，长40～60cm，直径0.2～0.7cm。表面灰绿色或黄绿色，有18～30条纵棱，棱上有多数细小光亮的疣状突起；节明显，节间长2.5～9cm，节上着生筒状鳞叶，叶鞘基部和鞘齿黑棕色，中部淡棕黄色。体轻，质脆，易折断，断面中空，周边有多数圆形的小空腔。气微，味甘淡、微涩，嚼之有沙粒感。

【质量】 以茎粗长、色绿、质厚不脱节者为佳。

【功效】 疏散风热，明目退翳。

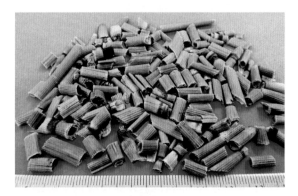

木贼饮片

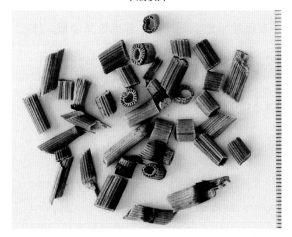

木贼饮片放大

## 谷精草

【来源】 谷精草科植物谷精草 *Eriocaulonbuer gerianum* Koern. 的干燥带花茎的头状花序。秋季采收，将花序连同花茎拔出，晒干。

【产地】 主产于江苏、浙江、湖北等省。

【性状鉴别】 头状花序呈半球形，直径4～5mm。底部有苞片层层紧密排列，苞片淡黄绿色，有光泽，上部边缘密生白色短毛；花序顶部灰白色。揉碎花序，可见多数黑色花药和细小黄绿色未成熟的果实。花茎纤细，长短不一，直径不及1mm，淡黄绿色，有数条扭曲的棱线。质柔软。气微，味淡。

【质量】 以珠大而紧、色灰白、花茎色淡黄者为佳。

【功效】 疏散风热，明日退翳。

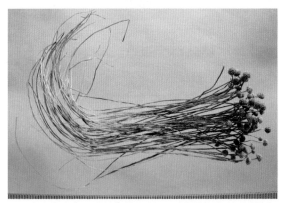

谷精草

谷精草花序放大

# 项目二 清热类中药的性状鉴定

## 任务一 清热泻火药的性状鉴定

### 石膏

【来源】 硫酸盐类矿物硬石膏族石膏，主含含水硫酸钙（$CaSO_4 \cdot 2H_2O$），采挖后，除去杂石及泥沙。

【产地】 主产于湖北省。山东、山西、河南、湖南、云南、贵州、四川等省亦产。

【性状鉴别】 为纤维状的集合体，呈长块状、板块状或不规则块状。白色、灰白色或淡黄色，有的半透明。体重，质软，纵断面具绢丝样光泽。气微，味淡。

【质量】 以块大、色白、纵面纤维状、有光泽、质松、无杂石者为佳。

【功效】 清热泻火，除烦止渴。

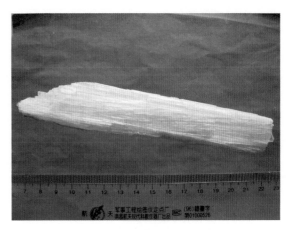

生石膏表面

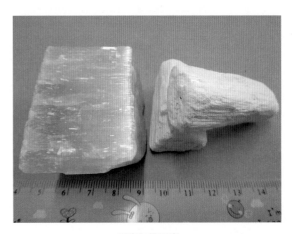

石膏与煅石膏

# 煅石膏

**【来源】** 石膏的炮制品。

**【产地】** 主产于湖北省应城。山东、山西、河南、湖南、云南、贵州、四川等省亦产。

**【性状鉴别】** 为白色的粉末或酥松块状物，表面透出微红色的光泽，不透明。体较轻，质软，易碎，捏之成粉。气微，味淡。

**【功效】** 收湿，生肌，敛疮，止血。

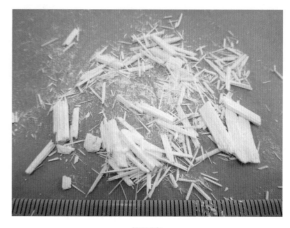

煅石膏

# 知母

**【来源】** 百合科植物知母 *Anemarrhena asphodeloides* Bge. 的干燥根茎。春、秋二季采挖，除去须根及泥沙，晒干，习称"毛知母"；或除去外皮，晒干。

**【产地】** 主产于河北、山西、陕西、河南等省。

**【性状鉴别】** 呈长条状，微弯曲，略扁，偶有分枝，长 3～15cm，直径 0.8～1.5cm，一端有浅黄色的茎叶残痕。表面黄棕色至棕色，上面有一凹沟，具紧密排列的环状节，节上密生黄棕色的残存叶基，由两侧向根茎上方生长；下面隆起而略皱缩，并有凹陷或突起的点状根痕。质硬，易折断，断面黄白色。气微，味微甜、略苦，嚼之带黏性。

**【质量】** 以条粗、质坚实、断面黄白色、嚼之味苦发黏者为佳。

**【功效】** 清热泻火，滋阴润燥。

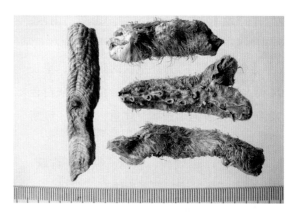

毛知母

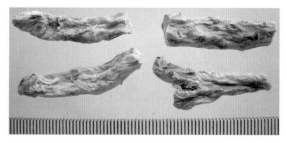

知母（去外皮）

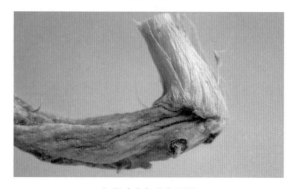

知母（金包头）顶端

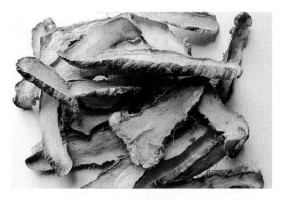

知母饮片纵切

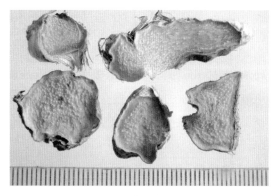

知母饮片横切

# 芦根

【来源】　禾本科植物芦苇 *Phragmites communis* Trin. 的新鲜或干燥根茎。全年均可采挖，除去芽、须根及膜状叶，鲜用或晒干用。

【产地】　全国各地均产。

【性状鉴别】　呈扁圆柱形。长短不一，直径 1 ~ 2cm。表面黄白色，有光泽，外皮疏松可剥离，节呈环状，有残根及芽痕。节间有纵皱纹。体轻，质韧，不易折断。切断面黄白色，中空，壁厚 1 ~ 2mm，有小孔排列成环。气微，味甘。

【质量】　以条粗壮、色黄白、无须根、质嫩者为佳。

【功效】　清热泻火，生津止渴，除烦，止呕，利尿。

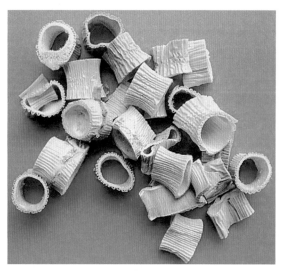

芦根

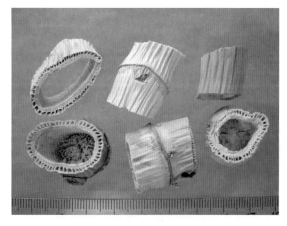

芦根饮片放大

# 天花粉

【来源】 葫芦科植物栝楼 *Trichosanthes kirilowii* Maxim. 或双边栝楼 *Trichosanthes rosthornii* Herms 的干燥根。秋、冬二季采挖，洗净，除去外皮，切段或纵剖成瓣，干燥。

【产地】 主产于河南、山东、四川、江苏、安徽等省。

【性状鉴别】 呈不规则圆柱形、纺锤形或瓣块状，长 8 ~ 16cm，直径 1.5 ~ 5.5cm。表面黄白色或淡棕黄色，有纵皱纹、细根痕及略凹陷的横长皮孔，有的有黄棕色外皮残留。质坚实，断面白色或淡黄色，富粉性，横切面可见黄色木质部，略呈放射状排列，纵切面可见黄色条纹状木质部。气微，味微苦。

【质量】 以块大、色白、粉性、质地细腻、筋脉少者为佳。

【功效】 清热泻火，生津止渴，消肿排脓。

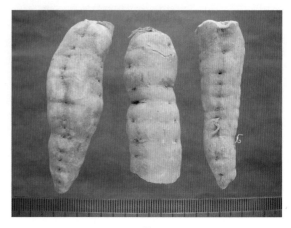

天花粉

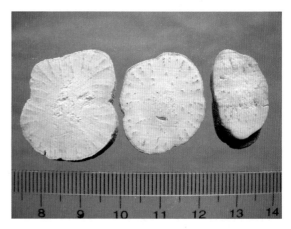

天花粉饮片

# 淡竹叶

【来源】 禾本科植物淡竹叶 *Lophatherum gracile* Brongn. 的干燥茎叶。夏季未抽花穗前采割，晒干。

【产地】 主产于浙江、江苏、湖南、湖北、四川、广东、江西等省。

【性状鉴别】 长 25 ~ 75cm。茎呈圆柱形，有节，表面淡黄绿色，断面中空。叶鞘开裂。叶片披针形，有的皱缩卷曲，长 5 ~ 20cm，宽 1 ~ 3.5cm；表面浅绿色或黄绿色。叶脉平行，具横行小脉，形成长方形

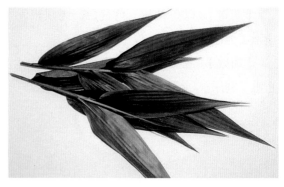

淡竹叶（鲜）

的网格状，下表面尤为明显。体轻，质柔韧。气微，味淡。

【质量】　以叶多、长大、质软、色青绿、不带根及花穗者为佳。

【功效】　清热泻火，除烦止渴，利尿通淋。

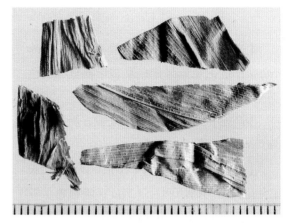

淡竹叶饮片背面放大

# 栀子

【来源】　茜草科植物栀子 *Gardenia jasminoides* Ellis 的干燥成熟果实。9～11月果实成熟呈红黄色时采收，除去果梗和杂质，蒸至上汽或置沸水中略烫，取出，干燥。

【产地】　主产于湖南、江西、湖北、浙江、福建等省。

【性状鉴别】　呈长卵圆形或椭圆形，长1.5～3.5cm，直径1～1.5cm。表面红黄色或棕红色，具6条翅状纵棱，棱间常有1条明显的纵脉纹，并有分枝。顶端残存萼片，基部稍尖，有残留果梗。果皮薄而脆，略有光泽；内表面色较浅，有光泽，具2～3条隆起的假隔膜。种子多数，扁卵圆形，集结成团，深红色或红黄色，表面密具细小疣状突起。气微，味微酸而苦。

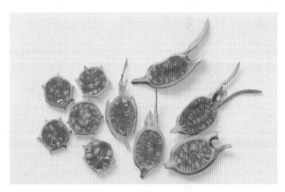

栀子鲜切

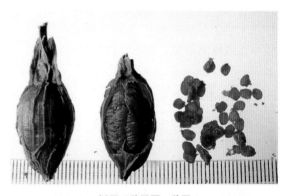

栀子、种子团、种子

【质量】　以皮薄、饱满、色红黄者为佳。

【功效】　泻火除烦，清热利湿，凉血解毒；外用消肿止痛。

# 夏枯草

【来源】 唇形科植物夏枯草 *Prunella vulgaris* L. 的干燥果穗。夏季果穗呈棕红色时采收，除去杂质，晒干。

【产地】 主产于江苏、安徽、浙江、河南等省。

【性状鉴别】 呈圆柱形，略扁，长1.5～8cm，直径0.8～1.5cm；淡棕色至棕红色。全穗由数轮至10数轮宿萼与苞片组成，每轮有对生苞片2片，呈扇形，先端尖尾状，脉纹明显，外表面有白毛。每一苞片内有花3朵，花冠多已脱落，宿萼二唇形，内有小坚果4枚，卵圆形，棕色，尖端有白色突起。体轻。气微，味淡。

【质量】 以穗大、色棕红、摇之作响者为佳。

【功效】 清肝泻火，明目，散结消肿。

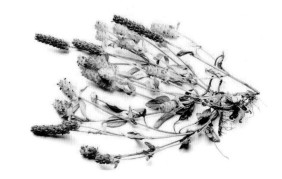

夏枯草全株

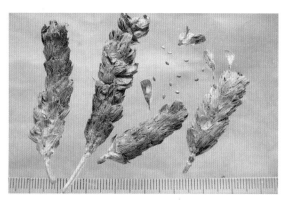

夏枯草

# 决明子

【来源】 豆科植物决明 *Cassia obtusifolia* L. 或小决明 *Cassia tora* L. 的干燥成熟种子。秋季采收成熟果实，晒干，打下种子，除去杂质。

【产地】 主产于安徽、江苏、四川、广东、浙江等省。

【性状鉴别】

1. 决明 略呈菱方形或短圆柱形，两端平行倾斜，长3～7mm，宽2～4mm。表面绿棕色或暗棕色，平滑有光泽。一端较平坦，另端斜尖，背腹面各有1条突起的棱线，棱线两侧各有1条斜向对称而色较浅的线形凹纹。质坚硬，不易破碎。种皮薄，子叶2，黄色，呈"S"形折曲并重叠。气微，味微苦。

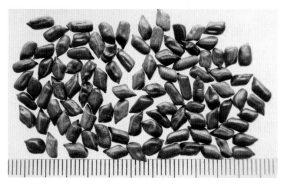

决明子

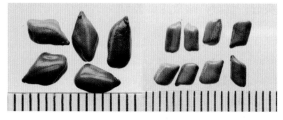

决明、小决明种子对比

2.小决明　呈短圆柱形，较小，长
3～5mm，宽2～3mm。表面棱线两侧各有
1片宽广的浅黄棕色带。

【质量】　以颗粒饱满、色绿棕、光亮者
为佳。

【功效】　清热明目，润肠通便。

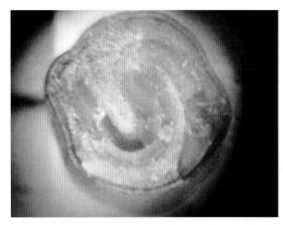

子叶呈"S"形

# 密蒙花

【来源】　马钱科植物密蒙花 *Buddleja
officinalis* Maxim. 的干燥花蕾和花序。春季花
未开放时采收，除去杂质，干燥。

【产地】　主产于湖北、四川、河南、陕
西、云南等省。

【性状鉴别】　多为花蕾密聚的花序小分
枝，呈不规则圆锥状，长1.5～3cm。表面
灰黄色或棕黄色，密被茸毛。花蕾呈短棒状，
上端略大，长0.3～1cm，直径0.1～0.2cm；
花萼钟状，先端4齿裂；花冠筒状，与萼等
长或稍长，先端4裂，裂片卵形；雄蕊4，
着生在花冠管中部。质柔软。气微香，味微
苦、辛。

【质量】　以花蕾密聚、色灰黄、有茸
毛、质柔软者为佳。

【功效】　清热泻火，养肝明目，退翳。

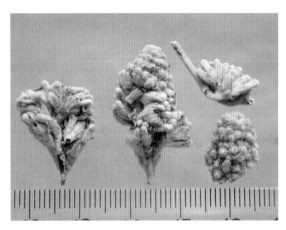

密蒙花

# 青葙子

【来源】 苋科植物青葙 *Celosia argentea* L. 的干燥成熟种子。秋季果实成熟时采割植株或摘取果穗，晒干，收集种子，除去杂质。

【产地】 全国大部分地区均产。

【性状鉴别】 呈扁圆形，少数呈圆肾形，直径 1 ~ 1.5mm。表面黑色或红黑色，光亮，中间微隆起，侧边微凹处有种脐。种皮薄而脆。气微，味淡。

【质量】 以粒饱满、色黑、光亮者为佳。

【功效】 清肝泻火，明目退翳。

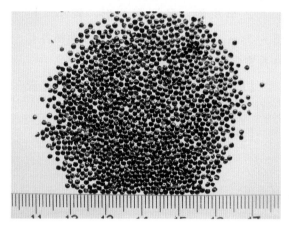

青葙子

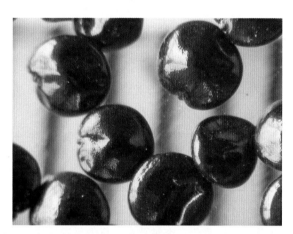

青葙子放大

# 任务二　清热燥湿药的性状鉴定

## 黄芩

【来源】　唇形科植物黄芩 *Scutellaria baicalensis* Georgi. 的干燥根。春、秋二季采挖，除去须根及泥沙，晒后撞去粗皮，晒干。

【产地】　主产于河北、山西、内蒙古、辽宁等省区。以山西产量较大，河北承德产者质量较好。

【性状鉴别】　呈圆锥形，扭曲，长 8～25cm，直径 1～3cm。表面棕黄色或深黄色，有稀疏的疣状细根痕，上部较粗糙，有扭曲的纵皱或不规则的网纹，下部有顺纹和细皱。质硬而脆，易折断，断面黄色，中心红棕色；老根中心呈枯朽状或中空，暗棕色或棕黑色。气微，味苦。

栽培品较细长，多有分枝。表面浅黄棕色，外皮紧贴，纵皱纹较细腻。断面黄色或浅黄色，略呈角质样。味微苦。

【质量】　以条长、质坚实、色黄者为佳。

【功效】　清热燥湿，泻火解毒，止血，安胎。

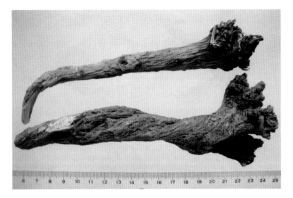

黄芩

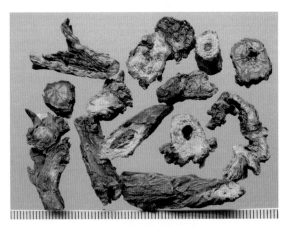

黄芩饮片（野生）

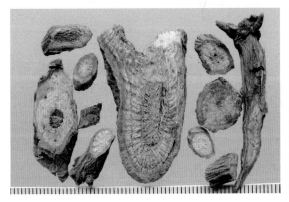

黄芩饮片（栽培）

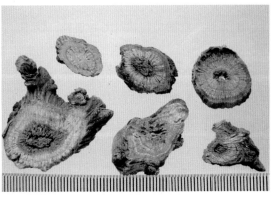

黄芩饮片（断面发绿）

# 黄连

【来源】 毛茛科植物黄连 *Coptis chinensis* Franch.、三角叶黄连 *C. deltoidea* C. Y. Cheng et Hsiao 或云连 *C. teeta* Wall. 的干燥根茎。以上三种分别习称"味连""雅连""云连"。秋季采挖，除去须根及泥沙，干燥，撞去残留须根。

【产地】 味连主产于重庆、四川、湖北等地，主为栽培品，为商品黄连的主要来源。雅连主产于四川，为栽培品，有少量野生。云连主产于云南及西藏，原系野生，现有栽培。

【性状鉴别】

1. 味连 多集聚成簇，常弯曲，形如鸡爪，单枝根茎长 3~6cm，直径 0.3~0.8cm。表面灰黄色或黄褐色，粗糙，有不规则结节状隆起、须根及须根残基，有的节间表面平滑如茎杆，习称"过桥"。上部多残留褐色鳞叶，顶端常留有残余的茎或叶柄。质硬，断面不整齐，皮部橙红色或暗棕色，木部鲜黄色或橙黄色，呈放射状排列，髓部有的中空。气微，味极苦。

2. 雅连 多为单枝，略呈圆柱形，微弯曲，长 4~8cm，直径 0.5~1cm。"过桥"较长。顶端有少许残茎。

3. 云连 弯曲呈钩状，多为单枝，较细小。

【质量】 以身干粗壮、残留叶柄及须根少、质坚实、断面红黄色为佳。

【功效】 清热燥湿，泻火解毒。

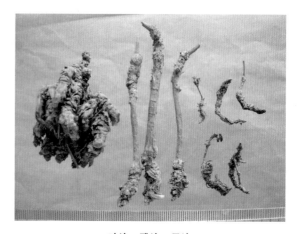

味连、雅连、云连

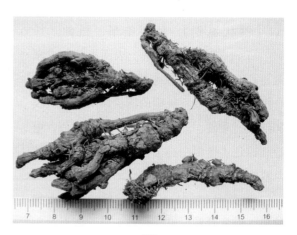

味连

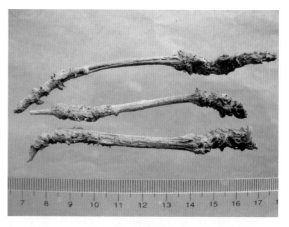

雅连

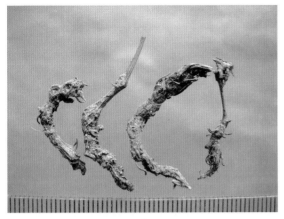

云连

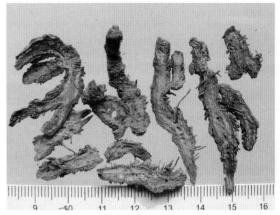

黄连纵切

# 黄柏

【来源】　芸香科植物黄皮树 *Phellodendron chinense* Schneid. 的干燥树皮。习称"川黄柏"。剥取树皮后，除去粗皮，晒干。

【产地】　主产于四川、贵州等省。陕西、湖北、云南、湖南、甘肃、广西等省区亦产。

【性状鉴别】　呈板片状或浅槽状，长宽不一，厚 1 ~ 6mm。外表面黄褐色或黄棕色，平坦或具纵沟纹，有的可见皮孔痕及残存的灰褐色粗皮；内表面暗黄色或淡棕色，具细密的纵棱纹。体轻，质硬，断面纤维性，呈裂片状分层，深黄色。气微，味极苦，嚼之有黏性。

【质量】　以皮厚、断面色黄者为佳。

【功效】　清热燥湿，泻火除蒸，解毒疗疮。

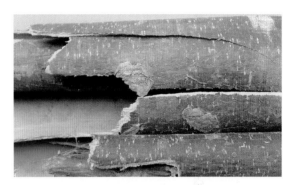

黄柏（枝皮）

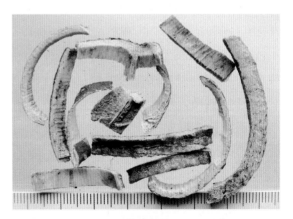

黄柏饮片

# 关黄柏

【来源】 芸香科植物黄檗 *Phellodendron amurense* Rupr. 的干燥树皮。剥取树皮，除去粗皮，晒干。

【产地】 主产于辽宁、吉林等省，内蒙古、河北、黑龙江等省区亦产。

【性状鉴别】 呈板片状或浅槽状，长宽不一，厚 2～4mm。外表面黄绿色或淡棕黄色，较平坦，有不规则的纵裂纹，皮孔痕小而少见，偶有灰白色的粗皮残留；内表面黄色或黄棕色。体轻，质较硬，断面纤维性，有的呈裂片状分层，鲜黄色或黄绿色。气微，味极苦，嚼之有黏性。

【质量】 以皮厚、断面色黄者为佳。

【功效】 清热燥湿，泻火除蒸，解毒疗疮。

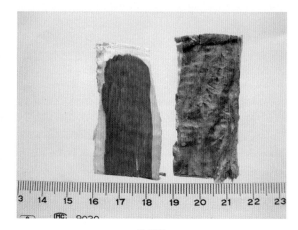

关黄柏

# 龙胆

【来源】 龙胆科植物条叶龙胆 *Gentiana manshurica* Kitag.、龙胆 *Gentiana scabra* Bge.、三花龙胆 *Gentiana triflora* Pall. 或坚龙胆 *Gentiana rigescens* Franch. 的干燥根及根茎。前三种习称"龙胆"，后一种习称"坚龙胆"。春、秋二季采挖，洗净，干燥。

【产地】 条叶龙胆与龙胆主产于东北地区；三花龙胆主产于东北及内蒙古等地；坚龙胆主产于云南、四川等省。

【性状鉴别】

1. 龙胆 根茎呈不规则的块状，长 1～3cm，直径 0.3～1cm；表面暗灰棕色或深棕色，上端有茎痕或残留茎基，周围和下端着生多数细长的根。根圆柱形，略扭曲，长 10～20cm，直径 0.2～0.5cm；表面淡

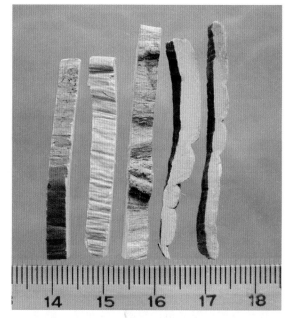

关黄柏饮片

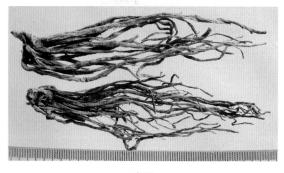

龙胆

黄色或黄棕色，上部多有显著的横皱纹，下部较细，有纵皱纹及支根痕。质脆，易折断，断面略平坦，皮部黄白色或淡黄棕色，木部色较浅，呈点状环列。气微，味甚苦。

2.坚龙胆　表面无横皱纹，外皮膜质，易脱落，木部黄白色，易与皮部分离。

【质量】　以根粗长、无碎断、苦味浓者为佳。

【功效】　清热燥湿，泻肝胆火。

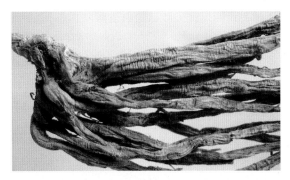

龙胆表面

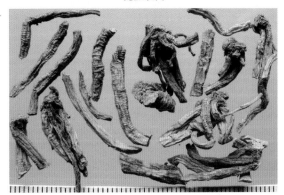

龙胆饮片

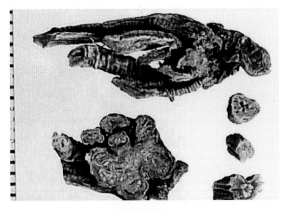

龙胆饮片（放大）

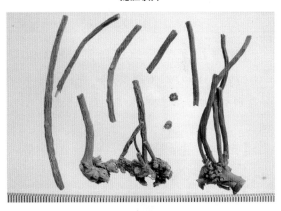

坚龙胆

## 秦皮

【来源】　木犀科植物苦枥白蜡树 *Fraxinus rhynchophylla* Hance、白蜡树 *Fraxinus chinensis* Roxb.、尖叶白蜡树 *Fraxinus szaboana* Lingelsh. 或宿柱白蜡树 *Fraxinus stylosa* Lingelsh. 的干燥枝皮或干皮。春、秋二季剥取，晒干。

【产地】　苦枥白蜡树主产东北三省；白

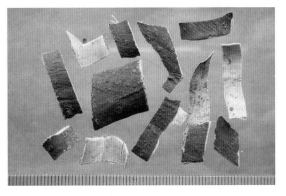

秦皮饮片

蜡树主产四川；尖叶白蜡树主产陕西；宿柱
白蜡树主产陕西。

**【性状鉴别】**

1. **枝皮** 呈卷筒状或槽状，长 10 ~
60cm，厚 1.5 ~ 3mm。外表面灰白色、灰棕
色至黑棕色或相间呈斑状，平坦或稍粗糙，
并有灰白色圆点状皮孔及细斜皱纹，有的具
分枝痕。内表面黄白色或棕色，平滑。质硬
而脆。断面纤维性，黄白色。气微，味苦。

2. **干皮** 为长条状块片，厚 3 ~ 6mm。
外表面灰棕色，具龟裂状沟纹及红棕色圆形
或横长的皮孔。质坚硬，断面纤维性较强。

**【质量】** 以整齐、条长呈筒状、外皮薄
而光滑者为佳。枝皮优于干皮。

**【功效】** 清热燥湿，收涩止痢，止带，
明目。

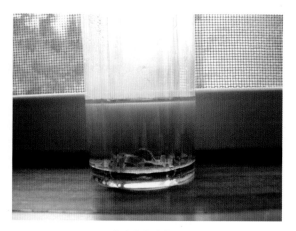

秦皮水浸液荧光

# 白鲜皮

**【来源】** 芸香科植物白鲜 *Dictamnus
dasycarpus* Turcz. 的干燥根皮。春、秋二季
采挖根部，除去泥沙和粗皮，剥取根皮，干
燥。

**【产地】** 主产于辽宁、河北、山东等
省。

**【性状鉴别】** 呈卷筒状，长 5 ~ 15cm，
直径 1 ~ 2cm，厚 0.2 ~ 0.5cm。外表面灰
白色或淡灰黄色，具细纵皱纹和细根痕，常
有突起的颗粒状小点；内表面类白色，有细
纵纹。质脆，折断时有粉尘飞扬，断面不平
坦，略呈层片状，剥去外层，迎光可见闪烁
的小亮点。有羊膻气，味微苦。

**【质量】** 以条大、皮厚、色灰白者为
佳。

**【功效】** 清热燥湿，祛风解毒。

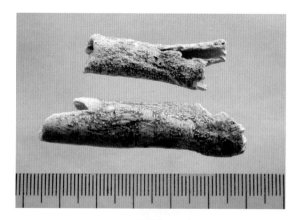

白鲜皮

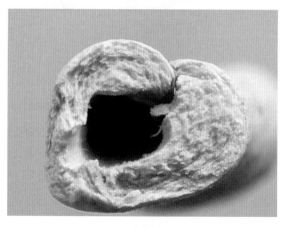

白鲜皮横断面

# 苦参

【来源】　豆科植物苦参 *Sophora flavescens* Ait. 的干燥根。春、秋二季采挖，除去根头及小支根，洗净，干燥，或趁鲜切片，干燥。

【产地】　主产于山西、河南、河北等省。

【性状鉴别】　长圆柱形，下部常有分枝，长 10 ~ 30cm，直径 1 ~ 6.5cm。表面灰棕色或棕黄色，具纵皱纹和横长皮孔，外皮薄，多破裂反卷，易剥落，剥落处显黄色，光滑。质硬，不易折断，断面纤维性；切片厚 3 ~ 6mm；切面黄白色，具放射状纹理和裂隙，有的具异型维管束呈同心性环列或不规则散在。气微，味极苦。

【质量】　以条匀、皮细、味苦者为佳。

【功效】　清热燥湿，杀虫，利尿。

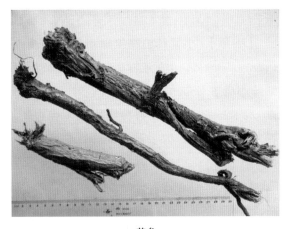

苦参

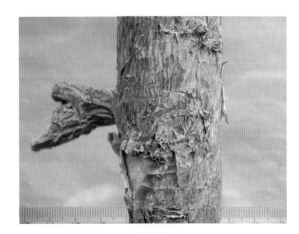

苦参表面

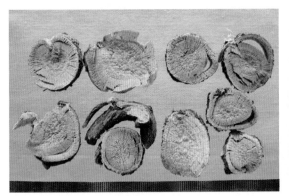

苦参饮片

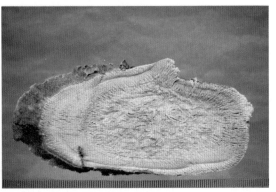

苦参饮片放大

# 三颗针

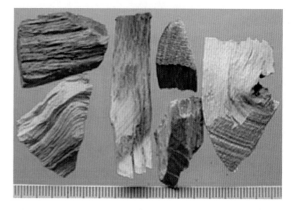

三颗针

【来源】 小檗科植物拟獴猪刺 *Berberis soulieana* Schneid.、小黄连刺 *B. wilsonae* Hemsl.、细叶小檗 *B. poiretii* Schneid. 或匙叶小檗 *B. vernae* Schneid. 等同属数种植物的干燥根。春、秋二季采挖，除去泥沙和须根，晒干或切片晒干。

【产地】 主产于陕西、甘肃、江西、云南、贵州、东北、河北、山东、山西等地。

【性状鉴别】 呈类圆柱形，稍扭曲，有少数分枝，长 10 ~ 15cm，直径 1 ~ 3cm。根头粗大，向下渐细。**外皮灰棕色，有细皱纹，易剥落。**质坚硬，不易折断，切面不平坦，**鲜黄色**，切片近圆形或长圆形，**稍显放射状纹理**，髓部棕黄色。气微，味苦。

【功效】 清热燥湿，泻火解毒。

# 水飞蓟

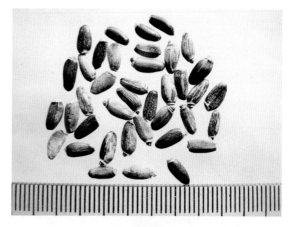

水飞蓟

【来源】 菊科植物水飞蓟 *Silybum marianum*（L.）Gaertn. 的干燥成熟果实。秋季果实成熟时采收果序，晒干，打下果实，除去杂质，晒干。

【产地】 原产欧洲及北非，我国西北及华北地区有引种栽培。

【性状鉴别】 呈长倒卵形或椭圆形，长 5 ~ 7mm，宽 2 ~ 3mm。表面淡灰棕色至黑褐色，光滑，有细纵花纹。顶端钝圆，稍宽，有一圆环，中间具点状花柱残迹，基部略窄。质坚硬。破开后可见子叶 2 片，浅黄白色，富油性。气微，味淡。

【质量】 以粒大、饱满、色灰棕者为佳。

【功效】 清热解毒，疏肝利胆。

## 任务三 清热解毒药的性状鉴定

### 金银花

【来源】 忍冬科植物忍冬 *Lonicera japonica* Thunb. 的干燥花蕾或带初开的花。夏初花开放前采收，干燥。

【产地】 主产于山东、河南等省。

【性状鉴别】 呈棒状，上粗下细，略弯曲，长 2 ~ 3cm，上部直径约 3mm，下部直径约 1.5mm。表面黄白色或绿白色 (贮久色渐深)，密被短柔毛。偶见叶状苞片。花萼绿色，先端 5 裂，裂片有毛，长约 2mm。开放者花冠筒状，先端二唇形；雄蕊 5，附于筒壁，黄色；雌蕊 1，子房无毛。气清香，味淡、微苦。

【质量】 以花蕾多、色淡、质柔软、气清香者为佳。

【功效】 清热解毒，疏散风热。

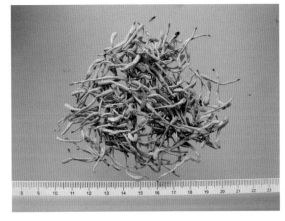

金银花

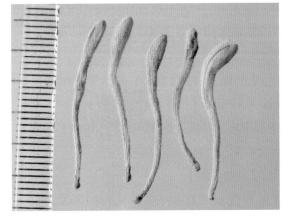

金银花放大

### 忍冬藤

【来源】 忍冬科植物忍冬 *Lonicera japonica* Thunb. 的干燥茎枝。秋、冬二季采割，晒干。

【产地】 主产于山东、河南等省。

【性状鉴别】 呈长圆柱形，多分枝，常缠绕成束，直径 1.5 ~ 6mm。表面棕红色至暗棕色，有的灰绿色，光滑或被茸毛；外皮易剥落。枝上多节，节间长 6 ~ 9cm，有残

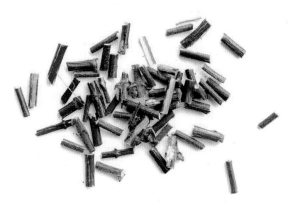

忍冬藤饮片

叶及叶痕。质脆，易折断，断面黄白色，中空。气微，老枝味微苦，嫩枝味淡。

【质量】 以枝条均匀、外皮棕红色，质嫩者为佳。

【功效】 清热解毒，疏风通络。

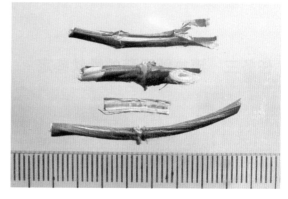

忍冬藤饮片放大

# 山银花

【来源】 忍冬科植物灰毡毛忍冬 *Lonicera macranthoides* Hand. Mazz.、红腺忍冬 *L. hypoglauca* Miq.、华南忍冬 *L. confusa* DC. 或黄褐毛忍冬 *L. fulvotomentosa* Hsu et S.C.Cheng 的干燥花蕾或带初开的花。夏初花开放前采收，干燥。

【产地】 灰毡毛忍冬主产于湖南和贵州；红腺忍冬主产于浙江、江西、福建、湖南、广东、广西、四川等省区；华南忍冬主产于广东、广西、云南等省区。

【性状鉴别】

1. 灰毡毛忍冬 呈棒状而稍弯曲，长3～4.5cm，上部直径约2mm，下部直径约1mm。表面绿棕色至黄白色。总花梗集结成簇，开放者花冠裂片不及全长之半。质稍硬，手捏之稍有弹性。气清香，味微苦甘。

2. 红腺忍冬 长 2.5～4.5cm，直径0.8～2mm。表面黄白至黄棕色，无毛或疏被毛，萼筒无毛，先端5裂，裂片长三角形，被毛，开放者花冠下唇反转，花柱无毛。

3. 华南忍冬 长 1.6～3.5cm，直径0.5～2mm。萼筒和花冠密被灰白色毛，子房有毛。

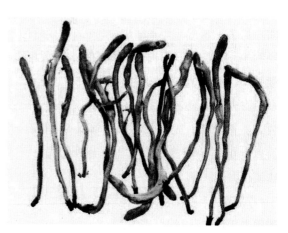

灰贴毛忍冬

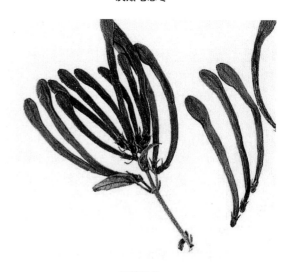

红腺忍冬

4. 黄褐毛忍冬　长 1 ~ 3.4cm，直径 1.5 ~ 2mm。花冠表面淡黄棕色或黄棕色，密被黄色茸毛。

【质量】　以花蕾多、色淡、质柔软、气清香者为佳。

【功效】　清热解毒，疏散风热。

# 连翘

【来源】　木犀科植物连翘 *Forsythia suspense* (Thunb.) Vahl 的干燥果实。秋季果实初熟尚带绿色时采收，除去杂质，蒸熟，晒干，习称"青翘"；果实熟透时采收，晒干，除去杂质，习称"老翘"。

【产地】　主产于山西、陕西、河南等省。

【性状鉴别】　呈长卵形至卵形，稍扁，长 1.5 ~ 2.5cm，直径 0.5 ~ 1.3cm。表面有不规则的纵皱纹和多数凸起的小斑点，两面各有 1 条明显的纵沟。顶端锐尖，基部有小果梗或已脱落。青翘多不开裂，表面绿褐色，凸起的灰白色小斑点较少；质硬；种子多数，黄绿色，细长，一侧有翅。老翘自顶端开裂或裂成两瓣，表面黄棕色或红棕色，内表面多为浅黄棕色，平滑，具一纵隔；质脆；种子棕色，多已脱落。气微香，味苦。

【质量】　"青翘"以色较绿、不开裂者为佳；"老翘"以色较黄、瓣大、壳厚者为佳。

【功效】　清热解毒，消肿散结，疏散风热。

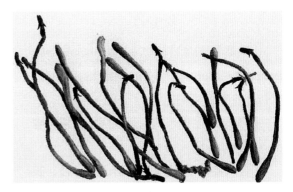

华南忍冬

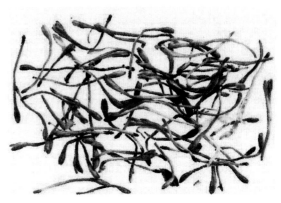

黄褐毛忍冬

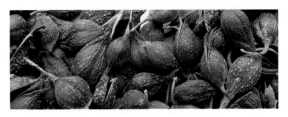

连翘

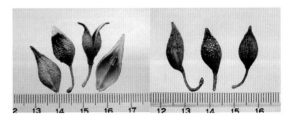

老翘、青翘对比

# 穿心莲

【来源】 爵床科植物穿心莲 *Andrographis paniculata* (Burm.f.) Nees 的干燥地上部分。秋初茎叶茂盛时采割，晒干。

【产地】 主产于广东、广西、福建等省区。

【性状鉴别】 茎呈方柱形，多分枝，长50～70cm，节稍膨大；质脆，易折断。单叶对生，叶柄短或近无柄；叶片皱缩、易碎，完整者展平后呈披针形或卵状披针形，长3～12cm，宽2～5cm，先端渐尖，基部楔形下延，全缘或波状；上表面绿色，下表面灰绿色，两面光滑。气微，味极苦。

【质量】 以色绿、叶多、味极苦者为佳。

【功效】 清热解毒，凉血，消肿。

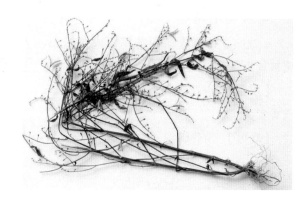

穿心莲全株

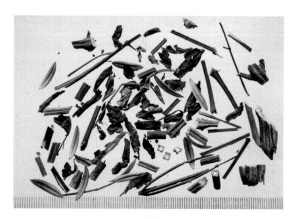

穿心莲饮片

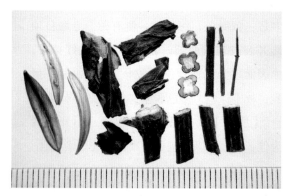

穿心莲饮片放大

# 大青叶

【来源】　十字花科植物菘蓝 *Isatis indigotica* Fort. 的干燥叶。夏、秋季分 2 ~ 3 次采收，除去杂质，晒干。

【产地】　主产于河北、陕西、江苏、安徽等省。

【性状鉴别】　多皱缩卷曲，有的破碎。完整叶片展平后呈长椭圆形至长圆状倒披针形，长 5 ~ 20cm，宽 2 ~ 6cm；上表面暗灰绿色，有的可见色较深稍突起的小点；先端钝，全缘或微波状，基部狭窄下延至叶柄呈翼状；叶柄长 4 ~ 10cm，淡棕黄色。质脆。气微，味微酸、苦、涩。

【质量】　以完整、色暗灰绿色者为佳。

【功效】　清热解毒，凉血消斑。

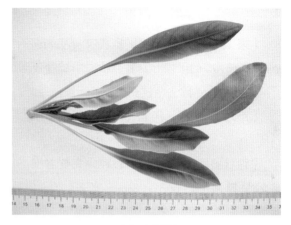

大青叶（鲜）

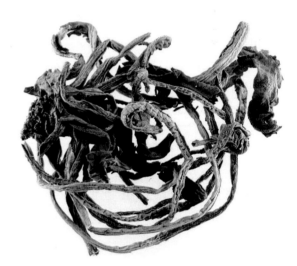

大青叶

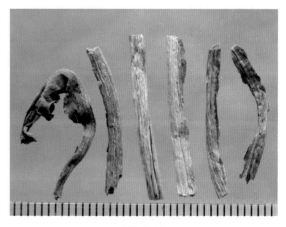

大青叶叶柄

# 蓼大青叶

【来源】 蓼科植物蓼蓝 *Polygonum tinctorium* Ait. 的干燥叶。夏、秋二季枝叶茂盛时采收两次，除去茎枝和杂质，干燥。

【产地】 主产于河北、山东、辽宁、陕西等省。

【性状鉴别】 多皱缩、破碎，完整者展平后呈椭圆形，长 3 ~ 8cm，宽 2 ~ 5cm。蓝绿色或黑蓝色，先端钝，基部渐狭，全缘。叶脉浅黄棕色，于下表面略突起。叶柄扁平，偶带膜质托叶鞘。质脆。气微，味微涩而稍苦。

【质量】 以身干、叶厚、色蓝绿，无枝梗者为佳。

【功效】 清热解毒，凉血消斑。

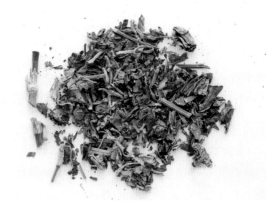

蓼大青叶饮片

# 板蓝根

【来源】 十字花科植物菘蓝 *Isatis indigotica* Fort. 的干燥根。秋季采挖，除去泥沙，晒干。

【产地】 主产于河北、江苏、安徽、河南、山西等省。

【性状鉴别】 呈圆柱形，稍扭曲，长 10 ~ 20cm，直径 0.5 ~ 1cm。表面淡灰黄色或淡棕黄色，有纵皱纹、横长皮孔样突起及支根痕。根头略膨大，可见暗绿色或暗棕色轮状排列的叶柄残基和密集的疣状突起。体实，质略软，断面皮部黄白色，木部黄色。气微，味微甜后苦涩。

【质量】 以条长、粗大、坚实者为佳。

【功效】 清热解毒，凉血利咽。

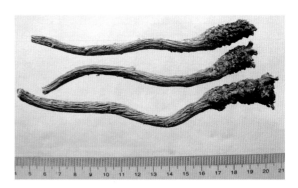

板蓝根

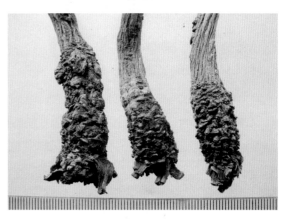

板蓝根的头部

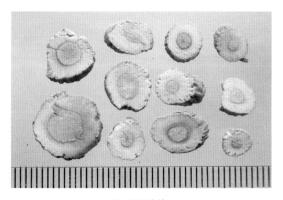

板蓝根饮片

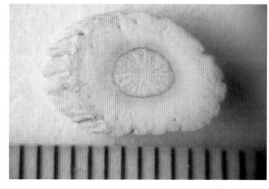

板蓝根饮片放大

# 青黛

**【来源】** 爵床科植物马蓝 *Baphica canthuscusia* (Nees) Bremek.、蓼科植物蓼蓝 *Polygonum tinctorium* Ait. 或十字花科植物菘蓝 *Isatis indigotica* Fort. 的叶或茎叶经加工制得的干燥粉末、团块或颗粒。

**【产地】** 主产于福建、河北、云南、江苏、安徽等省。

**【性状鉴别】** 为深蓝色的粉末，体轻，易飞扬；或呈不规则多孔性的团块、颗粒，用手搓捻即成细末。微有草腥气，味淡。取本品 0.5g，加水 10ml，振摇后放置片刻，水层不得显深蓝色。取本品少量，用微火灼烧，有紫红色的烟雾发生。取本品少量，滴加硝酸，产生气泡并显棕红色或黄棕色。

**【质量】** 以蓝色均匀、体轻能浮于水面、火烧时产生紫红色烟雾的时间较长者为佳。

**【功效】** 清热解毒，凉血消斑，泻火定惊。

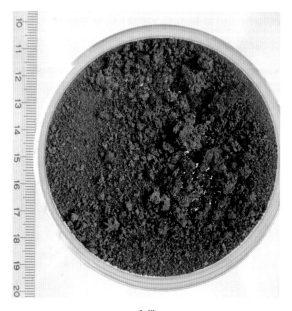

青黛

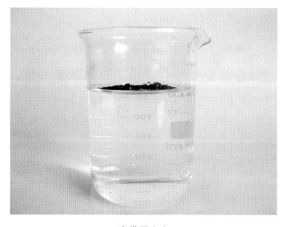

青黛置水中

## 绵马贯众

【来源】 鳞毛蕨科植物粗茎鳞毛蕨 *Dryopteris crassirhizoma* Nakai 的干燥根茎及叶柄残基。秋季采挖，削去叶柄，须根，除去泥沙，晒干。

【产地】 主产于黑龙江、吉林、辽宁三省。

【性状鉴别】 呈长倒卵形，略弯曲，上端钝圆或截形，下端较尖，有的纵剖面为两半，长 7~20cm，直径 4~8cm。表面黄棕色至黑褐色，密被排列整齐的叶柄残基及鳞片，并有弯曲的须根。叶柄残基呈扁圆形，长 3~5cm，直径 0.5~1.0cm；表面有纵棱线，质硬而脆，断面略平坦，棕色，有黄白色维管束 5~13 个，环列；每个叶柄残基的外侧常有 3 条须根，鳞片条状披针形，全缘，常脱落。质坚硬，断面略平坦，深绿色至棕色，有黄白色维管束 5~13 个，环列，其外散有较多的叶迹维管束。气特异，味初淡而微涩，后渐苦、辛。

【质量】 以个大，质坚实，叶柄断面棕绿色者为佳。

【功效】 清热解毒，止血，杀虫。

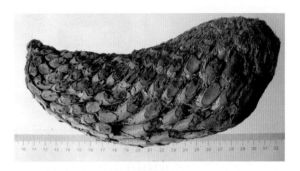

绵马贯众

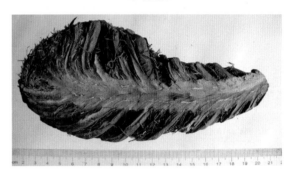

绵马贯众纵剖面

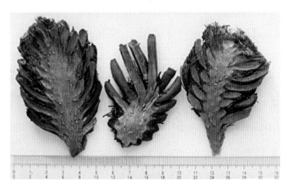

绵马贯众饮片

## 蒲公英

【来源】 菊科植物蒲公英 *Taraxacum mongolicum* Hand.-Mazz. 碱地蒲公英 *Taraxacum sinicum* Kitag. 或同属数种植物的干燥全草。春至秋季花初开时采挖，除去杂质，洗净，晒干。

【产地】 主产于山西、河北、山东及东北各省。

【性状鉴别】 呈皱缩卷曲的团块。根呈

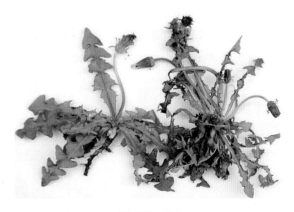

蒲公英（鲜）

圆锥状，多弯曲，长 3 ~ 7cm；表面棕褐色，抽皱；根头部有棕褐色或黄白色的茸毛，有的已脱落。叶基生，多皱缩破碎，完整叶片呈倒披针形，绿褐色或暗灰绿色，先端尖或钝，边缘浅裂或羽状分裂，基部渐狭，下延呈柄状，下表面主脉明显。花茎 1 至数条，每条顶生头状花序，总苞片多层，内面一层较长，花冠黄褐色或淡黄白色。有的可见多数具白色冠毛的长椭圆形瘦果。气微，味微苦。

【质量】 以叶多、色绿、根完整者为佳。

【功效】 清热解毒，消肿散结，利尿通淋。

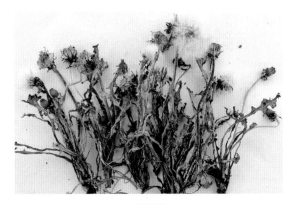
蒲公英

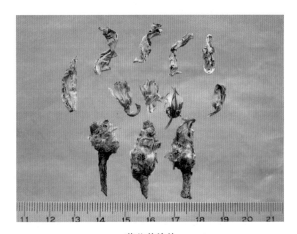
蒲公英饮片

# 紫花地丁

【来源】 堇菜科植物紫花地丁 *Viola yedoensis* Makino 的干燥全草。夏、秋二季采收，除去杂质，晒干。

【产地】 主产于江苏、浙江及东北各省。

【性状鉴别】 多皱缩成团。主根长圆锥形，直径 1 ~ 3cm；淡黄棕色，有细纵皱纹。叶基生，灰绿色，展平后叶片呈披针形或卵状披针形，长 1.5 ~ 6cm，宽 1 ~ 2cm；先端钝，基部截形或稍心形，边缘具钝锯齿，两面有毛；叶柄细，长 2 ~ 6cm，上部具明显狭翅。花茎纤细；花瓣 5，紫堇色或淡棕色；花距细管状。蒴果椭圆形或 3 裂，种子

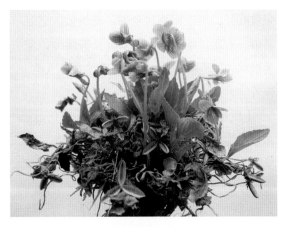
紫花地丁（鲜）

多数，淡棕色。气微，味微苦而稍黏。

【质量】 以根、叶、花、果齐全、叶灰绿色、花紫色、根黄、味微苦者为佳。

【功效】 清热解毒，凉血消肿。

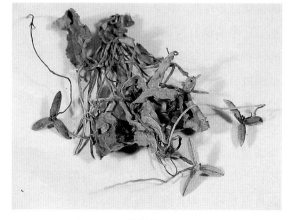

紫花地丁

# 苦地丁

【来源】 罂粟科植物紫堇 *Corydalis bungeana* Turcz. 的干燥全草。夏季花果期采收，除去杂质，晒干。

【产地】 主产于甘肃、陕西、山西、山东、河北等省。

【性状鉴别】 皱缩成团，长 10 ~ 30 cm。主根圆锥形，表面棕黄色，茎细，多分枝，表面灰绿色或黄绿色，具5纵棱，质软，断面中空。叶多皱缩破碎，暗绿色或灰绿色，完整叶片二至三回羽状全裂，花少见，花冠唇形，有距，淡紫色。蒴果扁长椭圆形，呈荚果状。种子扁心形，黑色，有光泽。气微，味苦。

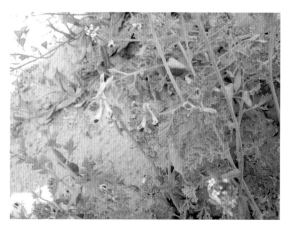

苦地丁原植物

【质量】 以色绿、顶花带角、质绵软、味苦者为佳。

【功效】 清热解毒，散结消肿。

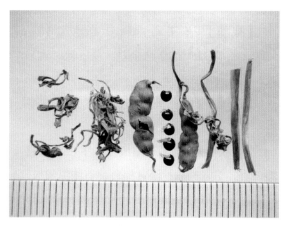

苦地丁饮片

## 野菊花

【来源】 菊科植物野菊 *Chrysanthemum indicum* L. 的干燥头状花序。秋、冬二季花初开放时采摘，晒干，或蒸后晒干。

【产地】 全国各地均有分布。

【性状鉴别】 呈类球形，直径0.3～1cm，棕黄色。总苞由4～5层苞片组成，外层苞片卵形或条形，外表面中部灰绿色或浅棕色，通常被白毛，边缘膜质；内层苞片长椭圆形，膜质，外表面无毛。总苞基部有的残留总花梗。舌状花1轮，黄色至棕黄色，皱缩卷曲；管状花多数，深黄色。体轻。气芳香，味苦。

【质量】 以完整、色黄、香气浓者为佳。

【功效】 清热解毒，泻火平肝。

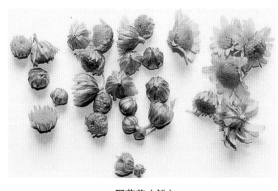

野菊花（鲜）

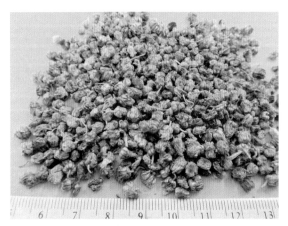

野菊花

## 重楼

【来源】 百合科植物云南重楼 *Paris polyphylla* Smith var. *yunnanensis* (Franch.) Hand. –Mazz. 或七叶一枝花 *Paris polyphylla* Smith var. *chinensis* (Franch.) Hara 的干燥根茎。秋季采挖，除去须根，洗净，晒干。

【产地】 主产于云南、四川、广西、陕西等省区。

【性状鉴别】 呈结节状扁圆柱形，略弯曲，长5～12cm，直径1～4.5cm。表面黄棕色或灰棕色，外皮脱落处呈白色；密具层状突起的粗环纹，一面结节明显，结节上具椭圆形凹陷茎痕，另一面有疏生的须根或疣状须根痕。顶端具鳞叶和茎的残基。质坚实，

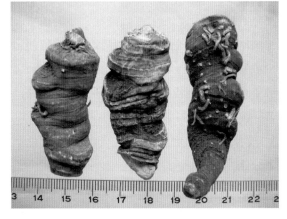

重楼

断面平坦,白色至浅棕色,粉性或角质。气微,味微苦、麻。

【质量】 以粗壮、质坚实、断面色白、粉性足者为佳。

【功效】 清热解毒,消肿止痛,凉肝定惊。

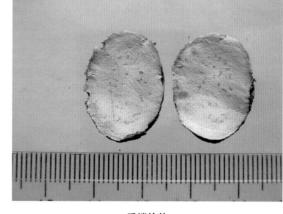

重楼饮片

# 拳参

【来源】 蓼科植物拳参 *Polygonum bistorta* L. 的干燥根茎。春初发芽时或秋季茎叶将枯萎时采挖,除去泥沙,晒干,去须根。

【产地】 主产于华北、西北及山东、江苏、湖北等地。

【性状鉴别】 呈扁长条形或扁圆柱形,弯曲,有的对卷弯曲,两端略尖,或一端渐细,长 6~13cm,直径 1~2.5cm。表面紫褐色或紫黑色,粗糙,一面隆起,一面稍平坦或略具凹槽,全体密具粗环纹,有残留须根或根痕。质硬,断面浅棕红色或棕红色,维管束呈黄白色点状,排列成环。气微,味苦、涩。

【质量】 以个大、质硬、断面浅红棕色者为佳。

【功效】 清热解毒,消肿止血。

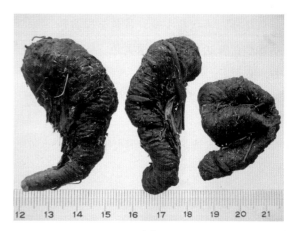

拳参

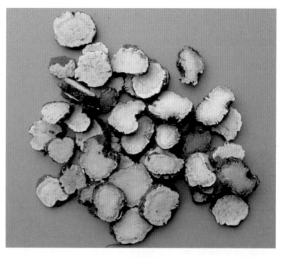

拳参饮片

## 大血藤

【来源】 木通科植物大血藤 *Sargentodoxa cuneata* (Oliv.) Rehd. et Wils. 的干燥藤茎。秋、冬二季采收，除去侧枝，截段，干燥。

【产地】 主产于江西、湖北、河南、江苏等省。

【性状鉴别】 呈圆柱形，略弯曲，长30～60cm，直径1～3cm。表面灰棕色，粗糙，外皮常呈鳞片状剥落，剥落处显暗红棕色，有的可见膨大的节和略凹陷的枝痕或叶痕。质硬，断面皮部红棕色，有数处向内嵌入木部，木部黄白色，有多数细孔状导管，射线呈放射状排列。气微，味微涩。

【质量】 以条匀、断面色棕红、纹理明显、片匀、茎粗者为佳。

【功效】 清热解毒，活血，祛风止痛。

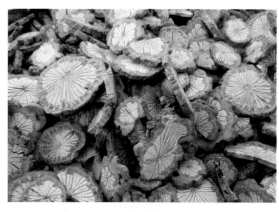

大血藤饮片

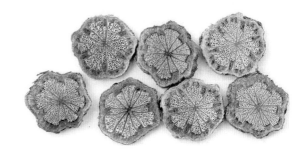

大血藤饮片（新）

## 漏芦

【来源】 菊科植物祁州漏芦 *Rhaponticum uniflorum* (L.) DC. 的干燥根。春、秋二季采挖，除去须根和泥沙，晒干。

【产地】 主产于河北、辽宁、山西等省。

【性状鉴别】 呈圆锥形或扁片块状，多扭曲，长短不一，直径1～2.5cm。表面暗棕色、灰褐色或黑褐色，粗糙，具纵沟及菱形的网状裂隙。外层易剥落，根头部膨大，有残茎和鳞片状叶基，顶端有灰白色绒毛。体轻，质脆，易折断，断面不整齐，灰黄色，有裂隙，中心有的呈星状裂隙，灰黑色或棕黑色。气特异，味微苦。

【质量】 以条粗长、质坚实者为佳。

【功效】 清热解毒，消痈，下乳，舒筋通脉。

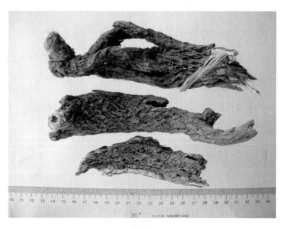

漏芦

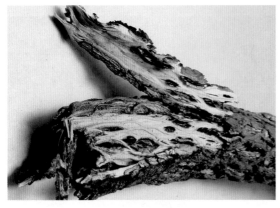

漏芦菱形的网状裂隙

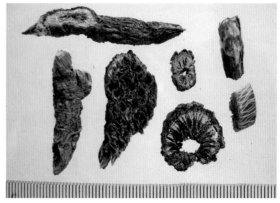

漏芦饮片

## 禹州漏芦

【来源】 菊科植物蓝刺头 *Echinops latifolius* Tausch 或华东蓝刺头 *Echinops grijisii* Hance 的干燥根。春秋二季采挖，除去须根及泥沙，晒干。

【产地】 主产于河南、山东等省。

【性状鉴别】 呈类圆柱形，稍扭曲，长 10 ~ 25cm，直径 0.5 ~ 1.5cm。表面灰黄色或灰褐色，具纵皱纹，顶端有纤维状棕色硬毛。质硬，不易折断，断面皮部褐色，木部呈黄黑相间的放射状纹理。气微，味微涩。

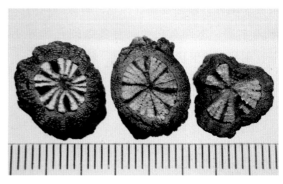

禹州漏芦饮片

【质量】 以条粗长、表面土棕色、质坚实者为佳。

【功效】 清热解毒，消痈，下乳，舒筋通脉。

## 土茯苓

【来源】 百合科植物光叶菝葜 *Smilax glabra* Roxb. 的干燥根茎。夏、秋二季采挖，除去须根，洗净，干燥；或趁鲜切成薄片，干燥。

【产地】 主产于广东、湖南、湖北、浙江等省。

【性状鉴别】 略呈圆柱形，稍扁或呈

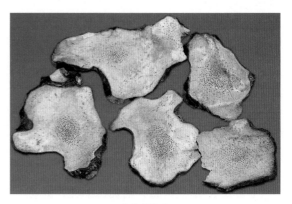

土茯苓饮片

不规则条块，有结节状隆起，具短分枝，长5～22cm，直径2～5cm，表面黄棕色或灰褐色，凹凸不平，有坚硬的须根残基，分枝顶端有圆形芽痕，有的外皮现不规则裂纹，并有残留的鳞叶。质坚硬。切片呈长圆形或不规则，厚1～5mm，边缘不整齐；切面类白色至淡红棕色，粉性，可见点状维管束及多数小亮点；质略韧，折断时有粉尘飞扬，以水湿润后有黏滑感。气微，味微甘、涩。

【质量】　以断面淡棕色、粉性足者为佳。

【功效】　解毒，除湿，通利关节。

# 金荞麦

【来源】　蓼科植物金荞麦 *Fagopyrum dibotrys* (D.Don) Hara 的干燥根茎。冬季采挖，除去茎和须根，洗净，晒干。

【产地】　主产于江苏、浙江等省。

【性状鉴别】　呈不规则团块或圆柱状，常有瘤状分枝，顶端有的有茎残基，长3～15cm，直径1～4cm。表面棕褐色，有横向环节和纵皱纹，密布点状皮孔，并有凹陷的圆形根痕和残存须根。质坚硬，不易折断，断面淡黄白色或淡棕红色，有放射状纹理，中央髓部色较深。气微，味微涩。

【质量】　以个大、质坚硬者为佳。

【功效】　清热解毒，排脓祛瘀。

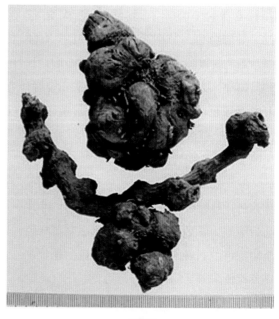

金荞麦

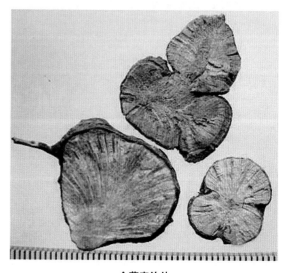

金荞麦饮片

# 鱼腥草

【来源】 三白草科植物蕺菜 *Houttuynia cordata* Thunb. 的新鲜全草或干燥地上部分。鲜品全年均可采割；干品夏季茎叶茂盛花穗多时采割，除去杂质，晒干。

【产地】 主要产于长江以南各省。

【性状鉴别】

1. 鲜鱼腥草 茎呈圆柱形，长 20 ~ 45cm，直径 0.25 ~ 0.45cm；**上部绿色或紫红色，下部白色，节明显，下部节上生有须根，无毛或被疏毛。叶互生，叶片心形，长 3 ~ 10cm，宽 3 ~ 11cm；先端渐尖，全缘；上表面绿色，密生腺点，下表面常紫红色；叶柄细长，基部与托叶合生成鞘状。穗状花序顶生。具鱼腥气，味涩。**

2. 干鱼腥草 茎呈圆柱形，扭曲，**表面黄棕色，具纵棱数条；质脆，易折断。叶片卷折皱缩，展平后呈心形，上表面暗黄绿色至暗棕色，下表面灰绿色或灰棕色。穗状花序黄棕色。**

【质量】 以叶多，灰绿色，有花穗，鱼腥气浓者为佳。

【功效】 清热解毒，消痈排脓，利尿通淋。

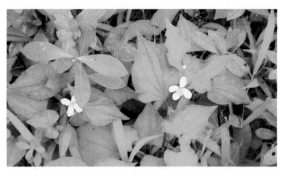

鱼腥草原植物

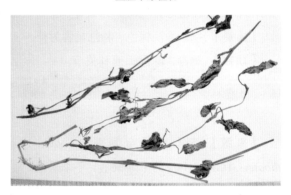

鱼腥草

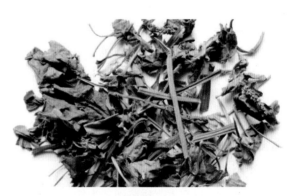

鱼腥草饮片

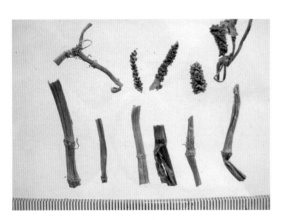

鱼腥草（茎、花序）

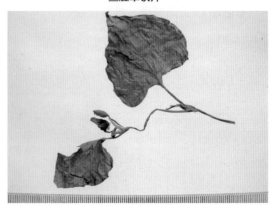

鱼腥草叶

# 射干

【来源】 鸢尾科植物射干 *Belamcanda chinensis* (L.) DC. 的干燥根茎。春初刚发芽或秋末茎叶枯萎时采挖，除去须根和泥沙，干燥。

【产地】 主产于河南、湖北、江苏、安徽等省。

【性状鉴别】 呈不规则结节状，长 3 ~ 10cm，直径 1 ~ 2cm。表面黄褐色、棕褐色或黑褐色，皱缩，有较密的环纹。上面有数个圆盘状凹陷的茎痕，偶有茎基残存；下面有残留细根及根痕。质硬，断面黄色，颗粒性。气微，味苦、微辛。

【质量】 以条粗壮、质硬、无须根、断面色黄者为佳。

【功效】 清热解毒，消痰，利咽。

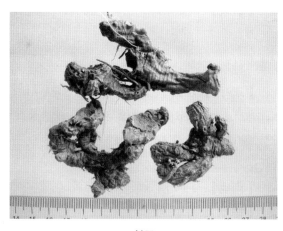

射干

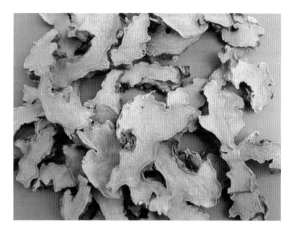

射干饮片（野生）

# 川射干

【来源】 鸢尾科植物鸢尾 *Iris tectorum* Maxim. 的干燥根茎。全年均可采挖，除去须根及泥沙，干燥。

【产地】 主产于四川、云南、贵州等省。

【性状鉴别】 呈不规则条状或圆锥形，略扁，有分枝，长 3 ~ 10cm，直径 1 ~ 2.5cm。表面灰黄褐色或棕色，有环纹和纵沟。常有残存的须根及凹陷或圆点状突起的须根痕。质松脆，易折断，断面黄白色或黄棕色。气微，味甘、苦。

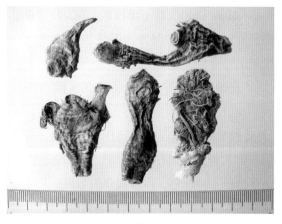

川射干

【功效】 清热解毒，祛痰，利咽。

# 山豆根

【来 源】 豆科植物越南 Sophora tonkinensis Gagnep. 的干燥根及根茎。秋季采挖，除去杂质，洗净，干燥。（又名"广豆根"）

【产地】 主产于广西、广东等省区。

【性状鉴别】 根茎呈不规则的结节状，顶端常残存茎基，其下着生根数条。根呈长圆柱形，常有分枝，长短不等，直径0.7～1.5cm。表面棕色至棕褐色，有不规则的纵皱纹及横长皮孔样突起。质坚硬，难折断，断面皮部浅棕色，木部淡黄色。有豆腥气，味极苦。

【质量】 以条粗、质坚、无须根、苦味浓者为佳。

【功效】 清热解毒，消肿利咽。

# 北豆根

【来 源】 防己科植物蝙蝠葛 Menispermum dauricum DC. 的干燥根茎。春、秋二季采挖，除去须根和泥沙，干燥。（又名"北山豆根"）

【产地】 主产于东北、华北及陕西等地。

【性状鉴别】 呈细长圆柱形，弯曲，有分枝，长可达 50cm，直径 0.3～0.8cm。表面黄棕色至暗棕色，多有弯曲的细根，并可见突起的根痕及纵皱纹，外皮易剥落。质韧，不易折断，断面不整齐，纤维性，木部淡黄色，呈放射状排列，中心有髓。气微，味苦。

【质量】 以条粗长、外皮色黄棕、断面

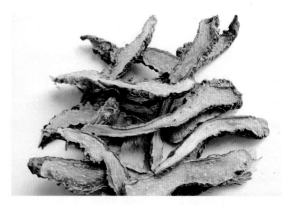

川射干饮片

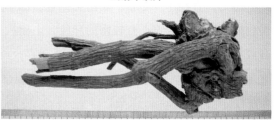

山豆根表面

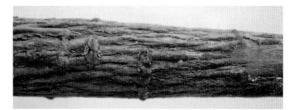

山豆根

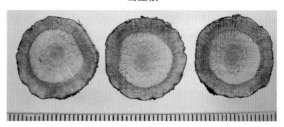

山豆根饮片

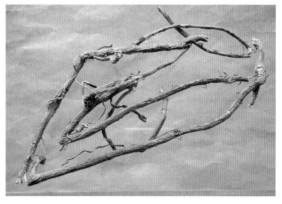

北豆根

色浅黄者为佳。

【功效】　清热解毒，祛风止痛。

# 马勃

【来源】　灰包科真菌脱皮马勃 *Lasiosphaera fenzlii* Reich.、大马勃 *Calvatia gigantean*（Batsch ex Pers.）Lloyd 或紫色马勃 *C. lilacina*（Mont. et Berk.）Lloyd 的干燥子实体。夏、秋二季子实体成熟时及时采收，除去泥沙，晒干。

【产地】　脱皮马勃主产于辽宁、甘肃、江苏、安徽等省。大马勃主产于内蒙古、青海、河北、甘肃等省区。紫色马勃主产于广东、广西、江苏、湖北等省区。

【性状鉴别】

1. 脱皮马勃　呈扁球形或类球形，无不育基部，直径 15~20cm。包被呈灰棕色至黄褐色，纸质，常破碎呈块片状，或已全部脱落。孢体呈灰褐色或浅褐色，紧密，有弹性，用手撕之，内有灰褐色棉絮状的丝状物。触之则孢子呈尘土样飞扬，手捻有细腻感。臭似尘土，无味。

2. 大马勃　不育基部小或无。残留的包被由黄棕色的膜状外包被和较厚的灰黄色的内被所组成，光滑，质硬而脆，成块脱落。孢体浅青褐色，手捻有润滑感。

3. 紫色马勃　呈陀螺形，或已压扁呈扁圆形，直径 5~12cm，不育基部发达。包被薄，两层，紫褐色，粗皱，有圆形凹陷，外翻，上部常裂成小块或已部分脱落。孢体紫色。

【质量】　以皮薄、饱满、松泡有弹性者为佳。

【功效】　清肺利咽，止血。

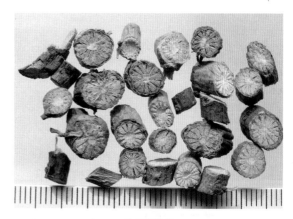

北豆根饮片

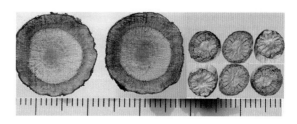

山豆根与北豆根横切面放大对比

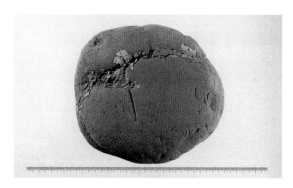

脱皮马勃

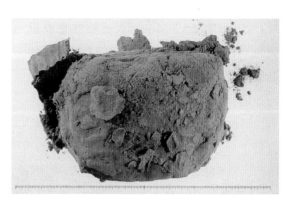

大马勃

## 青果

【来源】 橄榄科植物橄榄 *Canarium album* Raeusch. 的干燥成熟果实。秋季果实成熟时采收，干燥。

【产地】 主产于福建、四川、广东等省。

【性状鉴别】 呈纺锤形，两端钝尖，长 2.5 ~ 4cm，直径 1 ~ 1.5cm。表面棕黄色或黑褐色，有不规则皱纹。果肉灰棕色或棕褐色，质硬。果核棱形，暗红棕色，具纵棱；内分 3 室，各有种子 1 粒。气微，果肉味涩，久嚼微甜。

【质量】 以灰绿色、肉厚、味先涩后甜者为佳。

【功效】 清热解毒，利咽生津。

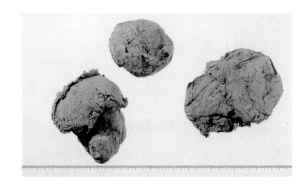

紫色马勃

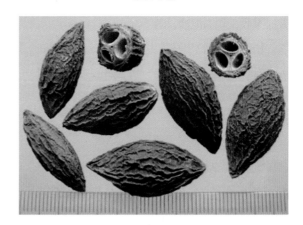

青果

## 锦灯笼

【来源】 茄科植物酸浆 *Physalis alkekengi* L. var. *franchetii* (Mast.) Makino 的干燥宿萼或带果实的宿萼。秋季果实成熟、宿萼呈红色或橙红色时采收，干燥。

【产地】 主产于吉林、河北、山东等省。

【性状鉴别】 略呈灯笼状，多压扁，长 3 ~ 4.5cm，宽 2.5 ~ 4cm。表面橙红色或橙黄色，有 5 条明显的纵棱，棱间有网状的细脉纹。顶端渐尖，微 5 裂，基部略平截，中心凹陷有果梗。体轻，质柔韧，中空，或内有棕红色或橙红色果实。果实球形，多压扁，直径 1 ~ 1.5cm，果皮皱缩，内含种子多数。气微，宿萼味苦，果实味甘、微酸。

【质量】 以完整、个大、色红者为佳。

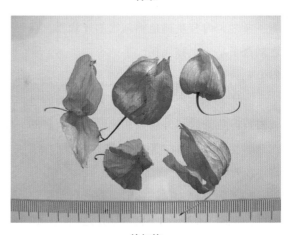

锦灯笼

【功效】　清热解毒，利咽化痰，利尿通淋。

# 金果榄

【来源】　防己科植物青牛胆 *Tinospora sagittata* (Oliv.) Gagnep. 或金果榄 *Tinospora capillipes* Gagnep. 的干燥块根。秋、冬二季采挖，除去须根，洗净，晒干。

【产地】　主产于四川、湖南、广西等省区。

【性状鉴别】　呈不规则圆块状，长5～10cm，直径3～6cm。表面棕黄色或淡褐色，粗糙不平，有深皱纹。质坚硬，不易击碎及破开，横断面淡黄白色，导管束略呈放射状排列，色较深。气微，味苦。

【质量】　以粗大、质坚硬、味苦者为佳。

【功效】　清热解毒，利咽，止痛。

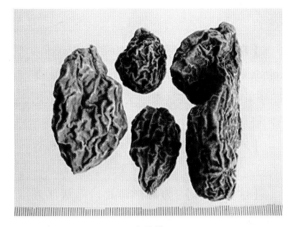

金果榄

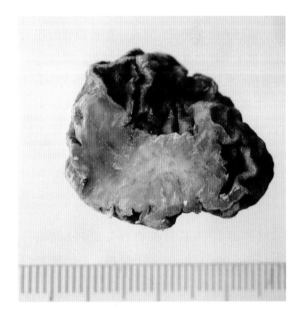

金果榄断面

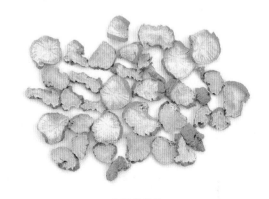

金果榄饮片

## 木蝴蝶

【来源】 紫葳科植物木蝴蝶 *Oroxylum indicum* (L.) Vent. 的干燥成熟种子。秋、冬二季采收成熟果实，曝晒至果实开裂，取出种子，晒干。

【产地】 主产于云南、广西、贵州等省区。

【性状鉴别】 为蝶形薄片，除基部外三面延长成宽大菲薄的翅，长 5 ~ 8cm，宽 3.5 ~ 4.5cm。表面浅黄白色，翅半透明，有绢丝样光泽，上有放射状纹理，边缘多破裂。体轻，剥去种皮，可见一层薄膜状的胚乳紧裹于子叶之外。子叶 2，蝶形，黄绿色或黄色，长径 1 ~ 1.5cm。气微，味微苦。

【质量】 以身干、张大、无皱片、色白、翼柔软如绸者为佳。

【功效】 清肺利咽，疏肝和胃。

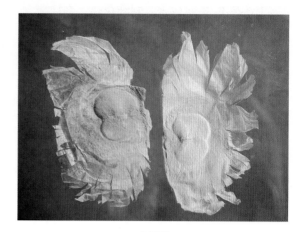

木蝴蝶

## 白头翁

【来源】 毛茛科植物白头翁 *Pulsatilla chinensis* (Bge.) Regel 的干燥根。春、秋二季采挖，除去泥沙，干燥。

【产地】 全国大部分地区均产。

【性状鉴别】 呈类圆柱形或圆锥形，稍扭曲，长 6 ~ 20cm，直径 0.5 ~ 2cm。表面黄棕色或棕褐色，具不规则纵皱纹或纵沟，皮部易脱落，露出黄色的木部，有的有网状裂纹或裂隙，近根头处常有朽状凹洞。根头部稍膨大，有白色绒毛，有的可见鞘状叶柄残基。质硬而脆，断面皮部黄白色或淡黄棕色(注：常见环状裂隙)，木部淡黄色。气微，味微苦涩。

【质量】 以条粗长、质坚实者为佳。

【功效】 清热解毒，凉血止痢。

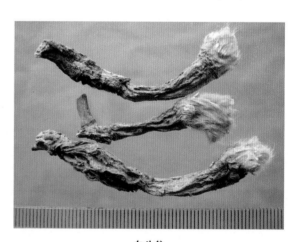

白头翁

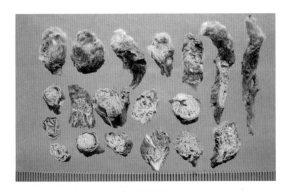

白头翁饮片

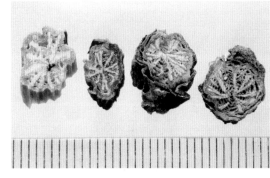

白头翁断面放大

## 马齿苋

【来源】 马齿苋科植物马齿苋 *Portulaca oleracea* L. 的干燥地上部分。夏、秋二季采收，除去残根及杂质，洗净，略蒸或烫后晒干。

【产地】 全国大部分地区均产。

【性状鉴别】 多皱缩卷曲，常结成团。茎圆柱形，长可达 30cm，直径 0.1 ~ 0.2cm，表面黄褐色，有明显纵沟纹。叶对生或互生，易破碎，完整叶片倒卵形，长 1 ~ 2.5cm，宽 0.5 ~ 1.5cm；绿褐色，先端钝平或微缺，全缘。花小，3 ~ 5 朵生于枝端，花瓣 5，黄色。蒴果圆锥形，长约 5mm，内含多数细小种子。气微，味微酸。

【质量】 以棵小、质嫩、叶多、色青绿者为佳。

【功效】 清热解毒，凉血止血，止痢。

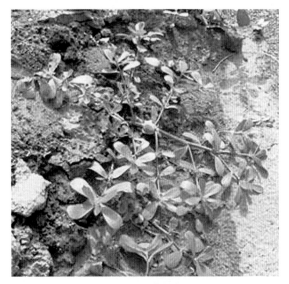

马齿苋原植物

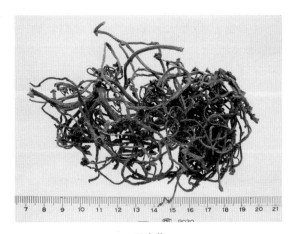

马齿苋

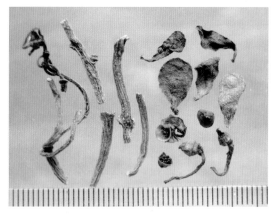

马齿苋饮片

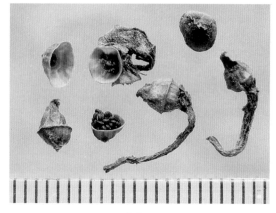

马齿苋果实

# 鸦胆子

【来源】 苦木科植物鸦胆子 *Brucea javanica* (L.) Merr. 的干燥成熟果实。秋季果实成熟时采收，除去杂质，晒干。

【产地】 主产于广东、广西等省区。

【性状鉴别】 呈卵形，长 6 ~ 10mm, 直径 4 ~ 7mm。表面黑色或棕色，有隆起的网状皱纹，网眼呈不规则的多角形，两侧有明显的棱线，顶端渐尖，基部有凹陷的果梗痕。果壳质硬而脆，种子卵形，长 5 ~ 6mm，直径 3 ~ 5mm，表面类白色或黄白色，具网纹；种皮薄，子叶乳白色，**富油性**。气微，味极苦。

【质量】 以粒大、饱满、种仁色白、油性足者为佳。

【功效】 清热解毒，截疟，止痢；外用腐蚀赘疣。

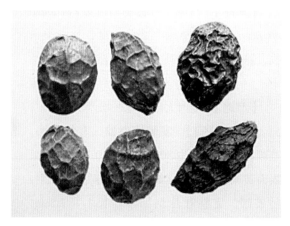

鸦胆子

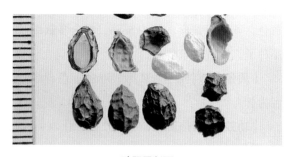

鸦胆子剖面

# 委陵菜

【来源】 蔷薇科植物委陵菜 *Potentilla chinensis* Ser. 的干燥全草。春季未抽茎时采挖，除去泥沙，晒干。

【产地】 全国大部分地区均产。

【性状鉴别】 根呈圆柱形或类圆锥形，略扭曲，有的有分枝，长 5 ~ 17cm，直径 0.5 ~ 1.5cm；表面暗棕色或暗紫红色，有纵纹，粗皮易成片状剥落；根茎部稍膨大；质硬，易折断，断面皮部薄，暗棕色，常与木部分离，射线呈放射状排列。叶基生，单数羽状复叶，有柄；小叶 12 ~ 31 对，狭长椭圆形，边缘羽状深裂，下表面和叶柄均灰白色，密被灰白色绒毛。气微，味涩，微苦。

【质量】 以叶多、带根者为佳。

【功效】 清热解毒，凉血止痢。

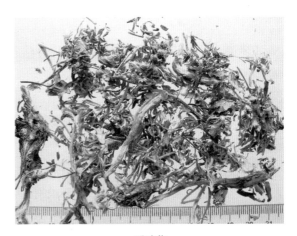

委陵菜

# 翻白草

【来源】 蔷薇科植物翻白草 *Potentilla discolor* Bge. 的干燥全草。夏、秋二季开花前采挖，除去泥沙和杂质，干燥。

【产地】 主产于河北、安徽等省。

【性状】 块根呈纺锤形或圆柱形，长 4 ~ 8cm，直径 0.4 ~ 1cm；表面黄棕色或暗褐色，有不规则扭曲沟纹；质硬而脆，折断面平坦，呈灰白色或黄白色。基生叶丛生，单数羽状复叶，多皱缩弯曲，展平后长 4 ~ 13cm；小叶 5 ~ 9 片，柄短或无，长圆形或长椭圆形，顶端小叶片较大，上表面暗绿色或灰绿色，下表面密被白色绒毛，边缘有粗锯齿。气微，味甘、微涩。

【质量】 以叶色灰绿者为佳。

【功效】 清热解毒，止痢，止血。

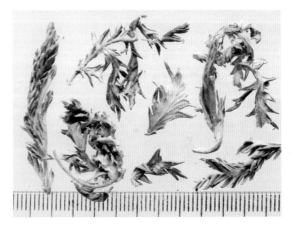

委陵菜饮片放大

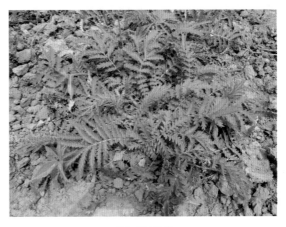

翻白草原植物

# 半边莲

【来源】 桔梗科植物半边莲 *Lobelia chinensis* Lour. 的干燥全草。夏季采收，除去泥沙，洗净，晒干。

【产地】 主产于江苏、浙江、安徽等省。

【性状鉴别】 常缠结成团。根茎极短，直径 1 ~ 2mm；表面淡棕黄色，平滑或有细纵纹。根细小，黄色，侧生纤细须根。茎细长，有分枝，灰绿色，节明显，有的可见附生的细根。叶互生，无柄，叶片多皱缩，绿褐色，展平后叶片呈狭披针形，长 1 ~ 2.5cm，宽 0.2 ~ 0.5cm，边缘具疏而浅的齿或全缘。花梗细长，花小，单生于叶腋，花冠基部筒状，上部 5 裂，偏向一边，浅紫红色，花冠筒内有白色茸毛。气微特异，味微甘而辛。

【质量】 以茎叶色绿、根黄者为佳。

【功效】 清热解毒，利尿消肿。

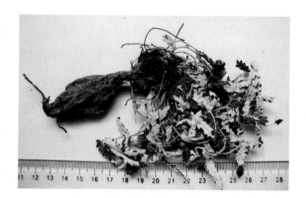

翻白草

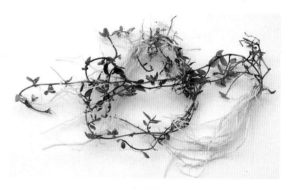

半边莲

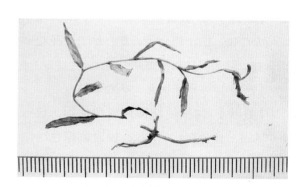

半边莲放大

# 山慈菇

【来源】 本品为兰科植物杜鹃兰 *Cremastra appendiculata* (D. Don) Makino.、独蒜兰 *Pleione bulbocodioides* (Franch.) Rolfe. 或云南独蒜兰 *P. yunnanensis* Rolfe. 的干燥假鳞茎。前者习称"毛慈菇"，后二者习称"冰球子"。夏、秋二季采挖，除去地上部分及泥沙，分开大小置沸水锅中蒸煮至透心，干燥。

【产地】 主产于贵州、四川等省。

【性状鉴别】

1. 毛慈菇 呈不规则扁球形或圆锥形，顶端渐突起，基部有须根痕。长 1.8 ～ 3cm，膨大部位直径 1 ～ 2cm。表面黄棕色或棕褐色，有纵皱纹或纵沟，中部有 2 ～ 3 条微突起的环节，节上有鳞片叶干枯腐烂后留下的丝状纤维。质坚硬，难折断，断面灰白色或黄白色，略呈角质。气微，味淡，带黏性。

2. 冰球子 呈圆锥形，瓶颈状或不规则团块，直径 1 ～ 2cm，高 1.5 ～ 2.5cm。顶端渐尖，尖端断头处呈盘状。基部膨大且圆平，中央凹入，有 1 ～ 2 条环节，多偏向一侧。撞去外皮者表面黄白色，带表皮者浅棕色，光滑，有不规则皱纹。断面浅黄色，角质半透明。

【质量】 以大小均匀、饱满、质坚者为佳。

【功效】 清热解毒，化痰散结。

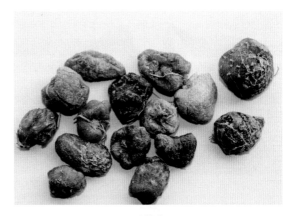

毛慈菇

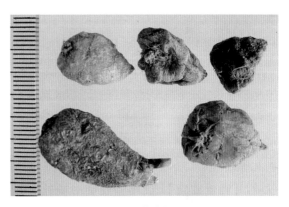

毛慈菇放大

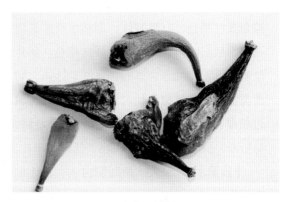

冰球子（鲜）

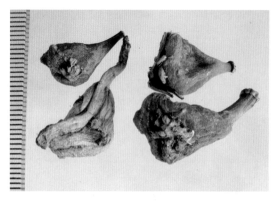

冰球子

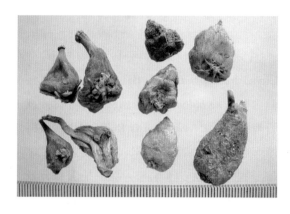

冰球子与毛慈菇对比

# 白蔹

【来源】 葡萄科植物白蔹 Ampelopsis japonica (Thunb.) Makino 的干燥块根。春、秋二季采挖，除去泥沙和细根，切成纵瓣或斜片，晒干。

【产地】 主产于河南、安徽、江西、湖北等省。

【性状鉴别】 纵瓣呈长圆形或近纺锤形，长 4～10cm，直径 1～2cm。切面周边常向内卷曲，中部有 1 凸起的棱线。外皮红棕色或红褐色，有纵皱纹、细横纹及横长皮孔，易层层脱落，脱落处呈淡红棕色。斜片呈卵圆形，长 2.5～5cm，宽 2～3cm。切面类白色或浅红棕色，可见放射状纹理，周边较厚，微翘起或略弯曲。体轻，质硬脆，易折断，折断时，有粉尘飞出。气微，味甘。

【质量】 以个大、断面粉白色、粉性足者为佳。

【功效】 清热解毒，消痈散结，敛疮生肌。

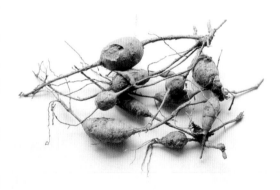

白蔹（鲜）

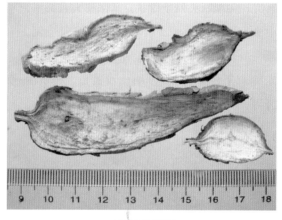

白蔹饮片纵切

## 半枝莲

【来源】 唇形科植物半枝莲 *Scutellaria barbata* D. Don 的干燥全草。夏、秋二季茎叶茂盛时采挖，洗净，晒干。

【产地】 主产于河北、河南、山西、陕西等省。

【性状鉴别】 长 15 ～ 35cm，无毛或花轴上疏被毛。根纤细。茎丛生，较细，方柱形；表面暗紫色或棕绿色。叶对生，有短柄；叶片多皱缩，展平后呈三角状卵形或披针形，长 1.5 ～ 3cm，宽 0.5 ～ 1cm；先端钝，基部宽楔形，全缘或有少数不明显的钝齿；上表面暗绿色，下表面灰绿色。花单生于茎枝上部叶腋，花萼裂片钝或较圆；花冠二唇形，棕黄色或浅蓝紫色，长约 1.2cm，被毛。果实扁球形，浅棕色。气微，味微苦。

【质量】 以叶多、色绿、味苦者为佳。

【功效】 清热解毒，化瘀利尿。

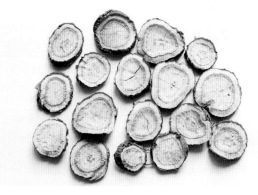

白蔹饮片横切

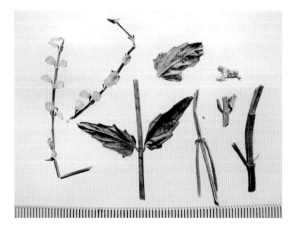

半枝莲饮片

## 苘麻子

【来源】 锦葵科植物苘麻 *Abutilon theophrastii* Medic. 的干燥成熟种子。秋季采收成熟果实，晒干，打下种子，除去杂质。

【产地】 主产于四川、河南、江苏、湖北等省。

【性状鉴别】 呈三角状肾形，长 3.5 ～ 6mm，宽 2.5 ～ 4.5mm，厚 1 ～ 2mm。表面灰黑色或暗褐色，有白色稀疏绒毛，凹陷处有类椭圆状种脐，淡棕色，四周有放射状细纹。种皮坚硬，子叶 2，重叠折曲，富油性。气微，味淡。

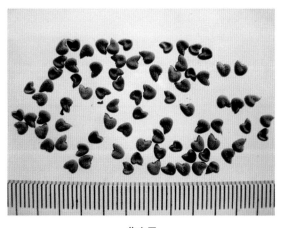

苘麻子

【质量】 以籽粒饱满，色黑灰者为佳。

【功效】 清热解毒，利湿，退翳。

# 土贝母

【来源】 葫芦科植物土贝母 *Bolbostemma paniculatum* (Maxim.) Franquet. 的干燥块茎。秋季采挖，洗净，掰开，煮至无白心，取出，晒干。

【产地】 主产河南、陕西、河北、山西等省。

【性状鉴别】 不规则的块，大小不等。表面淡红棕色或暗棕色，凹凸不平。质坚硬，不易折断，断面角质样，气微，味微苦。

【质量】 以个大，半透明、色棕红者为佳。

【功效】 解毒，散结，消肿。

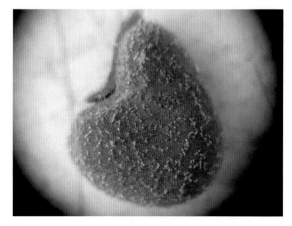

苘麻子放大

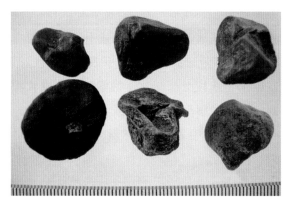

土贝母

## 任务四　清热凉血药的性状鉴定

### 水牛角

【来源】　牛科动物水牛 *Bubalus bubalis* Linnaeus 的角。取角后，水煮，除去角塞，干燥。

【产地】　南方大部分地区均产。

【性状鉴别】　呈稍扁平而弯曲的锥形，长短不一。表面棕黑色或灰黑色，一侧有数条横向的沟槽，另一侧有密集的横向凹陷条纹。上部渐尖，有纵纹，基部略呈三角形，中空。角质，坚硬。气微腥，味淡。

【质量】　以色黑褐，质坚硬，气腥为佳。

【功效】　清热凉血，解毒，定惊。

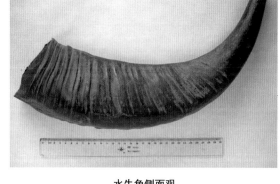

水牛角侧面观

### 地黄

【来源】　玄参科植物地黄 *Rehmannia glutinosa* Libosch. 的新鲜或干燥块根。秋季采挖，除去芦头、须根及泥沙，鲜用；或将地黄缓缓烘焙至约八成干。前者习称"鲜地黄"，后者习称"生地黄"。

【产地】　主产于河南、山西等省。

【性状鉴别】

1. 鲜地黄　呈纺锤形或条状，长8～24cm，直径2～9cm。外皮薄，表面浅红黄色，具弯曲的纵皱纹、芽痕、横长皮孔样突起及不规则疤痕。肉质，易断，断面皮部淡黄白色，可见橘红色油点，木部黄白色，导管呈放射状排列。气微，味微甜、微苦。

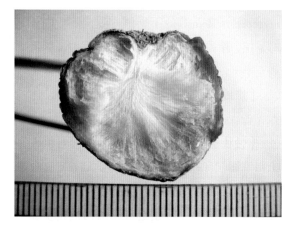

鲜地黄断面

2. 生地黄　多呈不规则的团块状或长圆形，中间膨大，两端稍细，有的细小，长条状，稍扁而扭曲，长 6 ~ 12cm，径 2 ~ 6cm。表面棕黑色或棕灰色，极皱缩，具不规则的横曲纹。体重，质较软而韧，不易折断，断面棕黑色或乌黑色，有光泽，具黏性。气微，味微甜。

【质量】　鲜地黄以粗壮、色红黄者为佳；生地黄以块大、体重、断面乌黑色者为佳。

【功效】　鲜地黄：清热生津，凉血，止血。

生地黄：清热凉血，养阴生津。

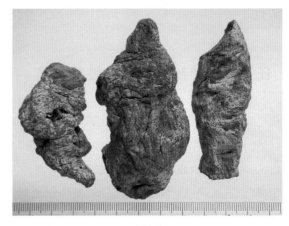

生地黄

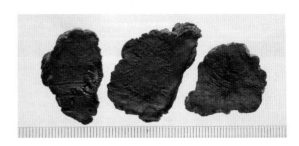

生地黄饮片

# 玄参

【来源】　玄参科植物玄参 *Scrophularia ningpoensis* Hemsl. 的干燥根。冬季茎叶枯萎时采挖，除去根茎、幼芽、须根及泥沙，晒或烘至半干，堆放 3 ~ 6 天，反复数次至干燥。

【产地】　主产于浙江、湖北、江苏、江西等省。

【性状鉴别】　呈类圆柱形，中间略粗或上粗下细，有的微弯曲，长 6 ~ 20cm，直径 1 ~ 3cm。表面灰黄色或灰褐色，有不规则的纵沟、横长皮孔样突起和稀疏的横裂纹和须根痕。质坚实，不易折断，断面黑色，微有光泽。气特异似焦糖，味甘、微苦。

【质量】　以条粗壮、质坚实、断面黑色、无裂隙者为佳。

【功效】　清热凉血，滋阴降火，解毒散结。

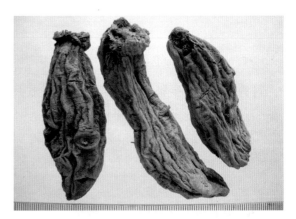

玄参

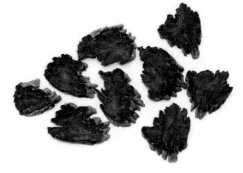

玄参饮片

# 牡丹皮

【来源】 毛茛科植物牡丹 *Paeonia suffruticosa* Andr. 的干燥根皮。秋季采挖根部，除去细根和泥沙，剥取根皮，晒干或刮去粗皮，除去木心，晒干。前者习称"连丹皮"，后者习称"刮丹皮"。

【产地】 主产于安徽、四川、湖南、湖北等省。

【性状鉴别】

1. 连丹皮 呈筒状或半筒状，有纵剖开的裂缝，略向内卷曲或张开；长 5 ~ 20cm，直径 0.5 ~ 1.2cm，厚 0.1 ~ 0.4cm。外表面灰褐色或黄褐色，有多数横长皮孔样突起和细根痕，栓皮脱落处粉红色；内表面淡灰黄色或浅棕色，有明显的细纵纹，常见发亮的结晶。质硬而脆，易折断，断面较平坦，淡粉红色，粉性。气芳香，味微苦而涩。

2. 刮丹皮 外表面有刮刀削痕，外表面红棕色或淡灰黄色，有时可见灰褐色斑点状残存外皮。

【质量】 以条粗长、皮厚、断面白色、粉性足、香气浓者为佳。

【功效】 清热凉血，活血化瘀。

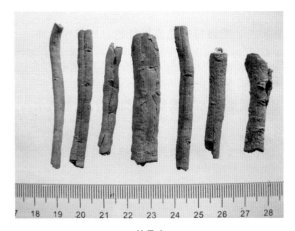

牡丹皮

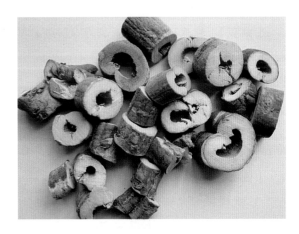

牡丹皮饮片

# 赤芍

【来源】 毛茛科植物芍药 *Paeonia lactiflora* Pall. 或川赤芍 *Paeonia veitchii* Lynch 的干燥根。春、秋二季采挖，除去根茎、须根及泥沙，晒干。

【产地】 芍药主产于内蒙古、河北及东北等地；川赤芍主产于四川。

【性状鉴别】 呈圆柱形，稍弯曲，长 5 ~ 40cm，直径 0.5 ~ 3cm。表面棕褐色，粗糙，有纵沟和皱纹，并有须根痕和横长的

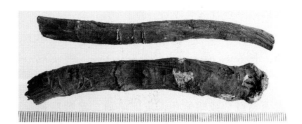

赤芍

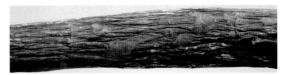

赤芍表面

皮孔样突起，有的外皮易脱落。质硬而脆，易折断，断面粉白色或粉红色，皮部窄，木部放射状纹理明显，有的有裂隙。气微香，味微苦、酸涩。

【质量】 以条粗长、断面粉白色、粉性大者为佳。

【功效】 清热凉血，散瘀止痛。

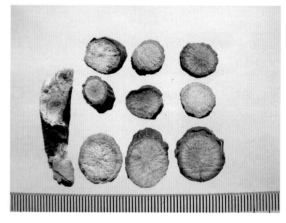

赤芍饮片横切

# 紫草

【来源】 紫草科植物新疆紫草 *Arnebia euchroma*（Royle）Johnst. 或内蒙紫草 *A. guttata* Bunge. 的干燥根。春、秋二季采挖，除去泥沙，干燥。

【产地】 新疆紫草主产新疆、西藏等省区。内蒙紫草主产内蒙古、甘肃等省区。

【性状鉴别】

1. 新疆紫草（软紫草） 呈不规则的长圆柱形，多扭曲，长 7～20cm，直径 1～2.5cm。表面紫红色或紫褐色，皮部疏松，呈条形片状，常 10 余层重叠，易剥落。顶端有的可见分歧的茎残基。体轻，质松软，易折断，断面不整齐，木部较小，黄白色或黄色。气特异，味微苦、涩。

2. 内蒙紫草 呈圆锥形或圆柱形，扭曲，长 6～20cm，直径 0.5～4cm。根头部略粗大，顶端有残茎 1 或多个，被短硬毛。表面紫红色或暗紫色，皮部略薄，常数层相叠，易剥离。质硬而脆，易折断，断面较整齐，皮部紫红色，木部较小，黄白色。气特异，味涩。

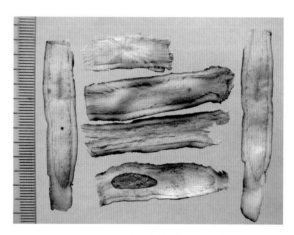

赤芍饮片纵切

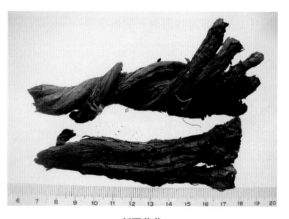

新疆紫草

【**质量**】 以条粗长、肥大、色紫、皮厚、木心小者为佳。

【**功效**】 清热凉血，活血解毒，透疹消斑。

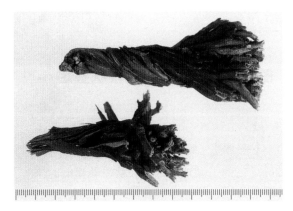

内蒙紫草

## 任务五　清虚热药的性状鉴定

### 青蒿

【来源】　菊科植物黄花蒿 Artemisia annua L. 的干燥地上部分。秋季花盛开时采割，除去老茎，阴干。

【产地】　全国大部分地区均产。

【性状鉴别】　茎呈圆柱形，上部多分枝，长 30～80cm，直径 0.2～0.6cm；表面黄绿色或棕黄色，具纵棱线；质略硬，易折断，断面中部有髓。叶互生，暗绿色或棕绿色，卷缩易碎，完整者展平后为三回羽状深裂，裂片和小裂片矩圆形或长椭圆形，两面被短毛。气香特异，味微苦。

【质量】　以色绿、叶多、香气浓者为佳。

【功效】　清虚热，除骨蒸，解暑热，截疟，退黄。

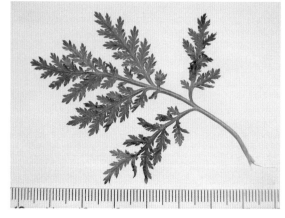

鲜青蒿叶

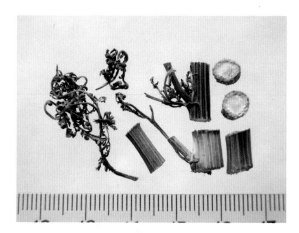

青蒿饮片

### 白薇

【来源】　萝藦科植物白薇 Cynanchum atratum Bge. 或蔓生白薇 C . versicolor Bge. 的干燥根及根茎。春、秋二季采挖，洗净，干燥。

【产地】　主产于山东、安徽、辽宁、湖北等省。

【性状鉴别】　根茎粗短，有结节，多弯曲。上面有圆形的茎痕下面及两侧簇

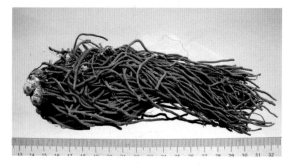

白薇

生多数细长的根，根长 10 ～ 25cm，直径
0.1 ～ 0.2cm。表面棕黄色。质脆，易折断，
断面皮部黄白色，木部黄色。气微，味微苦。

【质量】　以根粗长、外皮色棕黄者为
佳。

【功效】　清热凉血，利尿通淋，解毒疗
疮。

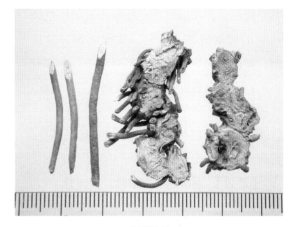

白薇饮片

## 地骨皮

【来源】　茄科植物枸杞 *Lycium chinense*
Mill. 或宁夏枸杞 *L. barbarum* L. 的干燥根皮。
春初或秋后采挖根部，洗净，剥取根皮，晒
干。

【产地】　枸杞主产于河北、河南、山
西、陕西、四川、江苏、浙江等省；宁夏枸
杞主产于宁夏、甘肃等省区。

【性状鉴别】　呈筒状或槽状，长
3 ～ 10cm，宽 0.5 ～ 1.5cm，厚 0.1 ～ 0.3cm。
外表面灰黄色至棕黄色，粗糙，有不规则纵
裂纹，易成鳞片状剥落。内表面黄白色至灰
黄色，较平坦，有细纵纹。体轻，质脆，易
折断。断面不平坦，外层黄棕色，内层灰白
色。气微，味微甘而后苦。

【质量】　以块大、肉厚色黄者为佳。

【功效】　凉血除蒸，清肺降火。

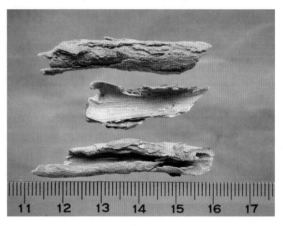

地骨皮

## 胡黄连

【来源】　玄参科植物胡黄连 *Picrorhiza*
*scrophulariiflora* Pennell 的干燥根茎。秋季采
挖，除去须根和泥沙，晒干。

【产地】　主产于西藏、云南等省区。

【性状鉴别】　呈圆柱形，略弯曲，偶有
分枝，长 3 ～ 12cm，直径 0.3 ～ 1cm。表面
灰棕色至暗棕色，粗糙，有较密的环状节，

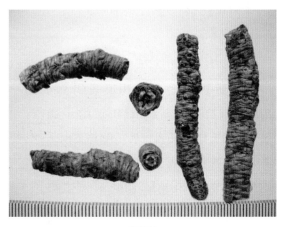

胡黄连

具稍隆起的芽痕或根痕，上端密被暗棕色鳞片状的叶柄残基。体轻，质硬而脆，易折断，断面略平坦，淡棕色至暗棕色，木部有4 ~ 10个类白色点状维管束排列成环。气微，味极苦。

【质量】 以体轻、质脆、断面灰黑色、苦味浓者为佳。

【功效】 退虚热，除疳热，清湿热。

## 枸骨叶

【来源】 冬青科植物枸骨 *Ilex cornuta* Lindl. ex Paxt. 的干燥叶。秋季采收，除去杂质，晒干。

【产地】 主产于浙江、安徽、江苏等省。

【性状鉴别】 呈类长方形或矩圆状长方形，偶有长卵圆形，长 3 ~ 8cm，宽1.5 ~ 4cm。先端具 3 枚较大的硬刺齿，顶端1 枚常反曲，基部平截或宽楔形，两侧有时各具刺齿 1 ~ 3 枚，边缘稍反卷；长卵圆形叶常无刺齿。上表面黄绿色或绿褐色，有光泽，下表面灰黄色或灰绿色。叶脉羽状，叶柄较短。革质，硬而厚。气微，味微苦。

【质量】 以叶大、色绿、无细枝、独角刺者为佳。

【功效】 清热养阴，益肾，平肝。

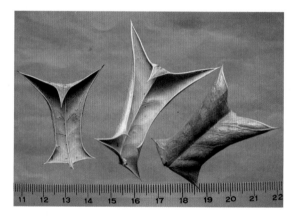

枸骨叶

## 银柴胡

【来源】 石竹科植物银柴胡 *Stellaria dichotoma* L. var. *lanceolata* Bge. 的干燥根。春、夏间植株萌发或秋后茎叶枯萎时采挖；栽培品于种植后第三年 9 月中旬或第四年 4月中旬采挖，除去残茎、须根及泥沙，晒干。

【产地】 主产于宁夏、甘肃、内蒙古、陕西等省区。

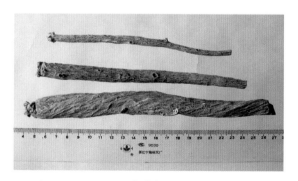

银柴胡

**【性状鉴别】**

1. 银柴胡野生品　呈类圆柱形，偶有分枝，长 15 ~ 40cm，直径 0.5 ~ 2.5cm。表面浅棕黄色或浅棕色，有扭曲的纵皱纹和支根痕，多具孔穴状或盘状凹陷，习称"砂眼"，从砂眼处折断可见棕色裂隙中有细砂散出。根头部略膨大，有密集的呈疣状突起的芽苞、茎或根茎的残基，习称"珍珠盘"。质硬而脆，易折断，断面不平坦，较疏松，有裂隙，皮部甚薄，木部有黄、白色相间的放射状纹理。气微，味甘。

2. 银柴胡栽培品　有分枝，下部多扭曲，直径 0.6 ~ 1.2cm。表面浅棕黄色或浅黄棕色，纵皱纹细腻明显，细支根痕多呈点状凹陷。几无砂眼。根头部有多数疣状突起。折断面质地较紧密，几无裂隙，略显粉性，木部放射状纹理不甚明显。味微甜。

**【质量】**　外皮棕黄色、断面黄白色者为佳。

**【功效】**　清虚热，除疳热。

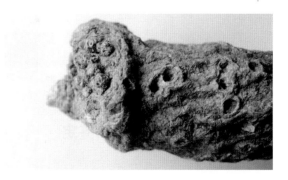

银柴胡珍珠盘、砂眼

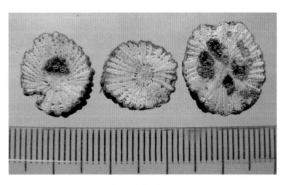

银柴胡饮片（野生）

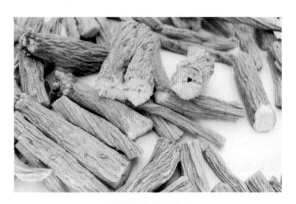

银柴胡（栽培品）

# 项目三　泻下类中药的性状鉴定

## 任务一　攻下药的性状鉴定

### 大黄

【来源】　蓼科植物掌叶大黄 *Rheum palmatum* L.、唐古特大黄 *Rheum tanguticum* Maxim. ex Balf. 或药用大黄 *Rheum officinale* Baill. 的干燥根及根茎。秋末茎叶枯萎或次春发芽前采挖，除去细根，刮去外皮，切瓣或段，绳穿成串干燥或直接干燥。

【产地】　掌叶大黄主产于甘肃、青海、西藏、四川等地，主为栽培品，产量占大黄的大部分。唐古特大黄主产于青海、甘肃、西藏及四川等地，野生或栽培。药用大黄主产于四川、贵州、云南、湖北、陕西等省，栽培或野生，产量较少。

【性状鉴别】　呈类圆柱形、圆锥形、卵圆形或不规则块状，长 3~17cm，直径 3~10cm。除尽外皮者表面黄棕色至红棕色，有的可见类白色网状纹理及星点（异型维管束）散在，残留的外皮棕褐色，多具绳孔及粗皱纹。质坚实，有的中心稍松软，断面淡红棕色或黄棕色，显颗粒性；根茎髓部宽广，有星点环列或散在；根木部发达，具放射状纹理，形成层环明显，无星点。气清香，味苦而微涩，嚼之粘牙，有砂粒感。

【质量】　以个大、质坚实、断面显锦纹、气清香、味苦而微涩者为佳。

【功效】　泻下攻积，清热泻火，凉血解毒，逐瘀通经，利湿退黄。

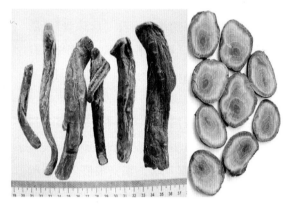

大黄支根及断面

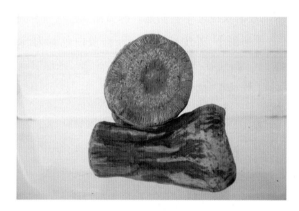

大黄根茎

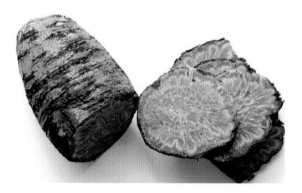

大黄根茎及横切面

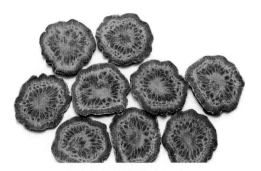

大黄根茎饮片

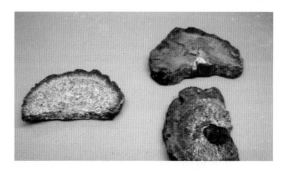

紫外灯下正品大黄与伪品大黄

## 芒硝

【来源】 硫酸盐类矿物芒硝族芒硝，经加工精制而成的结晶体。主含含水硫酸钠（$Na_2SO_4 \cdot 10H_2O$）。

【产地】 全国大部分地区均有生产。

【性状鉴别】 棱柱状、长方体或不规则块状及粒状。无色透明或类白色半透明。质脆，易碎，断面呈玻璃样光泽。气微，味咸。

【质量】 以条块状结晶、无色、透明者为佳。

【功效】 泻下通便，润燥软坚，清火消肿。

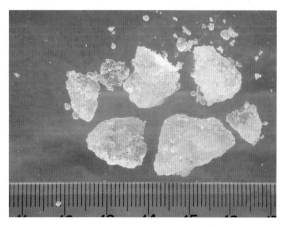

芒硝

## 玄明粉

【来源】 芒硝经风化干燥制得。主含硫酸钠（$Na_2SO_4$）。

【产地】 全国大部分地区均有生产。

【性状鉴别】 为白色粉末。气微，味咸。有引湿性。

【质量】 以粉细、色白、干燥者为佳。

【功效】 泻下通便，润燥软坚，清火消肿。

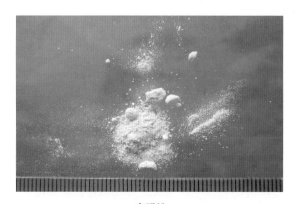

玄明粉

## 番泻叶

【来源】 豆科植物狭叶番泻 *Cassia angustifolia* Vahl 或尖叶番泻 *Cassia acutifolia* Delile 的干燥小叶。狭叶番泻在开花前摘下叶片，阴干后用水压机打包。尖叶番泻在 9

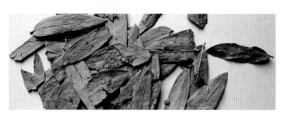

番泻叶

月间果实将成熟时，剪下枝条，摘取叶片晒干，按全叶与碎叶分别包装。

【产地】 狭叶番泻主产于印度南部及埃及；尖叶番泻主产于埃及。我国海南省及云南省亦有栽培。

【性状鉴别】

1. 狭叶番泻　呈长卵形或卵状披针形，长 1.5 ~ 5cm，宽 0.4 ~ 2cm，叶端急尖，叶基稍不对称，全缘。上表面黄绿色，下表面浅黄绿色，无毛或近无毛，叶脉稍隆起。革质。气微弱而特异，味微苦，稍有黏性。

2. 尖叶番泻　呈披针形或长卵形，略卷曲，叶端短尖或微突，叶基不对称，两面均有细短毛茸。

【质量】 以完整、叶形狭尖、色绿者为佳。

【功效】 泻热行滞，通便，利水。

番泻叶放大

# 芦荟

【来源】 百合科植物库拉索芦荟 *Aloe barbadensis* Miller、好望角芦荟 *Aloe ferox* Miller 或其他同属近缘植物叶的汁液浓缩干燥物。前者习称"老芦荟"，后者习称"新芦荟"。

【产地】 库拉索芦荟主产于南美洲的库拉索。好望角芦荟主产于非洲南部。

【性状鉴别】

1. 库拉索芦荟　呈不规则块状，常破裂为多角形，大小不一。表面呈暗红褐色或深褐色，无光泽。体轻，质硬，不易破碎，断面粗糙或显麻纹。富吸湿性。有特殊臭气，味极苦。

2. 好望角芦荟　表面呈暗褐色，略显绿色，有光泽。

【质量】 以色棕黑或墨绿、质脆、有光泽、气味浓者为佳。

【功效】 泻下通便，清肝泻火，杀虫疗疳。

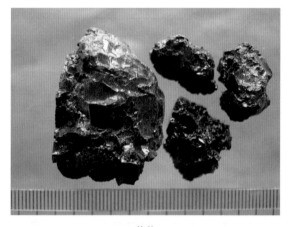

芦荟

## 任务二　润下药的性状鉴定

### 火麻仁

【来源】　桑科植物大麻 *Cannabis sativa* L. 的干燥成熟果实。秋季果实成熟时采收，除去杂质，晒干。

【产地】　主产于浙江、山东、江苏、安徽、河北等省。

【性状鉴别】　呈卵圆形，长 4 ~ 5.5mm，直径 2.5 ~ 4mm。表面灰绿色或灰黄色，有微细的白色或棕色网纹，两边有棱，顶端略尖，基部有 1 圆形果梗痕。果皮薄而脆，易破碎。种皮绿色，子叶 2，乳白色，富油性。气微，味淡。

【质量】　以颗粒饱满、种仁色乳白、油性足者为佳。

【功效】　润肠通便。

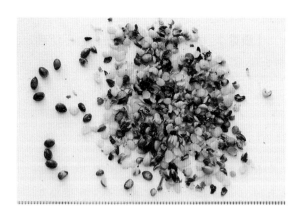

火麻仁

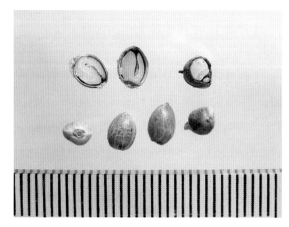

火麻仁放大

### 郁李仁

【来源】　蔷薇科植物欧李 *Prunus humilis* Bge.、郁李 *Prunus japonica* Thunb. 或长柄扁桃 *Prunus pedunculata* Maxim. 的干燥成熟种子。前二种习称"小李仁"，后一种习称"大李仁"。夏、秋二季采收成熟果实，除去果肉和核壳，取出种子，干燥。

【产地】　欧李主产于辽宁、黑龙江、河北、山东等省。郁李主产于华东及河北、河南、山西等地。

【性状鉴别】

1. 小李仁　呈卵形，长 5 ~ 8mm，直径 3 ~ 5mm。表面黄白色或浅棕色，一端尖，另端钝圆。尖端一侧有线形种脐，圆端中央

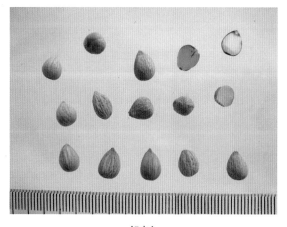

郁李仁

有深色合点，自合点处向上具多条纵向维管束脉纹。种皮薄，子叶2，乳白色，富油性。气微，味微苦。

2.大李仁　长6～10mm，直径5～7mm。表面黄棕色。

【质量】　以颗粒饱满、色黄白、不泛油者为佳。

【功效】　润肠通便，下气利水。

# 亚麻子

【来源】　亚麻科植物亚麻 Linum usitatissimum L. 的干燥成熟种子。秋季果实成熟时采收植株，晒干，打下种子，除去杂质，再晒干。

【产地】　主产于黑龙江、吉林、辽宁、陕西等省。

【性状鉴别】　呈扁平卵圆形，一端钝圆，另端尖而略偏斜，长4～6mm，宽2～3mm。表面红棕色或灰褐色，平滑有光泽，种脐位于尖端的凹入处；种脊浅棕色，位于一侧边缘。种皮薄，胚乳棕色，薄膜状；子叶2，黄白色，富油性。气微，嚼之有豆腥味。

取本品少量，加温水浸泡后，表皮黏液层膨胀而成一透明黏液膜，包围整个种子。

【质量】　以粒饱满、色红棕、光亮者为佳。

【功效】　润燥通便，养血祛风。

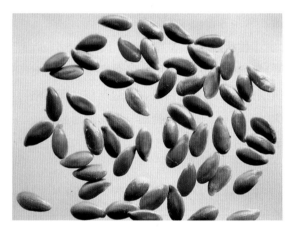

亚麻子

## 任务三　峻下逐水药的性状鉴定

### 甘遂

【来源】　大戟科植物甘遂 *Euphorbia kansui* T. N. Liou ex T. P. Wang 的干燥块根。春季开花前或秋末茎叶枯萎后采挖，撞去外皮，晒干。

【产地】　主产于陕西、河南、山西等省。

【性状鉴别】　呈椭圆形、长圆柱形或连珠形，长 1 ~ 5cm，直径 0.5 ~ 2.5cm。表面类白色或黄白色，凹陷处有棕色外皮残留。质脆，易折断，断面粉性，白色，木部微显放射状纹理；长圆柱状者纤维性较强。气微，味微甘而辣。

【质量】　以粗大、饱满、色白、粉性足者为佳。

【功效】　泻水逐饮，消肿散结。

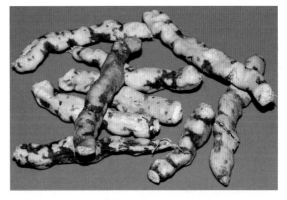

甘遂

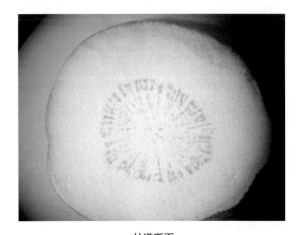

甘遂断面

### 牵牛子

【来源】　旋花科植物裂叶牵牛 *Pharbitis nil*（L.）Choisy 或圆叶牵牛 *Pharbitis purpurea*（L.）Voigt 的干燥成熟种子。秋末果实成熟、果壳未开裂时采割植株，晒干，打下种子，除去杂质。

【产地】　全国各地均产。

【性状鉴别】　似橘瓣状，长 4 ~ 8mm，宽 3 ~ 5mm。表面灰黑色或淡黄白色，背面

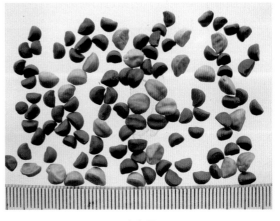

牵牛子

有一条浅纵沟，腹面棱线的下端有一点状种脐，微凹。质硬，横切面可见淡黄色或黄绿色皱缩折叠的子叶，微显油性。气微，味辛、苦，有麻感。

取本品，加水浸泡后种皮呈龟裂状，手捻有明显的黏滑感。

【质量】 以身干，颗粒均匀、饱满者为佳。

【功效】 泻水通便，消痰涤饮，杀虫攻积。

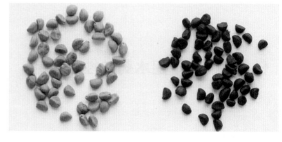

白丑、黑丑

# 京大戟

【来源】 大戟科植物大戟 *Euphorbia pekinensis* Rupr. 的干燥根。秋、冬二季采挖，洗净，晒干。

【产地】 主产于河北、山西、甘肃、山东等省。

【性状鉴别】 呈不整齐的长圆锥形，略弯曲，常有分枝，长 10 ~ 20cm，直径 1.5 ~ 4cm。表面灰棕色或棕褐色，粗糙，有纵皱纹、横向皮孔样突起及支根痕。顶端略膨大，有多数茎基及芽痕。质坚硬，不易折断，断面类白色或淡黄色，纤维性。气微，味微苦涩。

【质量】 以条粗，断面色白者为佳。

【功效】 泻水逐饮，消肿散结。

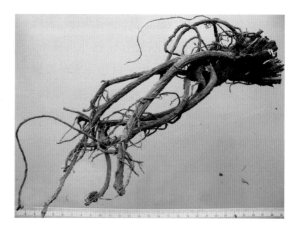

京大戟

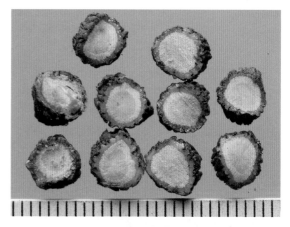

京大戟饮片

# 红大戟

【来源】　茜草科植物红大戟 *Knoxia valerianoides* Thorel et Pitard. 的干燥块根。秋、冬二季采挖，除去须根，洗净，置沸水中略烫，干燥。

【产地】　主产于福建、广东、广西、云南等省区。

【性状鉴别】　略呈纺锤形，偶有分枝，稍弯曲，长 3 ～ 10cm，直径 0.6 ～ 1.2cm。表面红褐色或红棕色，粗糙，有扭曲的纵皱纹。上端常有细小的茎痕。质坚实，断面皮部红褐色，木部棕黄色。气微，味甘、微辛。

【质量】　以条粗、质坚实、表面红褐色者为佳。

【功效】　泻水逐饮，消肿散结。

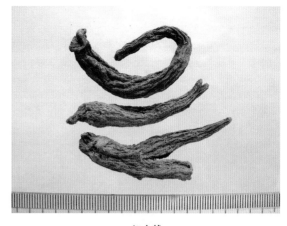

红大戟

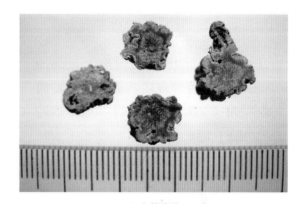

红大戟饮片

# 芫花

【来源】　瑞香科植物芫花 *Daphne genkwa* Sieb.et Zucc. 的干燥花蕾。春季花未开放时采收，除去杂质，干燥。

【产地】　主产山东、浙江、江苏、安徽等省。

【性状鉴别】　常 3 ～ 7 朵簇生于短花轴上，基部有苞片 1 ～ 2 片，多脱落为单朵。单朵呈棒槌状，多弯曲，长 1 ～ 1.7cm，直径约 1.5mm；花被筒表面淡紫色或灰绿色，密被短柔毛，先端 4 裂，裂片淡紫色或黄棕色。质软。气微，味甘、微辛。

【质量】　以花蕾多而整齐、花淡紫色者为佳。

【功效】　泻水逐饮；外用杀虫疗疮。

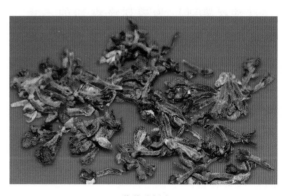

芫花（鲜）

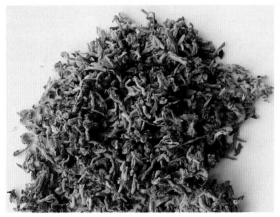

芫花

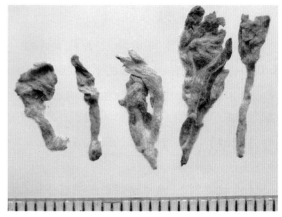

芫花放大

# 商陆

【来源】 商陆科植物商陆 *Phytolacca acinosa* Roxb. 或垂序商陆 *P. americana* L. 的干燥根。秋季至次春采挖，除去须根及泥沙，切成块或片，晒干或阴干。

【产地】 商陆主产于河南、湖北、安徽等省；垂序商陆主产于山东、浙江、江西等省。

【性状鉴别】 为横切或纵切的不规则块片，厚薄不等。外皮灰黄色或灰棕色。横切片弯曲不平，边缘皱缩，直径2 ~ 8cm；切面浅黄棕色或黄白色，木部隆起，形成数个突起的同心性环轮。纵切片弯曲或卷曲，长5 ~ 8cm，宽1 ~ 2cm，木部呈平行条状突起。质硬。气微，味稍甜，久嚼麻舌。

【质量】 以块片大、色白者为佳。

【功效】 逐水消肿，通利二便，外用解毒散结。

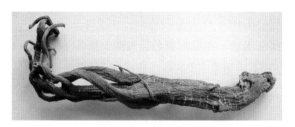

商陆

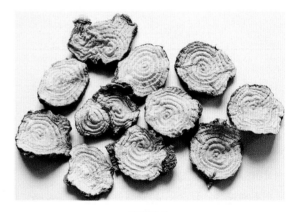

商陆饮片

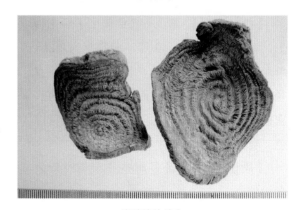

商陆饮片放大

# 巴豆

【来源】　大戟科植物巴豆 *Croton tiglium* L. 的干燥成熟果实。秋季果实成熟时采收，堆置 2～3 天，摊开，干燥。

【产地】　主产于四川、云南、广西、贵州、湖北等省区。以四川产量最大，习称"川巴豆"。

【性状鉴别】　呈卵圆形，一般具三棱，长 1.8～2.2cm，直径 1.4～2cm。表面灰黄色或稍深，粗糙，有纵线 6 条，顶端平截，基部有果梗痕。破开果壳，可见 3 室，每室含种子 1 粒。种子呈略扁的椭圆形，长 1.2～1.5cm，直径 0.7～0.9cm，表面棕色或灰棕色，一端有小点状的种脐和种阜的疤痕，另端有微凹的合点，其间有隆起的种脊；外种皮薄而脆，内种皮呈白色薄膜；种仁黄白色，油质。气微，味辛辣。（注：本品有大毒，不可多尝）

【质量】　以种子饱满、种仁色黄白、油性足者为佳。

【功效】　巴豆：外用蚀疮。

　　巴豆霜：峻下冷积，逐水退肿，豁痰利咽；外用蚀疮。

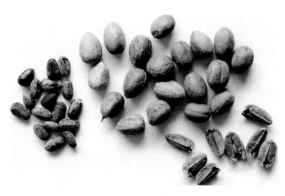

巴豆果实及种子

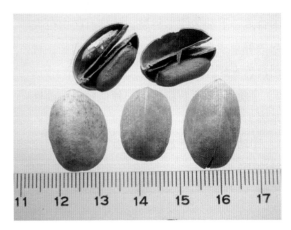

巴豆放大

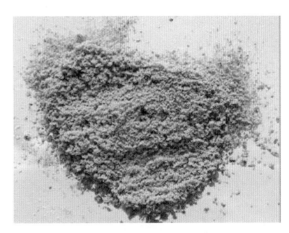

巴豆霜

# 千金子

【来源】 大戟科植物续随子 *Euphorbia lathyris* L. 的干燥成熟种子。夏、秋二季果实成熟时采收，除去杂质，干燥。

【产地】 主产于河南、浙江、河北、四川等省。

【性状鉴别】 呈椭圆形或倒卵形，长约5mm，直径约4mm。表面灰棕色或灰褐色，具不规则网状皱纹，网孔凹陷处灰黑色，形成细斑点。一侧有纵沟状种脊，顶端为突起的合点，下端为线形种脐，基部有类白色突起的种阜或具脱落后的疤痕。种皮薄脆，种仁白色或黄白色，富油质。气微，味辛。

【质量】 以颗粒饱满、种仁白色，油性足者为佳。

【功效】 泻下逐水，破血消癥；外用疗癣蚀疣。

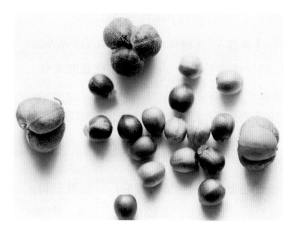

千金子果实及种子

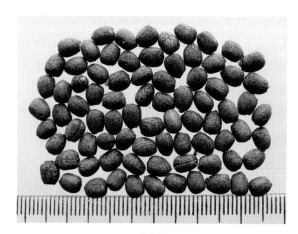

千金子

# 项目四　祛风湿类中药的性状鉴定

## 任务一　祛风寒湿药的性状鉴定

### 独活

【来源】　伞形科植物重齿毛当归 *Angelica pubescens* Maxim. f. *biserrata* Shan et Yuan. 的干燥根。春初苗刚发芽或秋末茎叶枯萎时采挖，除去须根及泥沙，烘至半干，堆置 2 ~ 3 天，发软后再烘至全干。

【产地】　主产于湖北、四川等省。

【性状鉴别】　根略呈圆柱形，下部 2 ~ 3 分枝或更多，长 10 ~ 30cm。根头部膨大，圆锥状，多横皱纹，直径 1.5 ~ 3cm，顶端有茎、叶的残基或凹陷。表面灰褐色或棕褐色，具纵皱纹，有横长皮孔样突起及稍突起的细根痕。质较硬，受潮则变软，断面皮部灰白色，有多数散在的棕色油室，木部灰黄色至黄棕色，形成层环棕色。有特异香气，味苦、辛、微麻舌。

【质量】　以条粗壮、油润、香气浓者为佳。

【功效】　祛风除湿，通痹止痛。

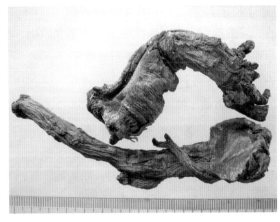

独活

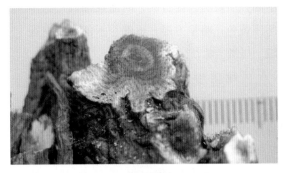

独活断面

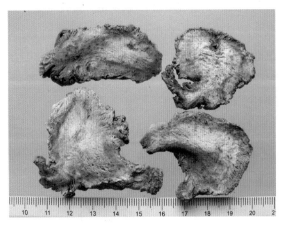

独活饮片

# 威灵仙

【来源】 毛茛科植物威灵仙 *Clematis chinensis* Osbeck、棉团铁线莲 *Clematis hexapetala* Pall. 或东北铁线莲 *Clematis manshurica* Rupr. 的干燥根及根茎。秋季采挖，除去泥沙，晒干。

【产地】 威灵仙主产于江苏、浙江、江西、安徽等省。棉团铁线莲主产于东北及山东等地。东北铁线莲主产于东北地区。

【性状鉴别】

1. 威灵仙 根茎呈柱状，长 1.5～10cm，直径 0.3～1.5cm；表面淡棕黄色；顶端残留茎基；质较坚韧，断面纤维性；下侧着生多数细根。根呈细长圆柱形，稍弯曲，长 7～15cm，直径 0.1～0.3cm；表面黑褐色，有细纵纹，有的皮部脱落，露出黄白色木部；质硬脆，易折断，断面皮部较广，木部淡黄色，略呈方形，皮部与木部间常有裂隙。气微，味淡。

2. 棉团铁线莲 根茎呈短柱状，长 1～4cm，直径 0.5～1cm。根长 4～20cm，直径 0.1～0.2cm；表面棕褐色至棕黑色；断面木部圆形。味咸。

3. 东北铁线莲 根茎呈柱状，长 1～11cm，直径 0.5～2.5cm。根较密集，长 5～23cm，直径 0.1～0.4cm；表面棕黑色；断面木部近圆形。味辛辣。

【质量】 以皮黑肉白或黄白，质坚实者为佳。

【功效】 祛风湿，通经络。

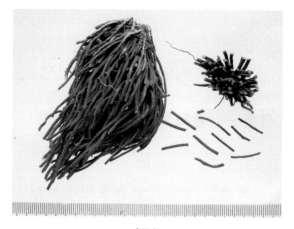

威灵仙

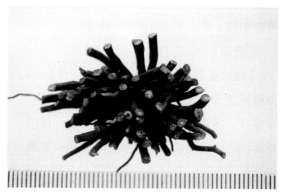

威灵仙根断面

# 徐长卿

【来源】 萝摩科植物徐长卿 *Cynanchum paniculatum* (Bge.) Kitag. 的干燥根和根茎。秋季采挖，除去杂质，阴干。

【产地】 全国大部分地区均产。

【性状鉴别】 根茎呈不规则柱状，有盘节，长 0.5 ~ 3.5cm，直径 2 ~ 4mm。有的顶端带有残茎，细圆柱形，长约 2cm，直径 1 ~ 2mm，断面中空；根茎节处周围着生多数根。根呈细长圆柱形，弯曲，长 10 ~ 16cm，直径 1 ~ 1.5mm。表面淡黄白色至淡棕黄色或棕色，具微细的纵皱纹，并有纤细的须根。质脆，易折断，断面粉性，皮部类白色或黄白色，形成层环淡棕色，木部细小。气香，味微辛凉。

【质量】 以香气浓者为佳。

【功效】 祛风，化湿，止痛，止痒。

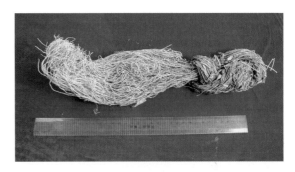

徐长卿全草

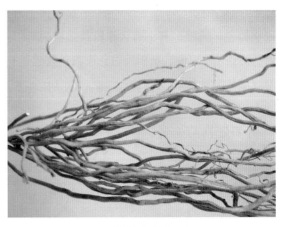

徐长卿根放大

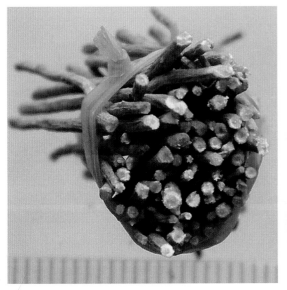

徐长卿断面

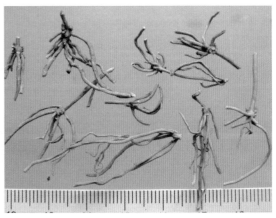

徐长卿饮片

## 川乌

【来源】 毛茛科植物乌头 *Aconitum carmichaeli* Debx. 的干燥母根。6 月下旬至 8 月上旬采挖，除去子根、须根及泥沙，晒干。

【产地】 主产于四川、陕西、湖北、湖南等省。

【性状鉴别】 呈不规则的圆锥形，稍弯曲，顶端常有残茎，中部多向一侧膨大，长 2 ~ 7.5cm，直径 1.2 ~ 2.5cm。表面棕褐色或灰棕色，皱缩，有小瘤状侧根及子根脱离后的痕迹。质坚实，断面类白色或浅灰黄色，形成层环纹呈多角形。气微，味辛辣、麻舌。（注：有毒，勿多尝，勿咽下！）

【质量】 以个大、饱满、质坚实、断面色白不空心者为佳。

【功效】 祛风除湿，温经止痛。

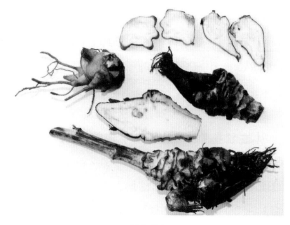

川乌鲜切

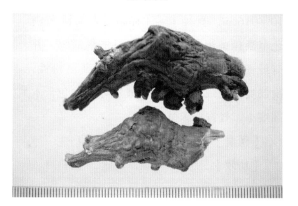

川乌

## 制川乌

【来源】 川乌的炮制加工品。

制川乌的炮制方法：取川乌，大小个分开，用水浸泡至内无干心，取出，加水煮沸 4 ~ 6 小时（或蒸 6 ~ 8 小时）至取大个及实心者切开内无白心，口尝微有麻舌感时，取出，晾至六成干，切片，干燥。

【产地】 主产于四川、陕西等省。

【性状鉴别】 为不规则或长三角形的片。表面黑褐色或黄褐色，有灰棕色形成层环纹。体轻，质脆，断面有光泽。气微，微有麻舌感。

【质量】 以质脆、断面有光泽、微有麻舌感为佳。

【功效】 祛风除湿，温经止痛。

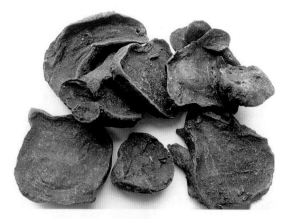

制川乌饮片

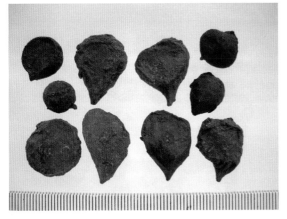

北方"川乌"饮片

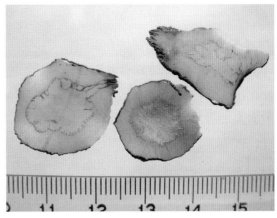

制川乌精加工饮片

# 草乌

【来源】　毛茛科植物北乌头 Aconitum kusnezoffii Reichb. 的干燥块根。秋季茎叶枯萎时采挖，除去须根及泥沙，干燥。

【产地】　主产于东北、华北地区。

【性状鉴别】　呈不规则长圆锥形，略弯曲，长 2 ~ 7cm，直径 0.6 ~ 1.8cm。顶端常有残茎和少数不定根残基，有的顶端一侧有一枯萎的芽，一侧有一圆形或扁圆形不定根残基。表面灰褐色或黑棕褐色，皱缩，有纵皱纹、点状须根痕及数个瘤状侧根。质硬，断面灰白色或暗灰色，有裂隙，形成层环纹多角形或类圆形，髓部较大或中空。气微，味辛辣、麻舌。（注：有毒，勿多尝，勿咽下！）

【质量】　以个大、坚实、断面白色、粉性大者为佳。

【功效】　祛风除湿，温经止痛。

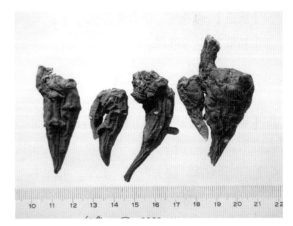

草乌

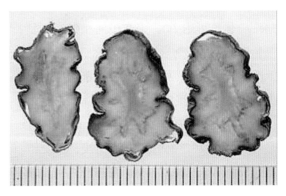

草乌横切

# 制草乌

【来源】 草乌的炮制加工品。

制草乌的炮制方法：取草乌，大小个分开，用水浸泡至内无干心，取出，加水煮至取大个切开内无白心、口尝微有麻舌感时，取出，晾至六成干后切薄片，干燥。

【产地】 主产于东北、华北各地。

【性状鉴别】 呈不规则圆形或近三角形的片。表面黑褐色，有灰白色多角形形成层环和点状维管束，并有空隙，周边皱缩或弯曲。质脆。气微，味微辛辣，稍有麻舌感。

【质量】 以质脆、微有麻舌感者为佳。

【功效】 祛风除湿，温经止痛。

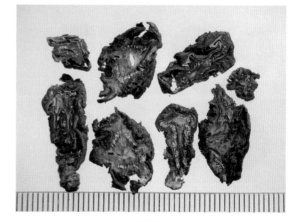

制草乌

# 蕲蛇

【来源】 蝰科动物五步蛇 *Agkisrrodon acutus* (Güenther) 的干燥体。多于夏、秋二季捕捉，剖开蛇腹，除去内脏，洗净，用竹片撑开腹部，盘成圆盘状，干燥后拆除竹片。

【产地】 主产于浙江、江西、福建等省。

【性状鉴别】 卷呈圆盘状，盘径 17 ～ 34cm，体长可达 2m。头在中间稍向上，呈三角形而扁平，吻端向上，习称"翘鼻头"。上腭有管状毒牙，中空尖锐。背部两侧各有黑褐色与浅棕色组成的"V"形斑纹 17 ～ 25 个，其"V"形的两上端在背中线上相接，习称"方胜纹"，有的左右不相接，呈交错排列。腹部撑开或不撑开，灰白色，鳞片较大，有黑色类圆形的斑点，习称"连珠斑"；腹内壁黄白色，脊椎骨的棘突较高，呈刀片状上突，前后椎体下突基本同形，多为弯刀状，向后倾斜，尖端明显超过椎体后隆面。

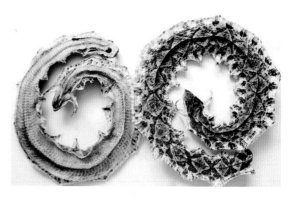

蕲蛇

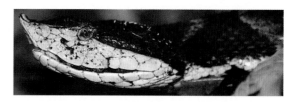

蕲蛇头部

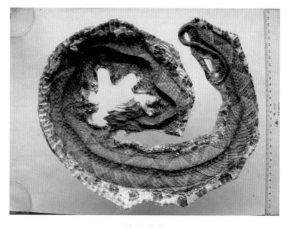

蕲蛇放大

尾部骤细，末端有三角形深灰色的角质鳞片
1枚。气腥，味微咸。

【质量】　以条大、头尾齐全，花纹斑块
明显者为佳。

【功效】　祛风，通络，止痉。

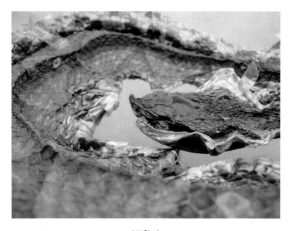

翘鼻头

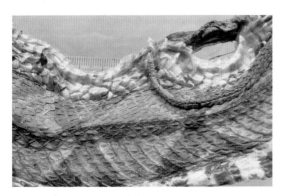

方胜纹、连珠斑、佛指甲

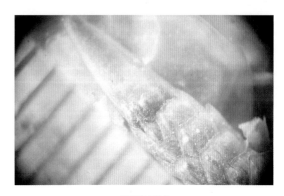

佛指甲放大

## 金钱白花蛇

【来源】　眼镜蛇科动物银环蛇 *Bungarus multicinctus multicinctus* Blyth 的幼蛇干燥体。夏、秋二季捕捉，剖开蛇腹，除去内脏，擦净血迹，用乙醇浸泡处理后，盘成圆形，用竹签固定，干燥。

【产地】　主产于广东、广西、浙江、江西等省区。

【性状鉴别】　呈圆盘状，盘径3～6cm，蛇体直径0.2～0.4cm。头盘在中间，尾细，常纳口内，口腔内上颌骨前端有毒沟牙1对，鼻间鳞2片，无颊鳞，上下唇鳞通常各为7片。背部黑色或灰黑色，有白色环纹45～58个，黑白相间，白环纹在背部

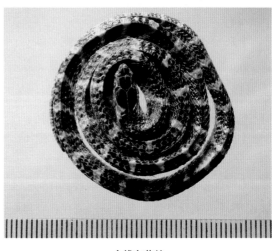

金钱白花蛇

宽 1～2 行鳞片，向腹面渐增宽，黑环纹宽
3～5 行鳞片，背正中明显突起一条脊棱，
脊鳞扩大呈六角形，背鳞细密，通身 15 行，
尾下鳞单行。气微腥，味微咸。

【质量】 以头尾齐全，内色黄白、盘径
小者为佳。

【功效】 祛风，通络，止痉。

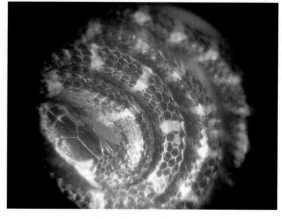

金钱白花蛇头、背部放大

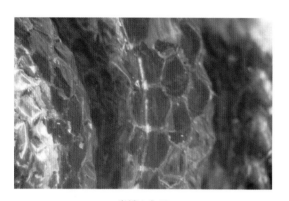

脊鳞六角形

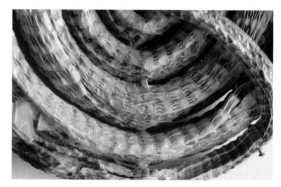

尾下鳞单行

# 乌梢蛇

【来源】 游蛇科动物乌梢蛇 *Zaocys
dhumnades*（Cantor）的干燥体。多于夏、秋
季捕捉，剖开蛇腹或先剥去蛇皮留头尾，除
去内脏，盘成圆盘状，干燥。

【产地】 主产于浙江、江苏、安徽等
省。

【性状鉴别】 呈圆盘状，盘径约 16cm。
表面黑褐色或绿黑色，密被菱形鳞片；背鳞
行数成双，背中央 2～4 行鳞片强烈起棱，
形成两条纵贯全体的黑线。头盘在中间，扁
圆形，眼大而下凹陷，有光泽。上唇鳞 8 枚，
第 4、5 枚入眶，颊鳞 1 枚，眼前下鳞 1 枚，
较小，眼后鳞 2 枚。脊部高耸成屋脊状。腹

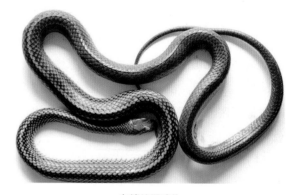

乌梢蛇原动物

部剖开边缘向内卷曲，脊肌肉厚，黄白色或淡棕色，可见排列整齐的肋骨。尾部渐细而长，尾下鳞双行。剥皮者仅留头尾之皮鳞，中段较光滑。气腥，味淡。

【质量】　以皮黑褐、肉色黄白、脊部有棱者为佳。

【功效】　祛风，通络，止痉。

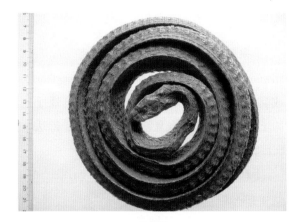

乌梢蛇

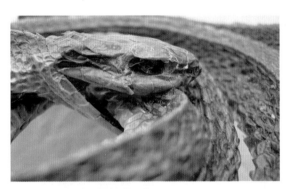

头部侧面观

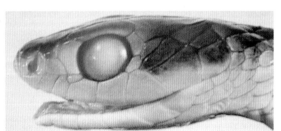

头侧面鳞片

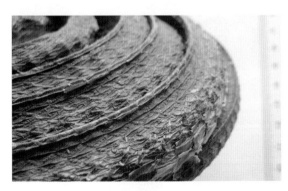

背鳞

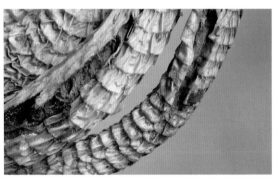

尾下鳞双行

## 蛇蜕

【来源】 游蛇科动物黑眉锦蛇 *Elaphe taeniura* Cope、锦蛇 *Elaphe carinata* (Guenther) 或乌梢蛇 *Zaocys dhumnades* (Cantor) 等蜕下的干燥表皮膜。春末夏初或冬初收集，除去泥沙，干燥。

【产地】 主产于浙江、广西、四川、江苏等省区。

【性状鉴别】 呈圆筒形，多压扁而皱缩，完整者形似蛇，长可达 1m 以上。背部银灰色或淡灰棕色，有光泽，鳞迹菱形或椭圆形，衔接处呈白色，略抽皱或凹下；腹部乳白色或略显黄色，鳞迹长方形，呈覆瓦状排列。体轻，质微韧，手捏有润滑感和弹性，轻轻搓揉，沙沙作响。气微腥，味淡或微咸。

【质量】 以皮膜完整、银灰色而富光泽者为佳。

【功效】 祛风，定惊，退翳，解毒。

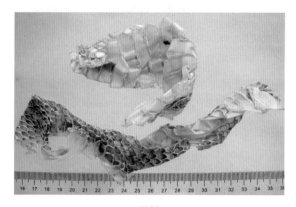

蛇蜕

## 木瓜

【来源】 蔷薇科植物贴梗海棠 *Chaenomeles speciosa* (Sweet) Nakai 的干燥近成熟果实。夏、秋二季果实绿黄时采收，置沸水中烫至外皮灰白色，对半纵剖，晒干。

【产地】 主产于安徽、湖北、浙江、四川等省。以安徽宣城、湖北资丘、浙江淳安木瓜品质最好。

【性状鉴别】 长圆形，多纵剖成两半，长 4～9cm，宽 2～5cm，厚 1～2.5cm。外表面紫红色或红棕色，有不规则的深皱纹；剖面边缘向内卷曲，果肉红棕色，中心部分凹陷，棕黄色；种子扁长三角形，多脱落。质坚硬。气微清香，味酸。

【质量】 以外皮抽皱、色紫红、味酸者

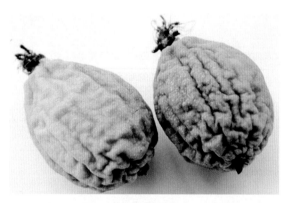

木瓜（鲜）

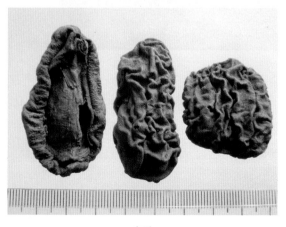

木瓜

为佳。

【功效】 舒筋活络，和胃化湿。

# 伸筋草

【来源】 石松科植物石松 *Lycopodium japonicum* Thunb. 的干燥全草。夏、秋二季茎叶茂盛时采收，除去杂质，晒干。

【产地】 主产于浙江、湖北、江苏、福建等省。

【性状鉴别】 匍匐茎呈细圆柱形，略弯曲，长可达 2m，直径 1 ~ 3mm，其下有黄白色细根；直立茎作二叉状分枝。叶密生茎上，螺旋状排列，皱缩弯曲，线形或针形，长 3 ~ 5mm，黄绿色至淡黄棕色，无毛，先端芒状，全缘，易碎断。质柔软，断面皮部浅黄色，木部类白色。气微，味淡。

【质量】 以茎长，黄绿色，无泥土杂质者为佳。

【功效】 祛风除湿，舒筋活络。

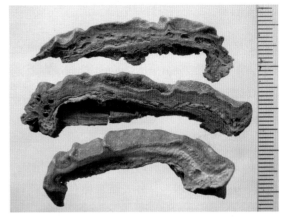

木瓜饮片

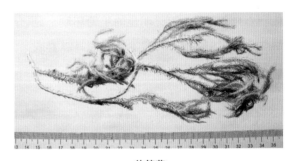

伸筋草

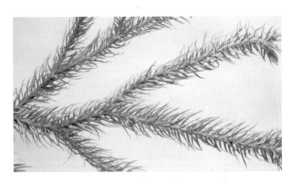

伸筋草局部放大

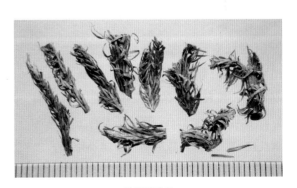

伸筋草饮片

# 油松节

【来源】 松科植物油松 *Pinus tabulieformis* Carr. 或马尾松 *Pinus massoniana* Lamb. 的干燥瘤状节或分枝节。全年均可采收，锯取后阴干。

【产地】 全国大部分地区均产。

【性状鉴别】 呈扁圆节段状或不规则的块状，长短粗细不一。外表面黄棕色、灰棕色或红棕色，有时带有棕色至黑棕色油斑，或有残存的栓皮。质坚硬。横截面木部淡棕色，心材色稍深，可见明显的年轮环纹，显油性；髓部小，淡黄棕色。纵断面具纵直或扭曲纹理。有松节油香气，味微苦辛。

【质量】 以色红、油性足者为佳。

【功效】 祛风除湿，通络止痛。

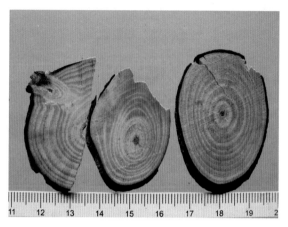

油松节饮片横切

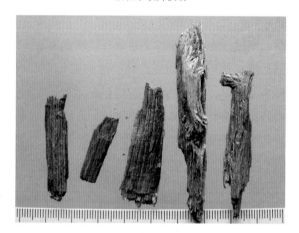

油松节饮片纵切

# 海风藤

【来源】 胡椒科植物风藤 *Piper kadsura* (Choisy) Ohwi 的干燥藤茎。夏、秋二季采割，除去根、叶，晒干。

【产地】 主产于福建、广东、台湾、浙江等地。

【性状鉴别】 呈扁圆柱形，微弯曲，长15～60cm，直径0.3～2cm。表面灰褐色或褐色，粗糙，有纵向棱状纹理及明显的节，节间长3～12cm，节部膨大，上生不定根。体轻，质脆，易折断，断面不整齐，皮部窄，木部宽广，灰黄色，导管孔多数，射

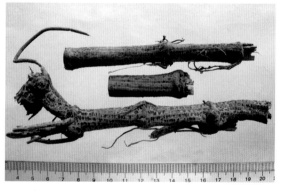

海风藤

线灰白色，放射状排列，皮部与木部交界处常有裂隙，中心有灰褐色髓。气香，味微苦、辛。

　　【质量】　以条粗均匀，香气浓者为佳。

　　【功效】　祛风湿，通经络，止痹痛。

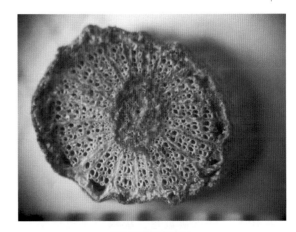

海风藤横切面放大

# 青风藤

　　【来源】　防己科植物青藤 Sinomenium acutum (Thunb.) Rehd. et Wils. 和毛青藤 Sinomenium acutum (Thunb.) Rehd. et Wils. var. cinereum Rehd. et Wils. 的干燥藤茎。秋末冬初采割，扎把或切长段，晒干。

　　【产地】　主产于华东、西南、华中及陕西等地。

　　【性状鉴别】　呈长圆柱形，常微弯曲，长 20 ~ 70cm 或更长，直径 0.5 ~ 2cm。表面绿褐色至棕褐色，有的灰褐色，有细纵纹和皮孔。节部稍膨大，有分枝。体轻，质硬而脆，易折断，断面不平坦，灰黄色或淡灰棕色，皮部窄，木部射线呈放射状排列，髓部淡黄白色或黄棕色。气微，味苦。

　　【质量】　以外皮绿褐色、切面放射状纹理明显者为佳。

　　【功效】　祛风湿，通经络，利小便。

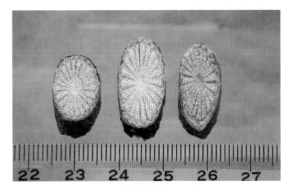

青风藤饮片

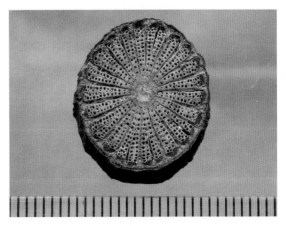

青风藤饮片放大

# 丁公藤

【来源】 旋花科植物丁公藤 *Erycibe Obtusifolia* Benth. 或光叶丁公藤 *Erycibeschmidtii* Craib 的干燥藤茎。全年均可采收，切段或片，晒干。

【产地】 主产于广东、广西、云南等省区。

【性状鉴别】 为斜切的段或片，直径 1~10cm。外皮灰黄色、灰褐色或浅棕褐色，稍粗糙，有浅沟槽及不规则纵裂纹或龟裂纹，皮孔点状或疣状，黄白色，老的栓皮呈薄片剥落。质坚硬，纤维较多，不易折断，切面椭圆形，黄褐色或浅黄棕色，异型维管束呈花朵状或块状，木质部导管呈点状。气微，味淡。

【质量】 以片大、色灰褐色为佳。

【功效】 祛风除湿，消肿止痛。

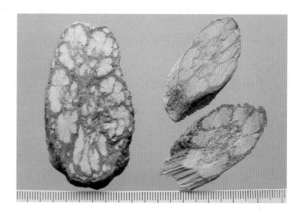

丁公藤饮片

# 路路通

【来源】 金缕梅科植物枫香树 *Liquidambar formosana* Hance 的干燥成熟果序。冬季果实成熟后采收，除去杂质，干燥。

【产地】 主产于江苏、浙江、安徽、江西等省。

【性状鉴别】 为聚花果，由多数小蒴果集合而成，呈球形，直径 2~3cm。基部有总果梗。表面灰棕色或棕褐色，有多数尖刺及喙状小钝刺，长 0.5~1mm，常折断，小蒴果顶部开裂，呈蜂窝状小孔。体轻，质硬，不易破开。气微，味淡。

【质量】 以身干、个大、无泥土及果梗者为佳。

【功效】 祛风活络，利水，通经。

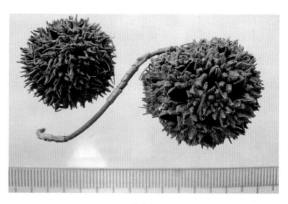

路路通

# 凤仙透骨草

【来源】　凤仙花科植物凤仙花 Impatiens balsamina L. 的干燥茎。夏、秋二季采割，除去杂质，干燥。

【产地】　全国大部分地区均产。

【性状鉴别】　生鲜时，茎肉质饱含水分，长 30 ~ 60cm，直径 1 ~ 3cm，多分枝。干燥后干瘪皱缩，具明显的纵抽沟，表面黄棕色，质松而脆，易折断，断面中空或有白色软髓。气微，味酸。

【质量】　以色红棕者为佳。

【功效】　祛风除湿，活血止痛。

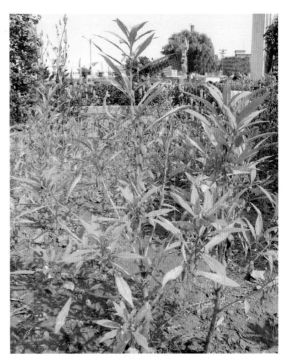

凤仙透骨草原植物

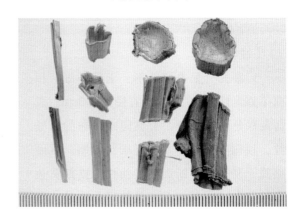

凤仙透骨草饮片

## 任务二 祛风湿热药的性状鉴定

### 秦艽

【来源】 龙胆科植物秦艽 *Gentiana macro-phylla* Pall.、麻花秦艽 *Gentiana straminea* Maxim.、粗茎秦艽 *Gentiana crassicaulis* Duthie ex Burk. 或小秦艽 *Gentiana dahurica* Fisch. 的干燥根。前三种按性状不同分别习称"秦艽"和"麻花艽",后一种习称"小秦艽"。春、秋二季采挖,除去泥沙;秦艽及麻花艽晒软,堆置"发汗"至表面呈红黄色或灰黄色时,摊开晒干,或不经"发汗"直接晒干;小秦艽趁鲜时搓去黑皮,晒干。

【产地】 主产于甘肃、青海、内蒙古、陕西等省区。

【性状鉴别】

1. 秦艽 呈类圆柱形,上粗下细,扭曲不直,长 10～30cm,直径 1～3cm。表面黄棕色或灰黄色,有纵向或扭曲的纵皱纹,顶端有残存茎基及纤维状叶鞘。质硬而脆,易折断,断面略显油性,皮部黄色或棕黄色,木部黄色。气特异,味苦、微涩。

2. 麻花艽 呈类圆锥形,多由数个小根纠聚而膨大,直径可达 7cm。表面棕褐色,粗糙,有裂隙呈网状孔纹。质松脆,易折断,断面多呈枯朽状。

3. 小秦艽 呈类圆锥形或类圆柱形,长 8～15cm,直径 0.2～1cm。表面棕黄色。根通常 1 个,残存的茎基有纤维状叶鞘,下部多分枝。断面黄白色。

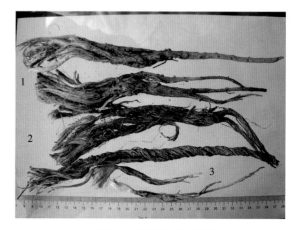

1. 秦艽 2. 麻花艽 3. 小秦艽

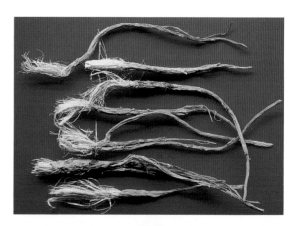

小秦艽

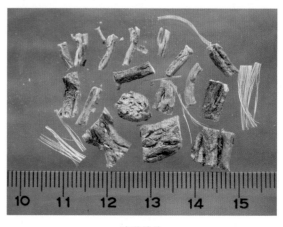

秦艽饮片

【质量】 以质坚实、色棕黄、气味浓者为佳。

【功效】 祛风湿，清湿热，止痹痛，退虚热。

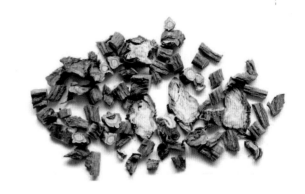

粗茎秦艽饮片

# 防己

【来源】 防己科植物粉防己 Stephania tetrandra S. Moore 的干燥根。秋季采挖，洗净，除去粗皮，晒至半干，切段，个大者再纵切，干燥。

【产地】 主产于浙江、安徽、湖北等省。

【性状鉴别】 呈不规则圆柱形、半圆柱形或块状，多弯曲，长 5～10cm，直径 1～5cm。表面淡灰黄色，在弯曲处常有深陷横沟而成结节状的瘤块样。体重，质坚实，断面平坦，灰白色，富粉性，有排列较稀疏的放射状纹理。气微，味苦。

【质量】 以质坚实、粉性足、味苦者为佳。

【功效】 祛风止痛，利水消肿。

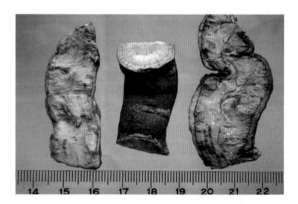

防己

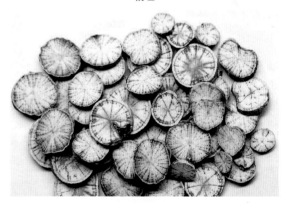

防己饮片

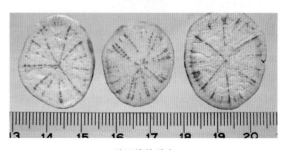

防己饮片放大

## 桑枝

【来源】 桑科植物桑 *Morus alba* L. 的干燥嫩枝。春末夏初采收，去叶，晒干，或趁鲜切片，晒干。

【产地】 全国各地大都有野生或栽培。

【性状鉴别】 呈长圆柱形，少有分枝，长短不一，直径 0.5 ~ 1.5cm。表面灰黄色或黄褐色，有多数黄褐色点状皮孔及细纵纹，并有灰白色略呈半圆形的叶痕和黄棕色的腋芽。质坚韧，不易折断，断面纤维性。切片厚 0.2 ~ 0.5cm，皮部较薄，木部黄白色，射线放射状，髓部白色或黄白色。气微，味淡。

【质量】 以枝质嫩，断面黄白色者为佳。

【功效】 祛风湿，利关节。

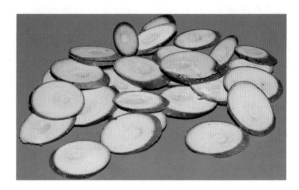

桑枝饮片鲜切

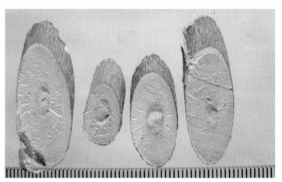

桑枝饮片

## 豨莶草

【来源】 菊科植物豨莶 *Siegesbeckia orientalis* L.、腺梗豨莶 *Siegesbeckia pubescens* Makino 或毛梗豨莶 *Siegesbeckia glabrescens* Makino 的干燥地上部分。夏、秋二季花开前及花期均可采割，除去杂质，晒干。

【产地】 主产于湖南、福建、湖北、江苏等省。

【性状鉴别】 茎略呈方柱形，多分枝，长 30 ~ 110cm，直径 0.3 ~ 1cm；表面灰绿色、黄棕色或紫棕色，有纵沟和细纵纹，被灰色柔毛；节明显，略膨大；质脆，易折断，断面黄白色或带绿色，髓部宽广，类白色，中空。叶对生，叶片多皱缩、卷曲，展

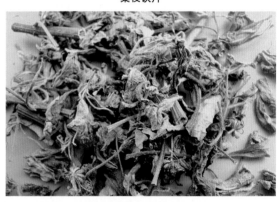

豨莶草

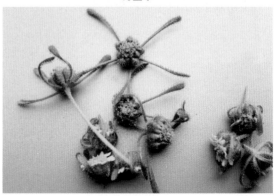

豨莶草花

平后呈卵圆形，灰绿色，边缘有钝锯齿，两面皆有白色柔毛，主脉 3 出。有的可见黄色头状花序，总苞片匙形。气微，味微苦。

【质量】 以枝嫩、叶多、色深绿者为佳。

【功效】 祛风湿，利关节，解毒。

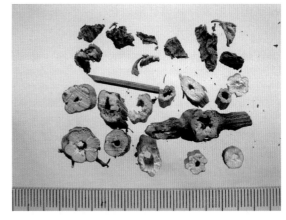

豨莶草饮片

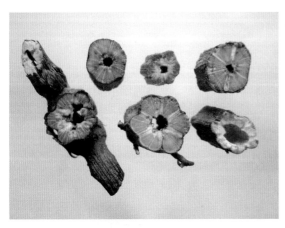

豨莶草饮片茎断面

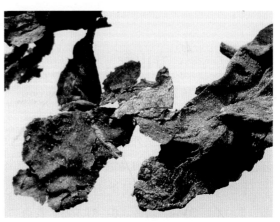

豨莶草表面

# 络石藤

【来源】 夹竹桃科植物络石 *Trachelospermum jasminoides* (Lindl.) Lem. 的干燥带叶藤茎。冬季至次春采割，除去杂质，晒干。

【产地】 主产于华东、华北、华南等地区。

【性状鉴别】 茎呈圆柱形，弯曲，多分枝，长短不一，直径 1 ~ 5mm；表面红褐色，有点状皮孔和不定根；质硬，断面淡黄白色，常中空。叶对生，有短柄；展平后叶

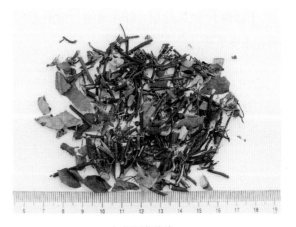

络石藤饮片

片呈椭圆形或卵状披针形，长 1 ~ 8cm，宽 0.7 ~ 3.5cm；全缘，略反卷，上表面暗绿色或棕绿色，下表面色较淡，革质。气微，味微苦。

【质量】 以叶多而色绿者为佳。

【功效】 祛风通络，凉血消肿。

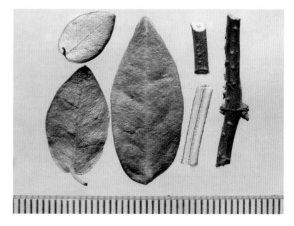

络石藤饮片放大

# 穿山龙

【来源】 薯蓣科植物穿龙薯蓣 *Dioscorea nipponica Makino* 的干燥根茎。春、秋二季采挖，洗净，除去须根及外皮，晒干。

【产地】 全国大部分地区均产。

【性状鉴别】 根茎呈类圆柱形，稍弯曲，长 15 ~ 20cm，直径 1.0 ~ 1.5cm。表面黄白色或棕黄色，有不规则纵沟、刺状残根及偏于一侧的突起茎痕。质坚硬，断面平坦，白色或黄白色，散有淡棕色维管束小点。气微，味苦涩。

【功效】 祛风除湿，舒筋通络，活血止痛，止咳平喘。

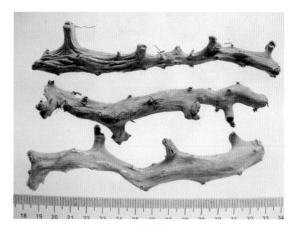

穿山龙

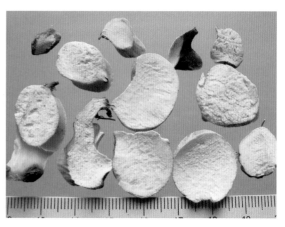

穿山龙饮片

## 老鹳草

【来源】　牻牛儿苗科植物牻牛儿苗 *Erodium stephaniahum* Willd.、老鹳草 *Geranium wilfordii* Maxim. 或野老鹳草 *Geranium carolinianum* L. 的干燥地上部分，前者习称"长嘴老鹳草"，后两者习称"短嘴老鹳草"，夏、秋二季果实近成熟时采割，捆成把，晒干。

【产地】　长嘴老鹳草主产于河北、山西、山东；短嘴老鹳草主产于四川、云南。

【性状鉴别】

1.长嘴老鹳草　茎长 30～50cm，直径 0.3～0.7cm，多分枝，节膨大。表面灰绿色或带紫色，有纵沟纹和稀疏茸毛。质脆，断面黄白色，有的中空。叶对生，具细长叶柄；叶片卷曲皱缩，质脆易碎，完整者为二回羽状深裂，裂片披针线形。果实长圆形，长 0.5～1cm。宿存花柱长 2.5～4cm，形似鹳喙，有的裂成 5 瓣，呈螺旋形卷曲。气微，味淡。

2.短嘴老鹳草　茎较细，略短。叶片圆形，3 或 5 深裂，裂片较宽，边缘具缺刻。果实球形，长 0.3～0.5cm。花柱长 1～1.5cm，有的 5 裂向上卷曲呈伞形。野老鹳草叶片掌状 5～7 深裂，裂片条形，每裂片又 3～5 深裂。

【质量】　以色灰绿、果实多、无根者为佳。

【功效】　祛风湿，通经络，止泻痢。

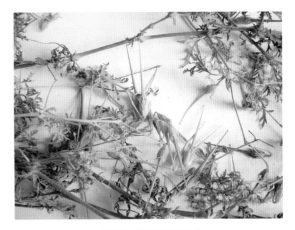

鲜长嘴老鹳草（局部）

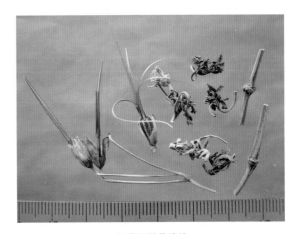

长嘴老鹳草饮片

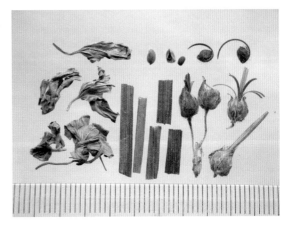

短嘴老鹳草饮片

# 丝瓜络

**【来源】** 葫芦科植物丝瓜 *Luffa cylindrica* (L.) Roem. 的干燥成熟果实的维管束。夏、秋二季果实成熟、果皮变黄、内部干枯时采摘，除去外皮和果肉，洗净，晒干，除去种子。

**【产地】** 主产于江苏、浙江等省。

**【性状鉴别】** 为丝状维管束交织而成，多呈长棱形或长圆筒形，略弯曲，长30 ~ 70cm，直径7 ~ 10cm。表面淡黄白色。体轻，质韧，有弹性，不能折断。横切面可见子房3室，呈空洞状。气微，味淡。

**【质量】** 以筋细、质韧、色黄白者为佳。

**【功效】** 祛风，通络，活血，下乳。

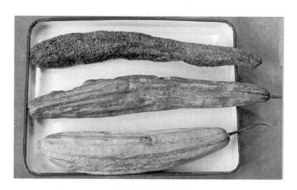

丝瓜、丝瓜络

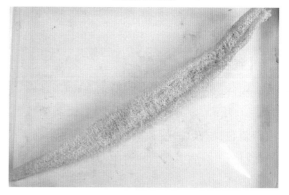

丝瓜络

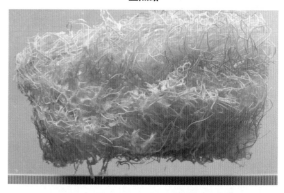

丝瓜络放大

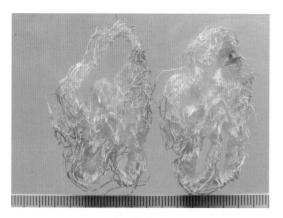

丝瓜络饮片

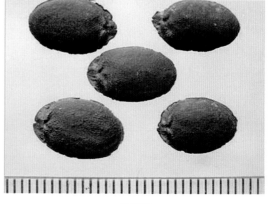

丝瓜子

## 任务三　祛风湿强筋骨药的性状鉴定

### 五加皮

【来源】　五加科植物细柱五加 *Acanthopanax gracilistylus* W. W. Smith 的干燥根皮。夏、秋二季采挖根部，洗净，剥取根皮，晒干。

【产地】　主产于湖北、河南、四川、湖南等省。

【性状鉴别】　卷筒状，长 5 ~ 15cm，直径 0.4 ~ 1.4cm，厚约 0.2cm。外表面灰褐色，有稍扭曲的纵皱纹和横长皮孔样斑痕；内表面淡黄色或灰黄色，有细纵纹。体轻，质脆，易折断，断面不整齐，灰白色。气微香，味微辣而苦。

【质量】　以皮厚、断面灰黄棕者为佳。

【功效】　祛风除湿，补益肝肾，强筋壮骨，利水消肿。

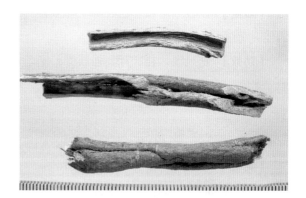

五加皮

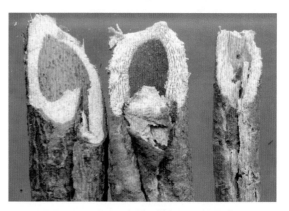

五加皮切面

### 桑寄生

【来源】　桑寄生科植物桑寄生 *Taxillus chinensis* (DC.) Danser 的干燥带叶茎枝。冬季至次春采割，除去粗茎，切段，干燥，或蒸后干燥。

【产地】　主产于福建、广东、广西等省区。

【性状鉴别】　茎枝呈圆柱形，长 3 ~ 4cm，直径 0.2 ~ 1cm；表面红褐色或灰褐色，具细纵纹，并有多数细小凸起的棕色皮孔，嫩枝有的可见棕褐色茸毛；质坚硬，断面不整齐，皮部红棕色，木部色较

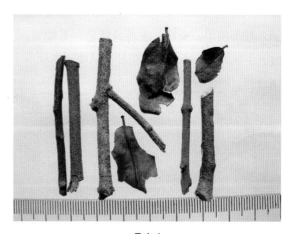

桑寄生

浅。叶多卷曲，具短柄；叶片展平后呈卵形或椭圆形，长3～8cm，宽2～5cm；表面黄褐色，幼叶被细茸毛，先端钝圆，基部圆形或宽楔形，全缘；革质。气微，味涩。

【质量】 以枝细质嫩、色红褐、叶多者为佳。

【功效】 祛风湿，补肝肾，强筋骨，安胎元。

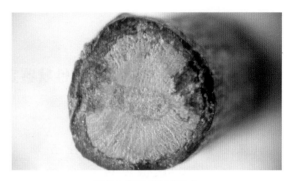

桑寄生茎枝横切面放大

# 槲寄生

【来源】 桑寄生科植物槲寄生 Viscum coloratum (Komar.) Nakai 的干燥带叶茎枝。冬季至次春采割，除去粗茎，切段，干燥，或蒸后干燥。

【产地】 主产于东北、华北各地产。

【性状鉴别】 茎枝呈圆柱形，2～5叉状分枝，长约30cm，直径0.3～1cm；表面黄绿色、金黄色或黄棕色，有纵皱纹；节膨大，节上有分枝或枝痕；体轻，质脆，易折断，断面不平坦，皮部黄色，木部色较浅，射线放射状，髓部常偏向一边。叶对生于枝梢，易脱落，无柄；叶片呈长椭圆状披针形，长2～7cm，宽0.5～1.5cm；先端钝圆，基部楔形，全缘；表面黄绿色，有细皱纹，主脉5出，中间3条明显；革质。气微，味微苦，嚼之有黏性。

【质量】 以枝嫩、条均、色黄绿、叶多者为佳。

【功效】 祛风湿，补肝肾，强筋骨，安胎元。

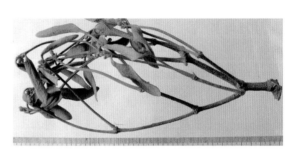

槲寄生

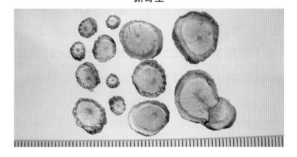

槲寄生茎枝饮片

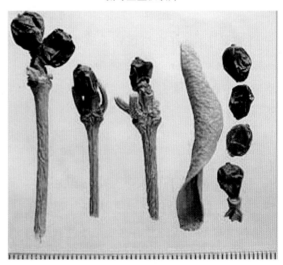

槲寄生浆果

# 狗脊

【来源】 蚌壳蕨科植物金毛狗脊 *Cibotium barometz*（L.）J.Sm. 的干燥根茎。秋、冬二季采挖，除去泥沙，干燥；或去硬根、叶柄及金黄色绒毛，切厚片，干燥，为"生狗脊片"；蒸后晒至六七成干，切厚片，干燥，为"熟狗脊片"。

【产地】 主产于福建、四川等省。

【性状鉴别】 呈不规则的长块状，长 10~30cm，直径 2~10cm。**表面深棕色，残留金黄色绒毛**；上面有数个红棕色的木质叶柄，下面残存黑色细根。质坚硬，不易折断。无臭，味淡、微涩。

生狗脊片 呈不规则长条形或圆形，长 5~20cm，直径 2~10cm，厚 1.5～5mm；切面浅棕色，较平滑，**近边缘 1～4mm 处有 1 条棕黄色隆起的木质部环纹或条纹**，边缘不整齐，偶有金黄色绒毛残留；质脆，易折断，有粉性。

熟狗脊片 呈黑棕色，质坚硬。

【质量】 以厚薄均匀、坚实、无毛者为佳。

【功效】 祛风湿，补肝肾，强腰膝。

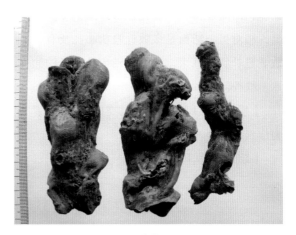

狗脊

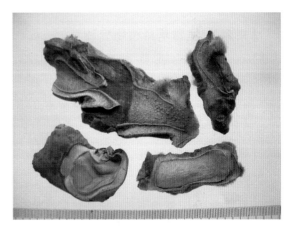

狗脊饮片

# 千年健

【来源】 天南星科植物千年健 *Homalomena occulta* (Lour.) Schott 的干燥根茎。春、秋二季采挖，洗净，除去外皮，晒干。

【产地】 主产于广西、云南。

【性状鉴别】 呈圆柱形，稍弯曲，有的略扁，长 15～40cm，直径 0.8～1.5cm。表面黄棕色或红棕色，粗糙，可见多数扭曲的纵沟纹、圆形根痕及黄色针状纤维束。质硬

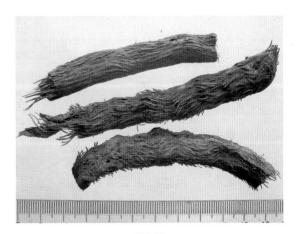

千年健

而脆，断面红褐色，黄色针状纤维束多而明显，相对另一断面呈多数针眼状小孔及有少数黄色针状纤维束，可见深褐色具光泽的油点。气香，味辛、微苦。

【质量】 以条粗壮、色棕红、香气浓者为佳。

【功效】 祛风湿，壮筋骨。

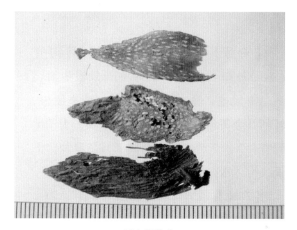

千年健饮片

# 鹿衔草

【来源】 鹿蹄草科植物鹿蹄草 *Pyrola calliantha* H. Andres 或普通鹿蹄草 *Pyrola decorata* H. Andres 的干燥全草。全年均可采挖，除去杂质，晒至叶片较软时，堆置至叶片变紫褐色，晒干。

【产地】 主产于浙江、安徽、贵州、四川等省。

【性状鉴别】 根茎细长。茎圆柱形或具纵棱，长 10～30cm。叶基生，长卵圆形或近圆形，长 2～8cm，暗绿色或紫褐色，先端圆或稍尖，全缘或有稀疏的小锯齿，边缘略反卷，上表面有时沿脉具白色的斑纹，下表面有时具白粉。总状花序有花 4～10 余朵；花半下垂，萼片 5，舌形或卵状长圆形；花瓣 5，早落，雄蕊 10，花药基部有小角，顶孔开裂；花柱外露，有环状突起的柱头盘。蒴果扁球形，直径 7～10mm，5 纵裂，裂瓣边缘有蛛丝状毛。气微，味淡、微苦。

【质量】 以色紫红或紫褐、叶大者为佳。

【功效】 祛风湿，强筋骨，止血，止咳。

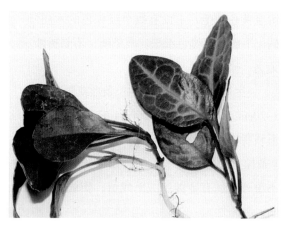

鹿衔草（鲜）

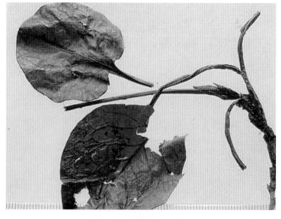

鹿衔草

# 项目五 化湿类中药的性状鉴定

## 广藿香

【来源】 唇形科植物广藿香 *Pogostemon cablin* (Blanco) Benth. 的干燥地上部分。枝叶茂盛时采割，日晒夜闷，反复至干。

【产地】 主产于广东石牌及海南省。台湾、广西、云南亦有栽培。

【性状鉴别】 茎略呈方柱形，多分枝，枝条稍曲折，长 30 ~ 60cm，直径 0.2 ~ 0.7cm；**表面被柔毛**；质脆，易折断，**断面中部有髓**；老茎类圆柱形，直径 1 ~ 1.2cm，被灰褐色栓皮。叶对生，皱缩成团，展平后叶片呈卵形或椭圆形，长 4 ~ 9cm，宽 3 ~ 7cm；**两面均被灰白色绒毛**；先端短尖或钝圆，基部楔形或钝圆，边缘具大小不规则的钝齿；叶柄细，长 2 ~ 5cm，被柔毛。气香特异，味微苦。

【质量】 以茎叶粗壮、叶多、香气浓郁者为佳。

【功效】 芳香化浊，和中止呕，发表解暑。

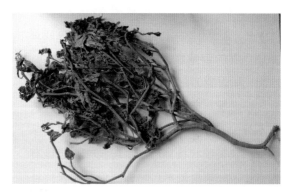

广藿香

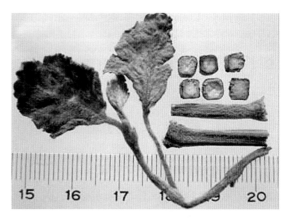

广藿香饮片放大

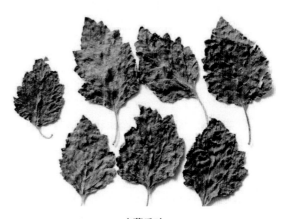

广藿香叶

## 佩兰

**【来源】** 菊科植物佩兰 *Eupatorium fortunei* Turcz. 的干燥地上部分。夏、秋二季分两次采割，除去杂质，晒干。

**【产地】** 主产于江苏、河北、山东、浙江、安徽等省。

**【性状鉴别】** 茎呈圆柱形，长 30 ~ 100cm，直径 0.2 ~ 0.5cm；表面黄棕色或黄绿色，有的带紫色，有明显的节和纵棱线；质脆，断面髓部白色或中空。叶对生，有柄，叶片多皱缩、破碎，绿褐色；完整叶片 3 裂或不分裂，分裂者中间裂片较大，展平后呈披针形或长圆状披针形，基部狭窄，边缘有锯齿；不分裂者展平后呈卵圆形、卵状披针形或椭圆形。气芳香，味微苦。

**【质量】** 以质嫩、叶多、色绿、香气浓者为佳。

**【功效】** 芳香化湿，醒脾开胃，发表解暑。

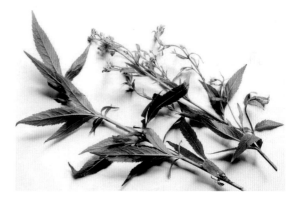

佩兰（鲜）

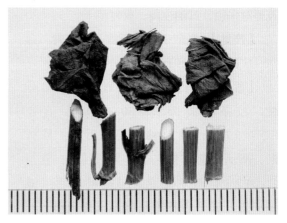

佩兰饮片

## 苍术

**【来源】** 菊科植物茅苍术 *Atractylodes lancea* (Thunb.) DC. 或北苍术 *A. chinensis* (DC.) Koidz. 的干燥根茎。春、秋二季采挖，除去泥沙，晒干。撞去须根。

**【产地】** 茅苍术主产于江苏、湖北、河南等省。北苍术主产于河北、山西、陕西、内蒙古等省区。

**【性状鉴别】**

1. 茅苍术　呈不规则连珠状或结节状圆柱形，略弯曲，偶有分枝，长 3 ~ 10cm，直径 1 ~ 2cm。表面灰棕色，有皱纹、横曲纹及残留须根，顶端具茎痕或残留茎基。质坚实。断面黄白色或灰白色，散有多数橙黄色

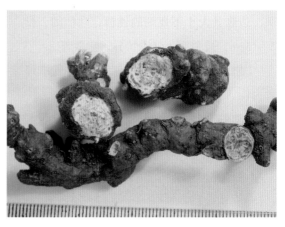

苍术（新）

或棕红色油室，暴露稍久，可析出白色细针状结晶。气香特异，味微甘、辛、苦。

2.北苍术　呈疙瘩块状或结节状圆柱形，长4～9cm，直径1～4cm。表面黑棕色，除去外皮者黄棕色。质较疏松，断面散有黄棕色油室。香气较淡，味辛、苦。

【质量】　以断面朱砂点多、香气浓者为佳。

【功效】　燥湿健脾，祛风散寒，明目。

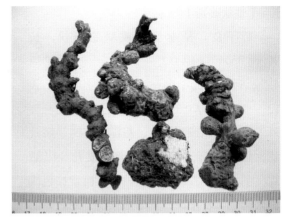

苍术

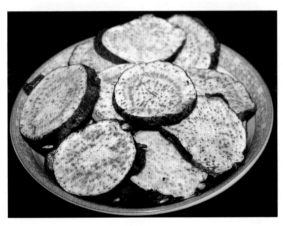

苍术断面新

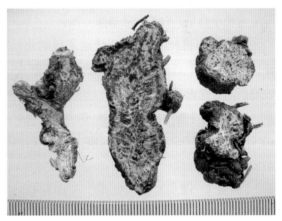

苍术饮片

# 厚朴

【来源】　木兰科植物厚朴 *Magnolia officinalis* Rehd. et Wils. 或凹叶厚朴 *Magnolia officinalis* Rehd. et Wils. var. *biloba* Rehd. et Wils. 的干燥干皮、根皮及枝皮。4～6月剥取，根皮和枝皮直接阴干；干皮置沸水中微煮后，堆置阴湿处，"发汗"至内表面变紫褐色或棕褐色时，蒸软，取出，卷成筒状，干燥。

【产地】　主产于四川、湖北、浙江、江西等省。

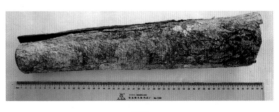

厚朴

**【性状鉴别】**

1. 干皮　呈卷筒状或双卷筒状，长30～35cm，厚0.2～0.7cm，习称"筒朴"；近根部的干皮一端展开如喇叭口，长13～25cm，厚0.3～0.8cm，习称"靴筒朴"。外表面灰棕色或灰褐色，粗糙，有时呈鳞片状，较易剥落，有明显椭圆形皮孔和纵皱纹，刮去粗皮者显黄棕色。内表面紫棕色或深紫褐色，较平滑，具细密纵纹，划之显油痕。质坚硬，不易折断，断面颗粒性，外层灰棕色，内层紫褐色或棕色，有油性，有的可见多数小亮星。气香，味辛辣、微苦。

2. 根皮（根朴）　呈单筒状或不规则块片；有的弯曲似鸡肠，习称"鸡肠朴"。质硬，较易折断，断面纤维性。

3. 枝皮（枝朴）　呈单筒状，长10～20cm，厚0.1～0.2cm。质脆，易折断，断面纤维性。

**【质量】**　以皮厚、油性足、断面紫棕色、有小亮星、气味浓厚者为佳。

**【功效】**　燥湿消痰，下气除满。

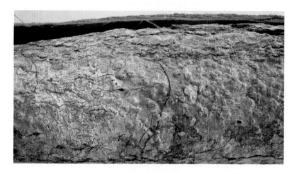

厚朴外表面

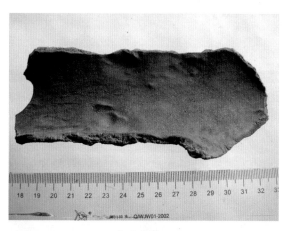

根朴内表面

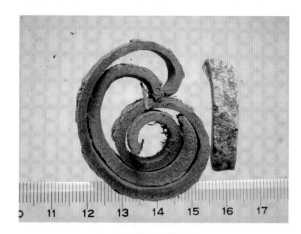

厚朴表面及横切面

## 厚朴花

【来源】　木兰科植物厚朴 *Magnolia officinalis* Rehd. et Wils. 或凹叶厚朴 *Magnolia officinalis* Rehd. et Wils. var. *biloba* Rehd. et Wils. 的干燥花蕾。春季花未开放时采摘，稍蒸后，晒干或低温干燥。

【产地】　主产于四川、湖北、浙江、江西等省。安徽、福建、陕西、甘肃、贵州、云南等省亦产。

【性状鉴别】　呈长圆锥形，长 4 ~ 7cm，基部直径 1.5 ~ 2.5cm。红棕色至棕褐色。花被多为 12 片，肉质，外层的呈长方倒卵形，内层的呈匙形。雄蕊多数，花药条形，淡黄棕色，花丝宽而短。心皮多数，分离，螺旋状排列于圆锥形的花托上。花梗长 0.5 ~ 2cm，密被灰黄色绒毛，偶无毛。质脆，易破碎。气香，味淡。

【质量】　以完整、色棕红、香气浓者为佳。

【功效】　芳香化湿，理气宽中。

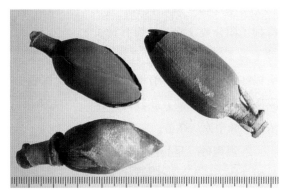

厚朴花

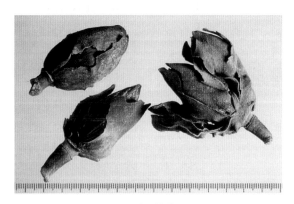

凹叶厚朴花

## 砂仁

【来源】　姜科植物阳春砂 *Amomum villosum* Lour. 、绿壳砂 *Amomum villosum* Lour. var. *xanthioides* T. L. Wu et Senjen 或海南砂 *Amomum longiligulare* T. L. Wu. 的干燥成熟果实。夏、秋二季果实成熟时采收，晒干或低温干燥。

【产地】　主产于广东、广西、云南、海南等省区。

【性状鉴别】

1. 阳春砂、绿壳砂　呈椭圆形或卵圆形，有不明显的三棱，长 1.5 ~ 2cm，直径 1 ~ 1.5cm。表面棕褐色，密生刺状突起，顶端有花被残基，基部常有果梗。果皮薄而软。

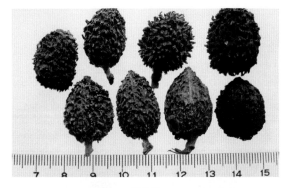

阳春砂

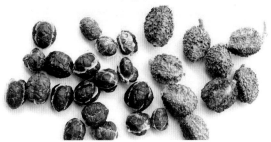

砂仁及种子团

种子结集成团，具三钝棱，中有白色隔膜，将种子团分成3瓣，每瓣有种子5～26粒。种子为不规则多面体，直径2～3mm；表面棕红色或暗褐色，有细皱纹，外被淡棕色膜质假种皮；质硬，胚乳灰白色。气芳香而浓烈，味辛凉、微苦。

2.海南砂　呈长椭圆形或卵圆形，有明显的三棱，长1.5～2cm，直径0.8～1.2cm。表面被片状、分枝的软刺，基部具果梗痕。果皮厚而硬。种子团较小，每瓣有种子3～24粒；种子直径1.5～2mm。气味稍淡。

【质量】　以个大、坚实、饱满、香气浓者为佳。

【功效】　化湿开胃，温脾止泻，理气安胎。

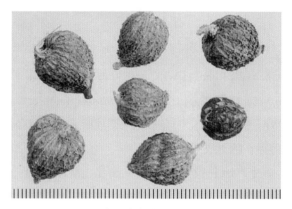

海南砂仁

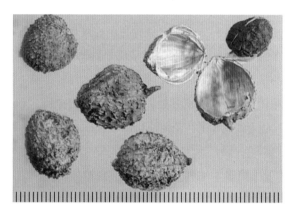

绿壳砂

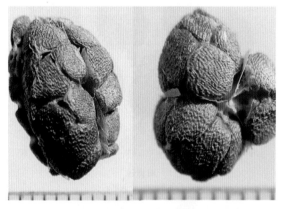

砂仁种子的侧面观、底面观

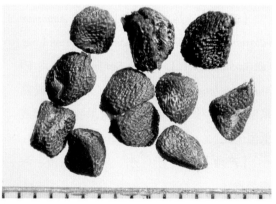

砂仁种子

# 豆蔻

【来源】　姜科植物白豆蔻 *Amomum kravanh* Pierre ex Gagnep. 或爪哇白豆蔻 *Amomum compactum* Soland ex Maton 的干燥成熟果实。按产地不同分为"原豆蔻"和"印尼白蔻"。

【产地】　原豆蔻主产于柬埔寨、泰国；印尼白蔻主产于印度尼西亚爪哇。

【性状鉴别】

1. 原豆蔻　呈类球形，直径 1.2 ～ 1.8cm。表面黄白色至淡黄棕色，有 3 条较深的纵向槽纹，顶端有突起的柱基，基部有凹下的果柄痕，两端均具有浅棕色绒毛。果皮体轻，质脆，易纵向裂开，内分 3 室，每室含种子约 10 粒；种子呈不规则多面体，背面略隆起，直径 3 ～ 4mm，表面暗棕色，有皱纹，并被有残留的假种皮。气芳香，味辛凉略似樟脑。

2. 印尼白蔻　个略小。表面黄白色，有的微显紫棕色，果皮较薄，种子瘦瘪。气味较弱。

【质量】　以个大饱满、果皮完整、气味浓者为佳。

【功效】　化湿行气，温中止呕，开胃消食。

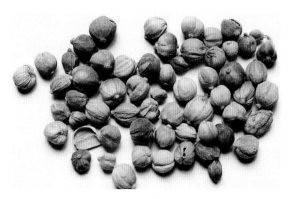

豆蔻

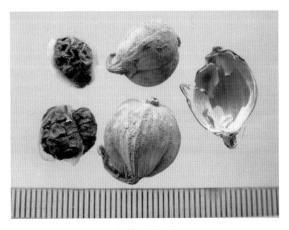

豆蔻及种子团

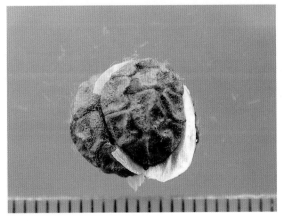

豆蔻种子团放大

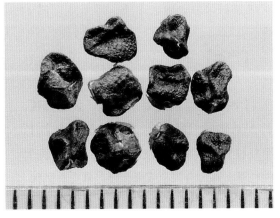

豆蔻种子

## 草豆蔻

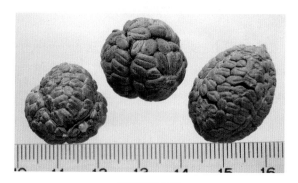

草豆蔻种子团

【来源】 姜科植物草豆蔻 *Alpinia katsumadai* Hayata 的干燥近成熟种子。夏、秋二季采收，晒至九成干，或用水略烫，晒至半干，除去果皮，取出种子团，晒干。

【产地】 主产于广东、广西、海南等省区。

【性状鉴别】 为类球形的种子团，直径 1.5 ~ 2.7cm。表面灰褐色，中间有黄白色的隔膜，将种子团分成 3 瓣，每瓣有种子多数，粘连紧密，种子团略光滑。种子为卵圆状多面体，长 3 ~ 5mm，直径约 3mm，外被淡棕色膜质假种皮，**种脊为一条纵沟**，一端有种脐；质硬，将种子沿种脊纵剖两瓣，纵断面观呈斜心形，种皮沿种脊向内伸入部分约占整个表面积的 1/2 ；胚乳灰白色。气香，味辛、微苦。

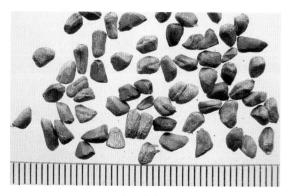

草豆蔻种子

【质量】 以个大、饱满、气味浓者为佳。

【功效】 燥湿行气，温中止呕。

## 草果

【来源】 姜科植物草果 *Amomum tsaoko* Crevost et Lemaire 的干燥成熟果实。秋季果实成熟时采收，除去杂质，晒干或低温干燥。

【产地】 主产于云南、广西、贵州等省区。

【性状鉴别】 呈长椭圆形，具三钝棱，长 2 ~ 4cm，直径 1 ~ 2.5cm。表面灰棕色至红棕色，具纵沟及棱线，顶端有圆形突起的柱基，基部有果梗或果梗痕。果皮质坚韧，易纵向撕裂。剥去外皮，中间有黄棕色隔膜，

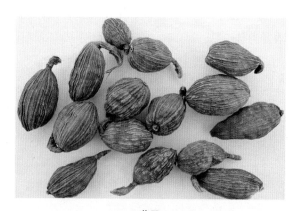

草果

将种子团分成 3 瓣，每瓣有种子多为 8 ~ 11
粒。种子呈圆锥状多面体，直径约 5mm；
表面红棕色，外被灰白色膜质的假种皮，种
脊为一条纵沟，尖端有凹状的种脐；质硬，
胚乳灰白色。有特异香气，味辛、微苦。

【**质量**】 以个大、饱满、色红棕、气味
浓者为佳。

【**功效**】 燥湿温中，截疟除痰。

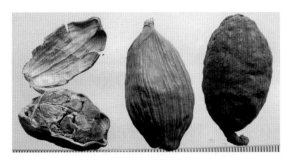

草果、种子团

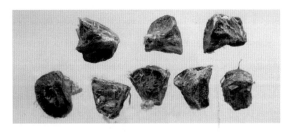

草果种子

# 项目六　利水渗湿药的性状鉴定

## 任务一　利水消肿药的性状鉴定

### 茯苓

【来源】　多孔菌科真菌茯苓 *Poria cocos*（Schw.）Wolf 的干燥菌核。多于 7~9 月采挖，挖出后除去泥沙，堆置"发汗"后，摊开晾至表面干燥，再"发汗"，反复数次至现皱纹、内部水分大部散失后，阴干，称为"茯苓个"；或将鲜茯苓按不同部位切制，阴干，分别称为"茯苓块"及"茯苓片"。

【产地】　主产于湖北、安徽、云南等省。

【性状鉴别】

1.茯苓个　呈类球形、椭圆形、扁圆形或不规则团块，大小不一。外皮薄而粗糙，棕褐色至黑褐色，有明显的皱缩纹理。体重，质坚实，断面颗粒性，有的具裂隙，外层淡棕色，内部白色，少数淡红色，有的中间抱有松根。气微，味淡，嚼之粘牙。

2.茯苓块　为去皮后切制的茯苓，呈立方块状或方块状厚片，大小不一。白色、淡红色或淡棕色。

3.茯苓片　为去皮后切制的茯苓，呈不规则厚片，厚薄不一。白色、淡红色或淡棕色。

【质量】　以体重坚实、外皮色棕褐、皮纹细、无裂隙、断面白色细腻、粘牙力强者为佳。

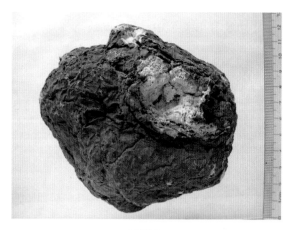

茯苓个

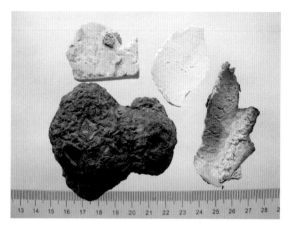

茯苓个及片

【功效】 利水渗湿，健脾，宁心。

**附：茯神**

茯神为茯苓菌核中间抱有松根的部分，多切成方块状，其中松根的直径一般在1.5cm之内，功效偏于宁心安神。

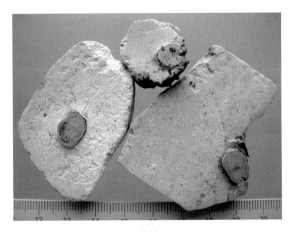

茯神

# 薏苡仁

【来源】 禾本科植物薏苡 Coix lacrymajobi L. var. *mayuen* (Roman.) Stapf 的干燥成熟种仁。秋季果实成熟时采割植株，晒干，打下果实，再晒干，除去外壳、黄褐色种皮和杂质，收集种仁。

【产地】 主产于福建、河北、辽宁、浙江等省。

【性状鉴别】 呈宽卵形或长椭圆形，长4～8mm，宽3～6mm。表面乳白色，光滑，偶有残存的黄褐色种皮；一端钝圆，另端较宽而微凹，有1淡棕色点状种脐；背面圆凸，腹面有1条较宽而深的纵沟。质坚实，断面白色，粉性。气微，味微甜。

【质量】 以粒大、饱满、色白、完整者为佳。

【功效】 利水渗湿，健脾止泻，除痹，排脓，解毒散结。

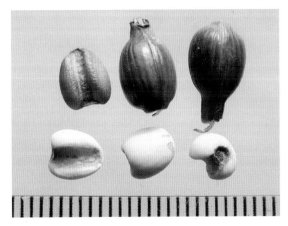

薏苡仁带壳

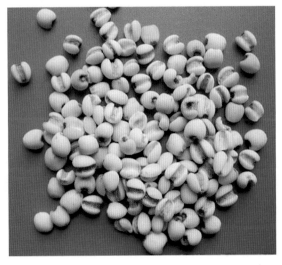

薏苡仁

## 猪苓

【来源】 多孔菌科真菌猪苓 *Polyporus Umbellatus*（Pers.）Fries 的干燥菌核。春、秋两季采挖，除去泥沙，干燥。

【产地】 主产于陕西、云南、河南、山西等省。

【性状鉴别】 呈条形、类圆形或扁块状，有的有分枝，长 5~25cm，直径 2~6cm。表面黑色、灰黑色或棕黑色，皱缩或有瘤状突起。体轻质硬，断面类白色或黄白色，略呈颗粒状。气微，味淡。

【质量】 以外皮黑色、断面色白者为佳。

【功效】 利水渗湿。

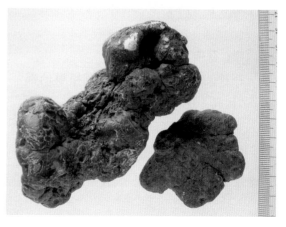

猪苓

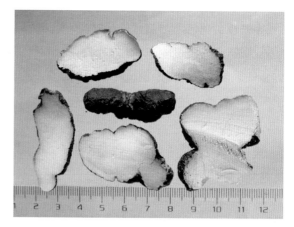

猪苓饮片

## 泽泻

【来源】 泽泻科植物泽泻 *Alisma orientalis*（Sam.）Juzep. 的干燥块茎。冬季茎叶开始枯萎时采挖，洗净，干燥，除去须根及粗皮。

【产地】 主产于福建、四川、江西等省。

【性状鉴别】 呈类球形、椭圆形或卵圆形，长 2 ~ 7cm，直径 2 ~ 6cm。表面黄白色或淡黄棕色，有不规则的横向环状浅沟纹及多数细小突起的须根痕，底部有的有瘤状芽痕。质坚实，断面黄白色，粉性，有多数细孔。气微，味微苦。

【质量】 以切面黄白色、粉性足者为佳。

【功效】 利水渗湿，泄热，化浊降脂。

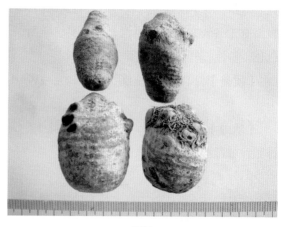

泽泻

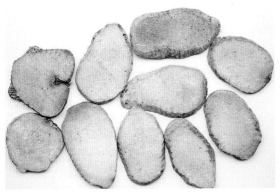

泽泻饮片（新）

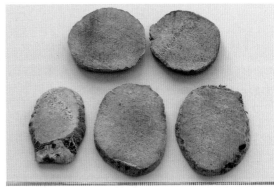

泽泻饮片

# 冬瓜皮

【来源】 葫芦科植物冬瓜 *Benincasa hispida* (Thunb.) Cogn. 的干燥外层果皮。食用冬瓜时，洗净，削取外层果皮，晒干。

【产地】 全国大部分地区均产。

【性状鉴别】 为不规则的碎片，常向内卷曲，大小不一。外表面灰绿色或黄白色，被有白霜，有的较光滑不被白霜；内表面较粗糙，有的可见筋脉状维管束。体轻，质脆。气微，味淡。

【质量】 以皮薄、色灰绿者为佳。

【功效】 利水消肿。

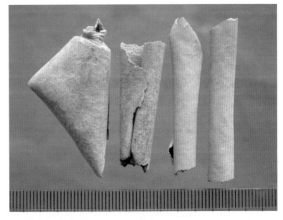

冬瓜皮

### 附：冬瓜子

冬瓜子为冬瓜的成熟种子，在商品中有双边冬瓜子和单边冬瓜子之分，功效为清热渗湿、化痰止咳，消肿排脓。

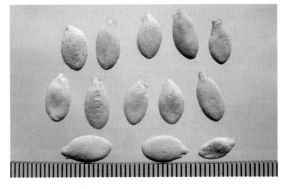

冬瓜子

# 香加皮

【来源】 萝藦科植物杠柳 *Periploca sepium* Bge. 的干燥根皮。春、秋二季采挖，剥取根皮，晒干。

【产地】 主产于山西、河南、河北、山东、甘肃、湖南等省。

【性状鉴别】 呈卷筒状或槽状。少数呈不规则的块片状，长 3 ~ 10cm，直径 1 ~ 2cm，厚 0.2 ~ 0.4cm。外表面灰棕色或黄棕色，栓皮松软常呈鳞片状，易剥落。内表面淡黄色或淡黄棕色，较平滑，有细纵纹。体轻，质脆，易折断，断面不整齐，黄白色。有特异香气，味苦。

【质量】 以皮厚、色灰棕、香气浓者为佳。

【功效】 利水消肿，祛风湿，强筋骨。

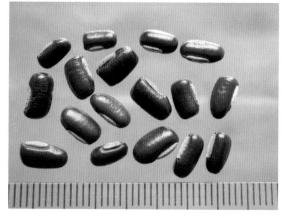

香加皮

# 赤小豆

【来源】 豆科植物赤小豆 *Vigna umbellata* Ohwi et Ohashi 或赤豆 *Vigna angularis* Ohwi et Ohashi 的干燥成熟种子。秋季果实成熟而未开裂时拔取全株，晒干，打下种子，除去杂质，再晒干。

【产地】 主产于广东、广西、江西等省区。

【性状鉴别】

1. 赤小豆 呈长圆形而稍扁，长 5 ~ 8mm，直径 3 ~ 5mm。表面紫红色，无光泽或微有光泽；一侧有线形突起的种脐，偏向一端，白色，约为全长 2/3，中间凹陷成纵沟；另侧有 1 条不明显的棱脊。质硬，不易破碎。子叶 2，乳白色。气微，味微甘。

赤小豆

2. 赤豆　呈短圆柱形，两端较平截或钝圆，直径 4 ~ 6mm。表面暗棕红色，有光泽，种脐不突起。

【质量】　以饱满、色紫红者为佳。

【功效】　利水消肿，解毒排脓。

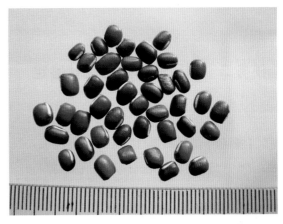

赤豆

## 任务二　利尿通淋药的性状鉴定

### 车前子

【来源】　车前科植物车前 *Plantago asiatica* L. 或平车前 *Plantago depressa* Willd. 的干燥成熟种子。夏、秋二季种子成熟时采收果穗，晒干，搓出种子，除去杂质。

【产地】　全国大部分地区均产。

【性状鉴别】　呈椭圆形、不规则长圆形或三角状长圆形，略扁，长约 2mm，宽约 1mm。表面黄棕色至黑褐色，有细皱纹，一面有灰白色凹点状种脐。质硬。气微，味淡。

《中国药典》规定：车前子的膨胀度应不低于 4.0。盐车前子的膨胀度应不低于 5.0。

【质量】　以粒大、饱满、色黑者为佳。

【功效】　清热利尿通淋，渗湿止泻，明目，祛痰。

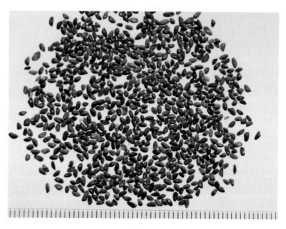

车前子

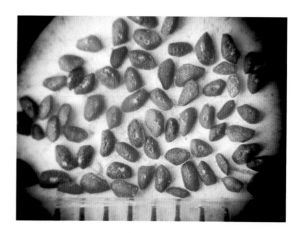

车前子放大

### 车前草

【来源】　车前科植物车前 *Plantago asiatica* L. 或平车前 *Plantago depressa* Willa. 的干燥全草。春季采挖，除去泥沙，晒干。

【产地】　全国大部分地区均产。

【性状鉴别】

1. 车前　根丛生，须状。叶基生，具长柄；叶片皱缩，展平后呈卵状椭圆形或宽卵形，长 6 ~ 13cm，宽 2.5 ~ 8cm；表面灰绿色或污绿色，具明显弧形脉 5 ~ 7 条；先端

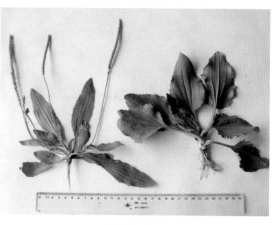

车前草（鲜）

钝或短尖，基部宽楔形，全缘或有不规则波状浅齿。穗状花序数条，花茎长。蒴果盖裂，萼宿存。气微香，味微苦。

2. 平车前 主根直而长。叶片较狭，长椭圆形或椭圆状披针形，长 5 ~ 14cm，宽 2 ~ 3cm。

【质量】 以叶片完整，色灰绿，无杂质者为佳。

【功效】 清热利尿通淋，祛痰，凉血，解毒。

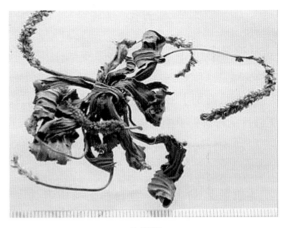

车前草

## 滑石

【来源】 硅酸盐类矿物滑石族滑石，主含含水硅酸镁 [Mg$_3$(Si$_4$O$_{10}$)(OH)$_2$]。采挖后除去泥沙和杂石。

【产地】 主产于山东、辽宁、广东等省。

【性状鉴别】 多为块状集合体。呈不规则的块状。白色、黄白色或淡蓝灰色，有蜡样光泽。质软，细腻，手摸有滑润感，无吸湿性，置水中不崩散。气微，味淡。

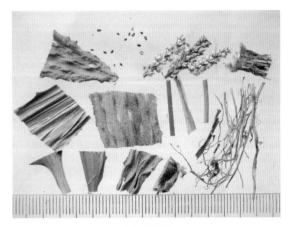

车前草饮片

【质量】 以整洁、色白、滑润、无杂石者为佳。

【功效】 利尿通淋，清热解暑；外用祛湿敛疮。

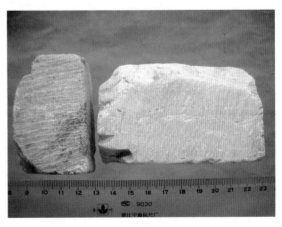

滑石

## 滑石粉

【来源】 滑石经精选净制、粉碎、干燥制成。

【性状鉴别】 为白色或类白色、微细、无砂性的粉末，手摸有滑腻感。气微，味淡。

在水、稀盐酸或稀氢氧化钠溶液中均不溶解。

【质量】 以粉细、色白、无杂质者为佳。

【功效】 利尿通淋，清热解暑；外用祛湿敛疮。

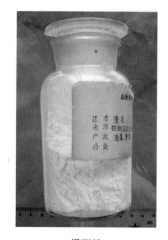

滑石粉

## 木通

【来源】 木通科植物木通 *Akebia quinata* (Thunb.) Decne.、三叶木通 *A. trifoliata*（Thunb.）Koidz. 或白木通 *A. trifoliata* (Thunb.) Koidz. var. *australis* (Diels) Rehd. 的干燥藤茎。秋季采收，截取茎部，除去细枝，阴干。

【产地】 主产于江苏、浙江等省。

【性状鉴别】 呈圆柱形，常稍扭曲，长30 ~ 70cm，直径 0.5 ~ 2cm。表面灰棕色至灰褐色，外皮粗糙而有许多不规则的裂纹或纵沟纹，具突起的皮孔。节部膨大或不明显，具侧枝断痕。体轻，质坚实，不易折断，断面不整齐部黄白色，射线呈放射状排列，髓小或有时中空，黄白色或黄棕色。气微，味微苦而涩。

【质量】 以切面黄白色、具放射状纹者为佳。

【功效】 利尿通淋，清心除烦，通经下乳。

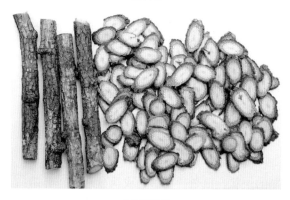

木通及饮片

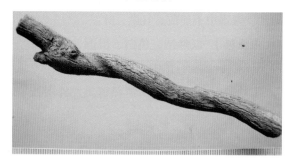

木通

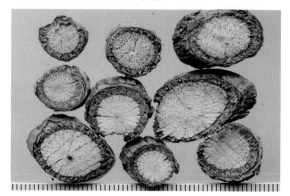

木通饮片

## 川木通

【来源】 毛茛科植物小木通 Clematis armandii Franch. 或绣球藤 Clematis montana Buch. Ham. 的干燥藤茎。春、秋二季采收，除去粗皮，晒干，或趁鲜切薄片，晒干。

【产地】 小木通主产于四川、湖南，陕西、贵州、湖北、云南、广东、广西及江西等省区亦产。绣球藤主产于四川，陕西、湖北、甘肃、安徽、广西、云南、贵州等省区亦产。

【性状鉴别】 呈长圆柱形，略扭曲，长 50～100cm，直径 2～3.5cm。表面黄棕色或黄褐色，有纵向凹沟及棱线；节处多膨大，有叶痕及侧枝痕。残存皮部易撕裂。质坚硬，不易折断。切片厚 0.2～0.4cm，边缘不整齐，残存皮部黄棕色，木部浅黄棕色或浅黄色，有黄白色放射状纹理及裂隙，其间布满导管孔，髓部较小，类白色或黄棕色，偶有空腔。气微，味淡。

【质量】 以粗细均匀，断面黄白色、无黑心者为佳。

【功效】 利尿通淋，清心除烦，通经下乳。

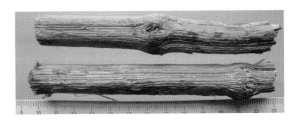

川木通

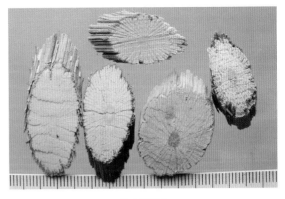

川木通饮片

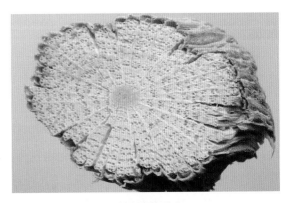

川木通断面放大

## 通草

【来源】 五加科植物通脱木 Tetrapanax papyrifer (Hook.) K. Koch 的干燥茎髓。秋季割取茎，截成段，趁鲜取出髓部，理直，晒干。

【产地】 主产于贵州、云南、四川、广西等省区。

【性状鉴别】 呈圆柱形，长 20～40cm，直径 1～2.5cm。表面白色或淡黄色，有

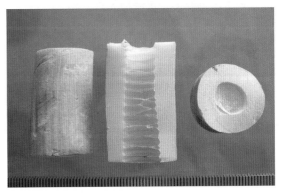

通草

浅纵沟纹。体轻，质松软，稍有弹性，易折断，断面平坦，显银白色光泽，中部有直径0.3～1.5cm的空心或半透明的薄膜，纵剖面呈梯状排列，实心者少见。气微，味淡。

【质量】 以条粗、色白洁、有弹性者为佳。

【功效】 清热利尿，通气下乳。

# 小通草

【来源】 旌节花科植物喜马山旌节花 *Stachyurus himalaicus* Hook. f. et Thoms.、中国旌节花 *Stachyurus chinensis* Franch. 或山茱萸科植物青荚叶 *Helwingia japonica* (Thunb.) Dietr. 的干燥茎髓。秋季割取茎，截成段，趁鲜取出髓部，理直，晒干。

【产地】 主产于四川、湖北、云南、贵州等省。

【性状鉴别】

1. 旌节花茎髓 呈圆柱形，长30～50cm，直径0.5～1cm。表面白色或淡黄色，无纹理。体轻，质松软，捏之能变形，有弹性，易折断，断面平坦，无空心，显银白色光泽。水浸后有黏滑感。气微，味淡。

2. 青荚叶茎髓 表面有浅纵条纹。质较硬，捏之不易变形。水浸后无黏滑感。

【质量】 以身干、色白、无斑点者为佳。

【功效】 清热，利尿，下乳。

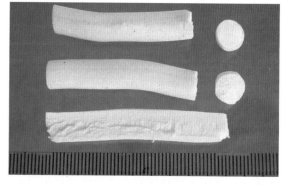

小通草

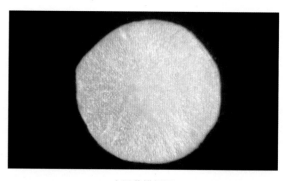

小通草横切面

# 瞿麦

【来源】 石竹科植物瞿麦 *Dianthus superbus* L. 或石竹 *Dianthus chinensis* L. 的干燥地上部分。夏、秋二季花果期采割，除去杂质，干燥。

【产地】 主产于河北、四川、湖北、湖南、江苏、浙江等省。

【性状鉴别】

1. 瞿麦 茎圆柱形，上部有分枝，长 30～60cm；表面淡绿色或黄绿色，光滑无毛，节明显，略膨大，断面中空。叶对生，多皱缩，展平叶片呈条形至条状披针形。枝端具花及果实，花萼筒状，长 2.7～3.7cm；苞片 4～6，宽卵形，长约为萼筒的 1/4；花瓣棕紫色或棕黄色，卷曲，先端深裂成丝状。蒴果长筒形，与宿萼等长。种子细小，多数。气微，味淡。

2. 石竹 萼筒长 1.4～1.8cm，苞片长约为萼筒的 1/2；花瓣先端浅齿裂。

【质量】 以茎嫩、色淡绿、叶多者为佳。

【功效】 利尿通淋，活血通经。

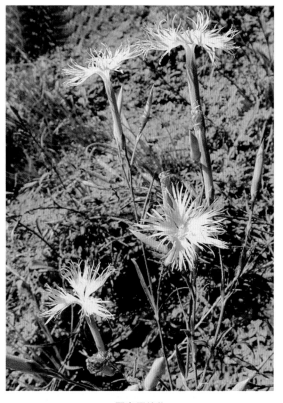

瞿麦原植物

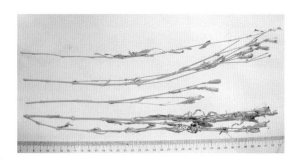

瞿麦

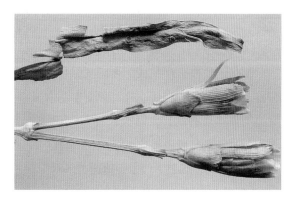

瞿麦叶及萼筒

## 萹蓄

【来源】 蓼科植物萹蓄 *Polygonum aviculare* L. 的干燥地上部分。夏季叶茂盛时采收，除去根及杂质，晒干。

【产地】 全国大部分地区均产。

【性状鉴别】 茎呈圆柱形而略扁，有分枝，长 15～40cm，直径 0.2～0.3cm。表面灰绿色或棕红色，有细密微突起的纵纹；节部稍膨大，有浅棕色膜质的托叶鞘，节间长约 3cm；质硬，易折断，断面髓部白色。叶互生，近无柄或具短柄，叶片多脱落或皱缩、破碎，完整者展平后呈披针形，全缘，两面均呈棕绿色或灰绿色。气微，味微苦。

【质量】 以色绿、叶多、质嫩者为佳。

【功效】 利尿通淋，杀虫，止痒。

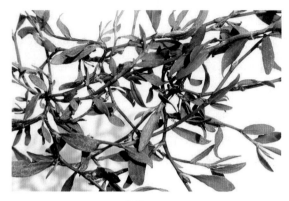

萹蓄（鲜）

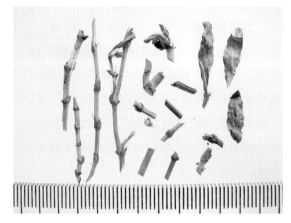

萹蓄饮片

## 地肤子

【来源】 藜科植物地肤 *Kochia scoparia* (L.) Schrad. 的干燥成熟果实。秋季果实成熟时采收植株，晒干，打下果实，除去杂质。

【产地】 主产于河北、山西、山东等省。

【性状鉴别】 呈扁球状五角星形，直径 1～3mm。外被宿存花被，表面灰绿色或浅棕色，周围具膜质小翅 5 枚，背面中心有微突起的点状果梗痕及放射状脉纹 5～10 条；剥离花被，可见膜质果皮，半透明。种子扁卵形，约 1mm，黑色。气微，味微苦。

【质量】 以饱满、色灰绿者为佳。

【功效】 清热利湿，祛风止痒。

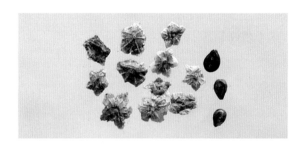

地肤子

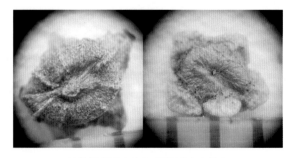

地肤子背面（左）、正面（右）放大

## 海金沙

【来源】 海金沙科植物海金沙 *Lygodium japonicum* (Thunb.) Sw. 的干燥成熟孢子。秋季孢子未脱落时采割藤叶，晒干，搓揉或打下孢子，除去藤叶。

【产地】 主产湖北、湖南、浙江、江苏等省。

【性状鉴别】 呈粉末状，棕黄色或浅棕黄色。体轻，手捻有光滑感，置手中易由指缝滑落。气微，味淡。取本品少量，撒于火上，即发出轻微爆鸣及明亮的火焰。

【质量】 以质轻、色棕黄、手捻光滑者为佳。

【功效】 清利湿热，通淋止痛。

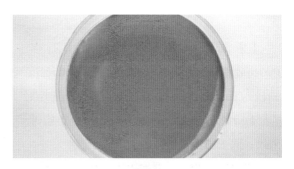

海金沙

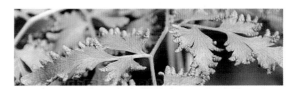

海金沙叶子放大

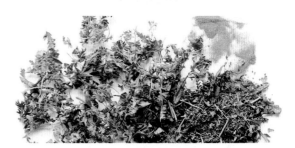

海金沙植物及孢子

## 灯心草

【来源】 灯心草科植物灯心草 *Juncus effusus* L. 的干燥茎髓。夏末至秋季割取茎，晒干，取出茎髓，理直，扎成小把。

【产地】 主产于江苏、四川、福建等省。

【性状鉴别】 呈细圆柱形，长达 90cm，直径 0.1～0.3cm。表面白色或淡黄白色，有细纵纹。体轻，质软，略有弹性，易拉断，断面白色。气微，味淡。

【质量】 以色白、粗细均匀、有弹性者为佳。

【功效】 清心火，利小便。

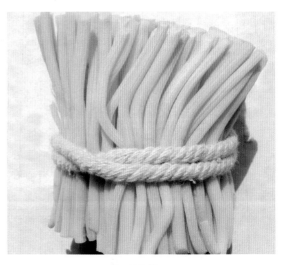

灯心草

# 石韦

【来源】 水龙骨科植物庐山石韦 *Pyrrosia sheareri* (Bak.) Ching、石韦 *Pyrrosia lingua* (Thunb.) Farwell 或有柄石韦 *Pyrrosia petiolosa* (Christ) Ching 的干燥叶。全年均可采收，除去根茎及根，晒干或阴干。

【产地】 全国大部地区均产。

【性状鉴别】

1. 庐山石韦 叶片略皱缩，展平后呈披针形，长 10 ~ 25cm，宽 3 ~ 5cm。先端渐尖，基部耳状偏斜，全缘，边缘常向内卷曲；上表面黄绿色或灰绿色，散布有黑色圆形小凹点；下表面密生红棕色星状毛，有的侧脉间布满棕色圆点状的孢子囊群。叶柄具四棱，长 10 ~ 20cm，直径 1.5 ~ 3mm，略扭曲，有纵槽。叶片革质。气微，味微涩苦。

2. 石韦 叶片披针形或长圆披针形，长 8 ~ 12cm，宽 1 ~ 3cm。基部楔形，对称。孢子囊群在侧脉间，排列紧密而整齐。叶柄长 5 ~ 10cm，直径约 1.5mm。

3. 有柄石韦 叶片多卷曲呈筒状，展平后呈长圆形或卵状长圆形，长 3 ~ 8cm，宽 1 ~ 2.5cm。基部楔形，对称；下表面侧脉不明显，布满孢子囊群。叶柄长 3 ~ 12cm，直径约 1mm。

【质量】 以叶厚，完整者为佳。

【功效】 利尿通淋，清肺止咳，凉血止血。

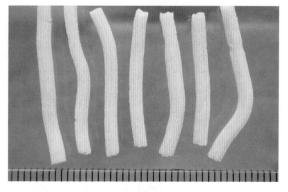

灯心草饮片

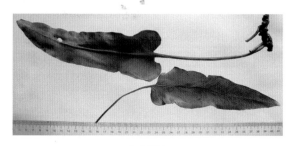

庐山石韦

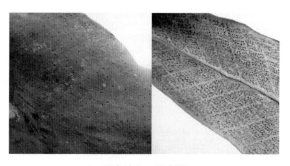

石韦叶上、下表面

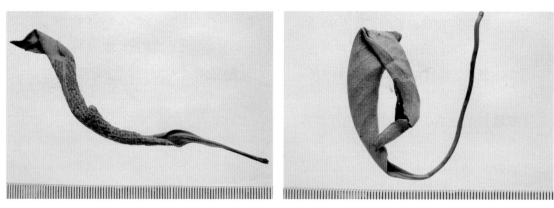

有柄石韦

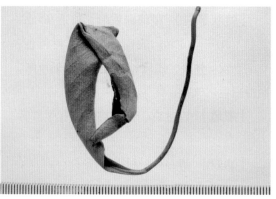

石韦

## 粉萆薢

【来源】　薯蓣科植物粉背薯蓣 *Dioscorea ypoglauca* Palibin. 的干燥根茎。秋、冬二季采挖，除去须根，洗净，切片，晒干。

【产地】　主产于浙江、安徽、江西等省。

【性状鉴别】　不规则的薄片，边缘不整齐，大小不一，厚约 0.5mm。有的有棕黑色或灰棕色的外皮。切面黄白色或淡灰棕色，维管束呈小点状散在。质松，略有弹性，易折断，新断面近外皮处显淡黄色。气微，味辛、微苦。

【质量】　以片大而薄、切面黄白色、质松者为佳。

【功效】　利湿去浊，祛风除痹。

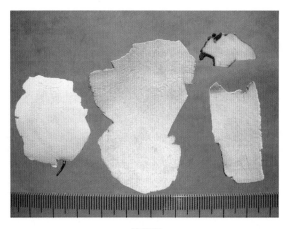

粉萆薢

## 绵萆薢

【来源】　薯蓣科植物绵萆薢 *Dioscorea Septemloba* Thunb. 或福州薯蓣 *D. futschauensis* Uline ex R.Kunth. 的干燥根茎。秋、冬二季采挖，除去须根，洗净，切片，晒干。

【产地】　主产于浙江、福建、江西等省。

【性状鉴别】　不规则的斜切片，边缘不整齐，大小不一，厚 2～5mm。外皮黄棕色至黄褐色，有稀疏的须根残基，呈圆锥状突起。质疏松，略呈海绵状，切面灰白色至浅灰棕色，黄棕色点状维管束散在。气微，味微苦。

【质量】　以片大、切面灰白色、质松者为佳。

【功效】　利湿去浊，祛风除痹。

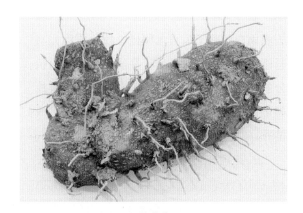

绵萆薢

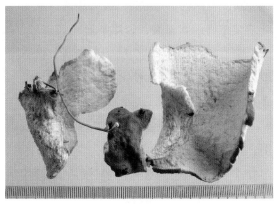

绵萆薢饮片

# 任务三　利湿退黄药的性状鉴定

## 茵陈

【来源】　菊科植物滨蒿 *Artemisia scoparia* Waldst. et Kit. 或茵陈蒿 *Artemisiaca pillaris* Thunb. 的干燥地上部分。春季幼苗高 6 ~ 10cm 时采收或秋季花蕾长成时采割，除去杂质及老茎，晒干。春季采收的习称"绵茵陈"，秋季采割的称"花茵陈"。

【产地】　主产于陕西、山西、河北等省。

【性状鉴别】

1. 绵茵陈　多卷曲成团状，灰白色或灰绿色，全体密被白色茸毛，绵软如绒。茎细小，长 1.5 ~ 2.5cm，直径 0.1 ~ 0.2cm，除去表面白色茸毛后可见明显纵纹；质脆，易折断。叶具柄；展平后叶片呈一至三回羽状分裂，叶片长 1 ~ 3cm，宽约 1cm；小裂片卵形或稍呈倒披针形、条形，先端锐尖。气清香，味微苦。

2. 花茵陈　茎呈圆柱形，多分枝，长 30 ~ 100cm，直径 2 ~ 8mm；表面淡紫色或紫色，有纵条纹，被短柔毛；体轻，质脆，断面类白色。叶密集，或多脱落；下部叶二至三回羽状深裂，裂片条形或细条形，两面密被白色柔毛；茎生叶一至二回羽状全裂，基部抱茎，裂片细丝状。头状花序卵形，多数集成圆锥状，长 1.2 ~ 1.5mm，直径 1 ~ 1.2mm，有短梗；总苞片 3 ~ 4 层，卵形，苞片 3 裂；外层雌花 6 ~ 10 个，可多达 15 个，内层两性花 2 ~ 10 个。瘦果长圆形，黄棕色。气芳香，味微苦。

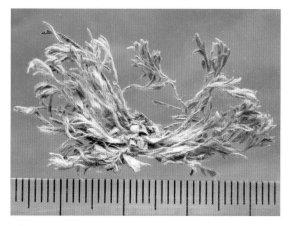

绵茵陈

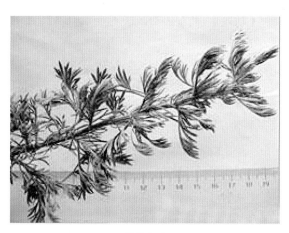

花茵陈叶

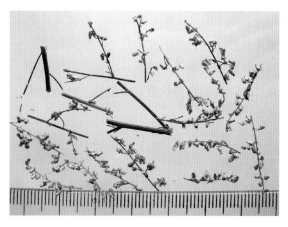

花茵陈头状花序

【质量】　以质嫩、绵软、色灰白、香气浓者为佳。

【功效】　清利湿热，利胆退黄。

# 金钱草

【来源】　报春花科植物过路黄 *Lysimachia christinae* Hance 的干燥全草。夏、秋二季采收，除去杂质，晒干。

【产地】　主产于四川、山西、陕西、云南等省。

【性状鉴别】　常缠结成团，无毛或被疏柔毛。茎扭曲，表面棕色或暗棕红色，有纵纹，下部茎节上有时具须根，断面实心。**叶对生，多皱缩，展平后呈宽卵形或心形，长 1 ~ 4cm，宽 1 ~ 5cm，基部微凹，全缘；上表面灰绿色或棕褐色，下表面色较浅，主脉明显突起，用水浸后，对光透视可见黑色或褐色条纹**；叶柄长 1 ~ 4cm。有的带花，花黄色，单生叶腋，具长梗。蒴果球形。气微，味淡。

【质量】　以色绿、叶大、叶多、须根少者为佳。

【功效】　利湿退黄，利尿通淋，解毒消肿。

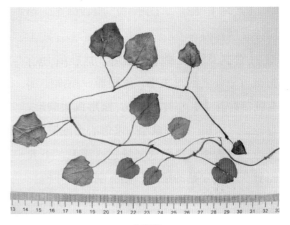

金钱草

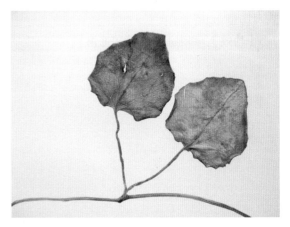

金钱草叶

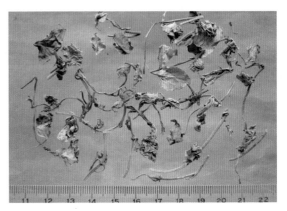

金钱草饮片

# 广金钱草

【来源】 豆科植物广金钱草 *Desmodium styracifolium* (Osh.) Merr. 的干燥地上部分。夏、秋二季采割，除去杂质，晒干。

【产地】 主产于广东、广西、福建、湖南等省区。

【性状鉴别】 茎呈圆柱形，长可达 1m；密被黄色伸展的短柔毛；质稍脆，断面中部有髓。叶互生，小叶 1 或 3，圆形或矩圆形，直径 2～4cm；先端微凹，基部心形或钝圆，全缘；上表面黄绿色或灰绿色，无毛，下表面具灰白色紧贴的绒毛，侧脉羽状；叶柄长 1～2cm，托叶 1 对，披针形，长约 0.8cm。气微香，味微甘。

【质量】 以叶多、完整、色黄绿、气香者为佳。

【功效】 利湿退黄，利尿通淋。

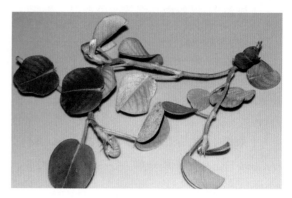

广金钱草（鲜）

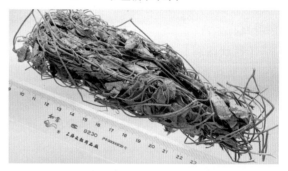

广金钱草

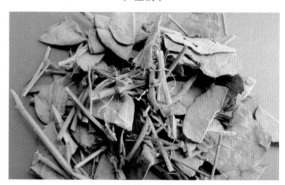

广金钱草饮片

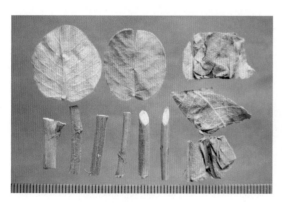

广金钱草饮片放大

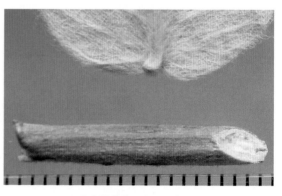

广金钱草茎、叶（下表面）

# 虎杖

【来源】　蓼科植物虎杖 *Polygonum cuspidatum* Sieb. et Zucc. 的干燥根茎和根。春、秋二季采挖，除去须根，洗净，趁鲜切短段或厚片，晒干。

【产地】　主产于江苏、浙江、安徽、广东、广西等省区。

【性状鉴别】　多为圆柱形短段或不规则厚片，长 1 ~ 7cm，直径 0.5 ~ 2.5cm。外皮棕褐色，有纵皱纹及须根痕，切面皮部较薄，木部宽广，棕黄色，射线放射状，皮部与木部较易分离。根茎髓中有隔或呈空洞状。质坚硬。气微，味微苦、涩。

【质量】　以条粗、木部宽广、质坚硬者为佳。

【功效】　利湿退黄，清热解毒，散瘀止痛，止咳化痰。

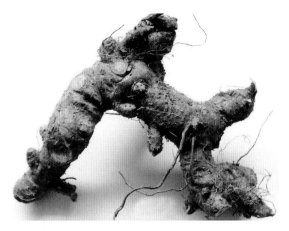

虎杖

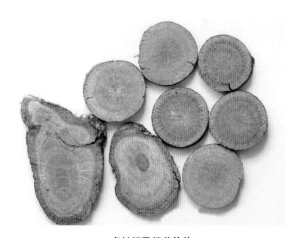

虎杖根及根茎饮片

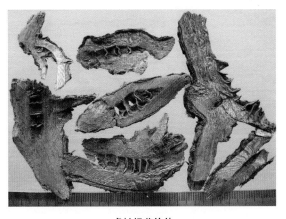

虎杖根茎饮片

# 垂盆草

【来源】 景天科植物垂盆草 *Sedum sarmentosum* Bunge 的干燥全草。夏、秋二季采收，除去杂质，干燥。

【产地】 全国各地均产。

【性状鉴别】 茎纤细，长可达20cm以上，部分节上可见纤细的不定根。3叶轮生，叶片倒披针形至矩圆形，绿色，肉质，长1.5～2.8cm，宽0.3～0.7cm，先端近急尖，基部急狭，有距。气微，味微苦。

【功效】 利湿退黄，清热解毒。

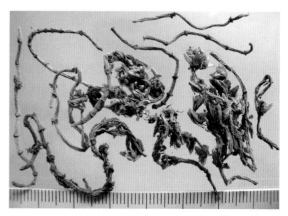

垂盆草

# 项目七 温里药的性状鉴定

## 附子

【来源】 毛茛科植物乌头 *Aconitum carmichaeli* Debx. 的子根的加工品。6月下旬至8月上旬采挖，除去母根、须根及泥沙，习称"泥附子"。分别加工成"盐附子""黑顺片"和"白附片"等规格。

【产地】 主产于四川、陕西等省。

【性状鉴别】

1. 盐附子 呈圆锥形，长4～7cm，直径3～5cm。表面灰黑色，被盐霜，顶端有凹陷的芽痕，周围有瘤状突起的支根或支根痕。体重，横切面灰褐色，可见充满盐霜的小空隙和多角形形成层环纹，环纹内侧导管束排列不整齐。气微，味咸而麻，刺舌。

2. 黑顺片 为纵切片，上宽下窄，长1.7～5cm，宽0.9～3cm，厚0.2～0.5cm。外皮黑褐色，切面暗黄色，油润具光泽，半透明状，并有纵向导管束。质硬而脆，断面角质样。气微，味淡。

3. 白附片 无外皮，黄白色，半透明，厚约0.3cm。

【质量】 盐附子以个大、体重、表面起盐霜、无空心、无腐烂者为佳；黑顺片和白附片均以片大、厚薄均匀者为佳。

【功效】 回阳救逆，补火助阳，散寒止痛。

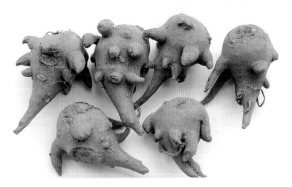

生附子

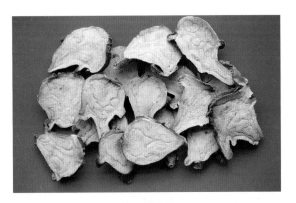

生附子饮片

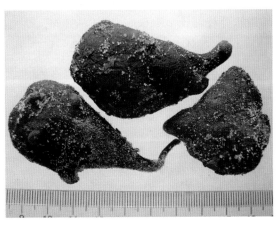

盐附子

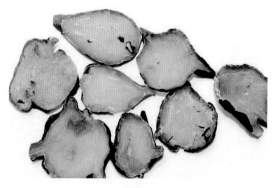

黑顺片

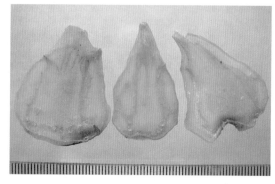

白附片

# 干姜

【来源】 姜科植物姜 *Zingiber officinale* Rosc. 的干燥根茎。冬季采挖，除去须根及泥沙，晒干或低温干燥。趁鲜切片晒干或低温干燥者称为"干姜片"。

【产地】 主产于四川、贵州、湖北等省。

【性状鉴别】

1. 干姜 呈扁平块状，具指状分枝，长 3 ~ 7cm，厚 1 ~ 2cm。表面灰黄色或浅灰棕色，粗糙，具纵皱纹及明显的环节。分枝处常有鳞叶残存，分枝顶端有茎痕或芽。质坚实，断面黄白色或灰白色，粉性或颗粒性，内皮层环纹明显，维管束及黄色油点散在。气香、特异，味辛辣。

2. 干姜片 为不规则纵切片或斜切片，具指状分枝，长 1 ~ 6cm，宽 1 ~ 2cm，厚 0.2 ~ 0.4cm。外皮灰黄色或浅黄棕色，粗糙，具纵皱纹及明显的环节。切面灰黄色或灰白色，略显粉性，可见较多的纵向纤维，有的呈毛状。质坚实，断面纤维性。气香、特异，味辛辣。

【质量】 以质坚实、断面色黄白、粉性足、气味浓香者为佳。

【功效】 温中散寒，回阳通脉，温肺化饮。

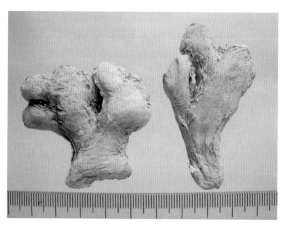

干姜

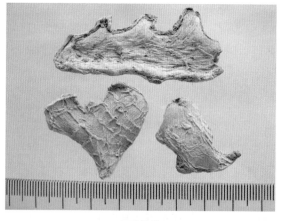

干姜饮片

# 肉桂

**【来源】** 樟科植物肉桂 *Cinnamomum cassia* Presl 的干燥树皮。多于秋季剥取，阴干。

**【产地】** 主产于广东、广西、云南、福建等省区。

**【性状鉴别】** 呈槽状或卷筒状，长30～40cm，宽或直径3～10cm，厚0.2～0.8cm。外表面灰棕色，稍粗糙，有不规则的细皱纹和横向突起的皮孔，有的可见灰白色的斑纹；内表面红棕色，略平坦，有细纵纹，划之显油痕。质硬而脆，易折断，断面不平坦，外层棕色而较粗糙，内层红棕色而油润，两层间有1条黄棕色的线纹。气香浓烈，味甜、辣。

**【质量】** 以不破碎、体重、外皮细、肉厚、断面色紫、油性大、香气浓厚、味甜辣、嚼之渣少者为佳。

**【功效】** 补火助阳，引火归元，散寒止痛，温通经脉。

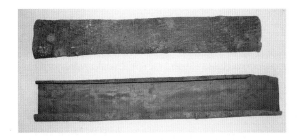

肉桂

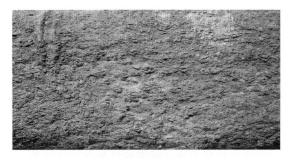

肉桂外表面

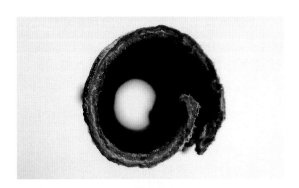

肉桂横切面

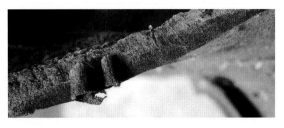

肉桂断面油痕

# 吴茱萸

【来源】 芸香科植物吴茱萸 *Evodia rutaecarpa* (Juss.) Benth.、石虎 *Evodia rutaecarpa* (Juss.) Benth. var. *officinalis* (Dode) Huang 或疏毛吴茱萸 *Evodia rutaecarpa* (Juss.) Benth.var. *bodinieri* (Dode) Huang 的干燥近成熟果实。8～11 月果实尚未开裂时，剪下果枝，晒干或低温干燥，除去枝、叶、果梗等杂质。

【产地】 主产于贵州、广西、湖南、云南等省区。

【性状鉴别】 呈球形或略呈五角状扁球形，直径 2～5mm。表面暗黄绿色至褐色，粗糙，有多数点状突起或凹下的油点。顶端有五角星状的裂隙，基部残留被有黄色茸毛的果梗。质硬而脆，横切面可见子房 5 室，每室有淡黄色种子 1 粒。气芳香浓郁，味辛辣而苦。

【质量】 以粒小、饱满坚实、色绿、香气浓烈者为佳。

【功效】 散寒止痛，降逆止呕，助阳止泻。

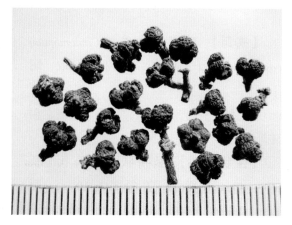

吴茱萸

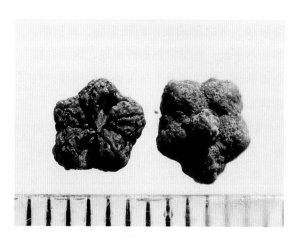

吴茱萸顶端、基部

# 小茴香

【来源】 伞形科植物茴香 *Foeniculum vulgare* Mill. 的干燥成熟果实。秋季果实初熟时采割植株，晒干，打下果实，除去杂质。

【产地】 主产于内蒙古、山西、黑龙江等省区。

【性状鉴别】 为双悬果，呈圆柱形，有的稍弯曲，长 4～8mm，直径 1.5～2.5mm。表面黄绿色或淡黄色，两端略尖，顶端残留有黄棕色突起的柱基，基部有时有细小的果梗。分果呈长椭圆形，背面有纵棱 5 条，接合面平坦而较宽。横切面略呈五边形，背面

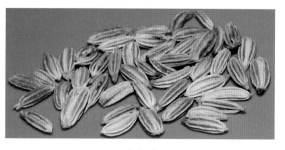

小茴香

的四边约等长。有特异香气，味微甜、辛。

【质量】 以颗粒饱满、色黄绿、香气浓者为佳。

【功效】 散寒止痛，理气和胃。

# 八角茴香

【来源】 木兰科植物八角茴香 *Illicium verum* Hook. f. 的干燥成熟果实。秋、冬二季果实由绿变黄时采摘，置沸水中略烫后干燥或直接干燥。

【产地】 主产于广西、云南、贵州、广东、湖南等省区。

【性状鉴别】 为聚合果，多由 8 个蓇葖果组成，放射状排列于中轴上。蓇葖果长 1 ~ 2cm，宽 0.3 ~ 0.5cm，高 0.6 ~ 1cm；外表面红棕色，有不规则皱纹，顶端呈鸟喙状，上侧多开裂；内表面淡棕色，平滑，有光泽；质硬而脆。果梗长 3 ~ 4cm，连于果实基部中央，弯曲，常脱落。每个蓇葖果含种子 1 粒，扁卵圆形，长约 6mm，红棕色或黄棕色，光亮，尖端有种脐；胚乳白色，富油性。气芳香，味辛、甜。

【质量】 以个大、完整、色红棕、油性大香气浓者为佳。

【功效】 温阳散寒，理气止痛。

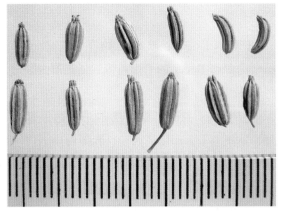

小茴香放大

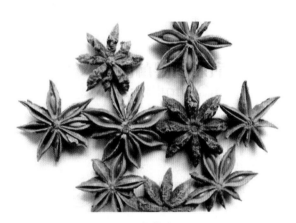

八角茴香

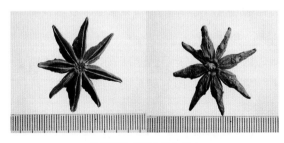

八角茴香（聚合果）放大

# 丁香

【来源】 桃金娘科植物丁香 Eugenia caryophyllata Thunb. 的干燥花蕾。当花蕾由绿色转红时采摘，晒干。

【产地】 主产于桑给巴尔、马达加斯加、斯里兰卡、印度尼西亚。我国海南、广东省有引种。

【性状鉴别】 略呈研棒状，长 1 ~ 2cm。花冠圆球形，直径 0.3 ~ 0.5cm，花瓣 4，复瓦状抱合，棕褐色或褐黄色，花瓣内为雄蕊和花柱，搓碎后可见众多黄色细粒状的花药。萼筒圆柱状，略扁，有的稍弯曲，长 0.7 ~ 1.4cm，直径 0.3 ~ 0.6cm，红棕色或棕褐色，上部有 4 枚三角状的萼片，十字状分开。质坚实，富油性。气芳香浓烈，味辛辣、有麻舌感。

【质量】 以个大、色标棕褐、香气浓郁、入水下沉者为佳。

【功效】 温中降逆，补肾助阳。

# 母丁香

【来源】 桃金娘科植物丁香 Eugenia caryophyllata Thunb. 的近成熟果实。果将熟时采摘，晒干。

【产地】 主产于桑给巴尔、马达加斯加、斯里兰卡、印度尼西亚。我国海南、广东省有引种。

【性状鉴别】 呈卵圆形或长椭圆形，长 1.5 ~ 3cm，直径 0.5 ~ 1cm。表面黄棕色或褐棕色，有细皱纹；顶端有四个宿存萼片向内弯曲成钩状；基部有果梗痕；果皮与种仁可剥离，种仁由两片子叶合抱而成，棕色或暗棕色，显油性，中央具一明显的纵沟；内

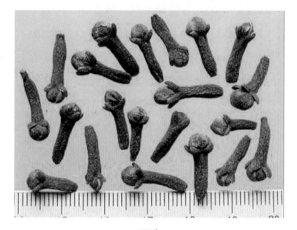

丁香

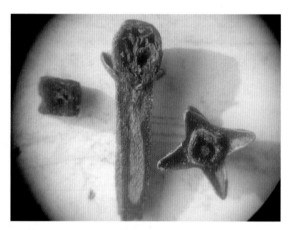

萼片剖面放大

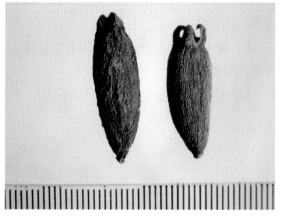

母丁香

有胚，呈细杆状。质较硬，难折断。气香，味麻辣。

【质量】 以黄棕色，气香，味辛辣者为佳。

【功效】 温中降逆，补肾助阳。

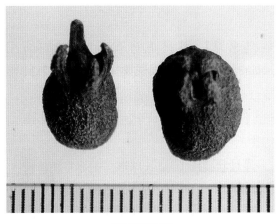

母丁香顶面观

# 高良姜

【来 源】 姜科植物高良姜 *Alpinia officinarum* Hance 的干燥根茎。夏末秋初采挖，除去须根和残留的鳞片，洗净，切段，晒干。

【产地】 主产广东、海南、广西等省区。

【性状鉴别】 呈圆柱形，多弯曲，有分枝，长 5 ~ 9cm，直径 1 ~ 1.5cm。表面棕红色至暗褐色，有细密的纵皱纹和灰棕色的波状环节，节间长 0.2 ~ 1cm，一面有圆形的根痕。质坚韧，不易折断，断面灰棕色或红棕色，纤维性，中柱约占 1 / 3。气香，味辛辣。

【质量】 以分枝少、色红棕、香气浓、味辣者为佳。

【功效】 温胃止呕，散寒止痛。

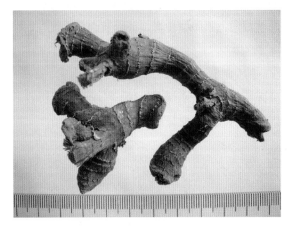

高良姜

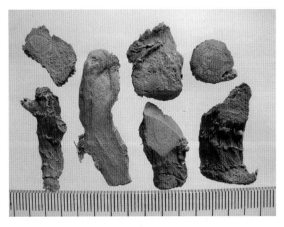

高良姜饮片

# 红豆蔻

【来源】 姜科植物大高良姜 *Alpinia galangal* Willd. 的干燥成熟果实。秋季果实变红时采收，除去杂质，阴干。

【产地】 主产于广东、广西、海南、云南等省区。

【性状鉴别】 呈长球形，中部略细，长0.7～1.2cm，直径0.5～0.7cm。表面红棕色或暗红色，略皱缩，顶端有黄白色管状宿萼，基部有果梗痕。果皮薄，易破碎。种子6，扁圆形或三角状多面形，黑棕色或红棕色，外被黄白色膜质假种皮，胚乳灰白色。气香，味辛辣。

【质量】 以外表红棕色、粒大饱满、不破碎、气香、味辛辣者为佳。

【功效】 散寒燥湿，醒脾消食。

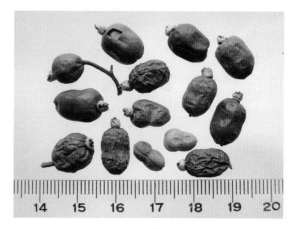

红豆蔻

# 胡椒

【来源】 胡椒科植物胡椒 *Piper nigrum* L. 的干燥近成熟或成熟果实。秋末至次春果实呈暗绿色时采收，晒干，为黑胡椒；果实变红时采收，用水浸渍数日，擦去果肉，晒干，为白胡椒。

【产地】 主产于马来西亚、印度尼西亚、印度、泰国、越南等国，我国广东、广西、云南等省区有栽培。

【性状鉴别】

1. 黑胡椒 呈球形，直径3.5～5mm。表面黑褐色，具隆起网状皱纹，顶端有细小花柱残迹，基部有自果轴脱落的疤痕。质硬，外果皮可剥离，内果皮灰白色或淡黄色。断面黄白色，粉性，中有小空隙。气芳香，味辛辣。

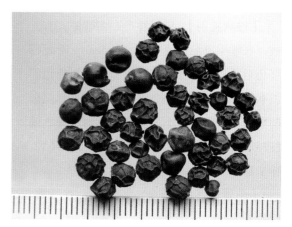

黑胡椒

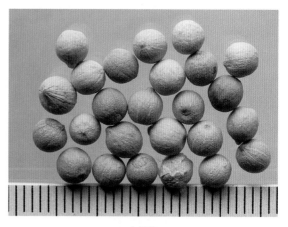

白胡椒

2. 白胡椒　表面灰白色或淡黄白色，平滑，顶端与基部间有多数浅色线状条纹。

【质量】　黑胡椒以粒大、饱满、色黑皮皱、气味强烈者为佳；白胡椒以个大粒圆、坚实、色白或灰白、气味强烈者为佳。入药习用黑胡椒，白胡椒多用作调味品。

【功效】　温中散寒，行气，消痰。

# 花椒

【来源】　芸香科植物青椒 *Zanthoxylum schinifolium* Sieb. et Zucc. 或花椒 *Zanthoxylum bungeanum* Maxim. 的干燥成熟果皮。秋季采收成熟果实，晒干，除去种子及杂质。

【产地】　主产于辽宁、河北、四川等省。

【性状鉴别】

1. 青椒　多为 2 ~ 3 个上部离生的小蓇葖果，集生于小果梗上，蓇葖果球形，沿腹缝线开裂，直径 3 ~ 4mm。外表面灰绿色或暗绿色，散有多数油点及细密的网状隆起皱纹；内表面类白色，光滑。内果皮常由基部与外果皮分离。残存种子呈卵形，长 3 ~ 4mm，直径 2 ~ 3mm，表面黑色，有光泽。气香，味微甜而辛。

2. 花椒　蓇葖果多单生，直径 4 ~ 5mm。外表面紫红色或棕红色，散有多数疣状突起的油点，直径 0.5 ~ 1mm，对光观察半透明；内表面淡黄色。香气浓，味麻辣而持久。

【质量】　青椒以色青绿、皮厚、香气大、无枝梗及椒目（种子）者为佳。花椒以身干个大、色红、无梗、皮细颗粒均匀整齐、无椒目（种子）者为佳。

【功效】　温中止痛，杀虫止痒。

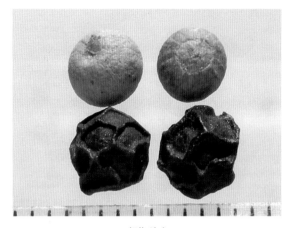

胡椒放大

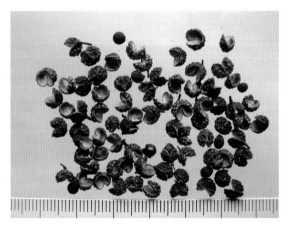

青椒

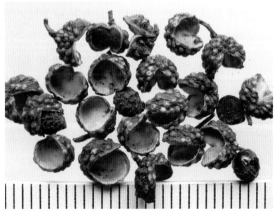

青椒放大

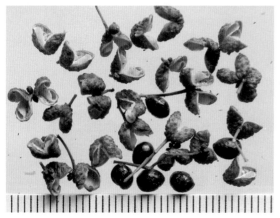

花椒

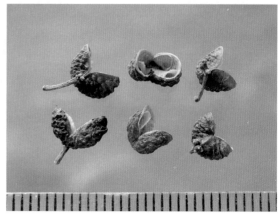

花椒放大

# 荜茇

【来源】 胡椒科植物荜茇 *Piper longum* L. 的干燥近成熟或成熟果穗。果穗由绿变黑时采收，除去杂质，晒干。

【产地】 主产于四川、江苏、浙江、辽宁、河南、山西等省。

【性状鉴别】 呈圆柱形，稍弯曲，由多数小浆果集合而成，长 1.5 ~ 3.5cm，直径 0.3 ~ 0.5cm。表面黑褐色或棕色，有斜向排列整齐的小突起，基部有果穗梗残存或脱落。质硬而脆，易折断，断面不整齐，颗粒状。小浆果球形，直径约0.1cm。有特异香气，味辛辣。

【质量】 以肥大、饱满、气味浓者为佳。

【功效】 温中散寒，行气止痛。

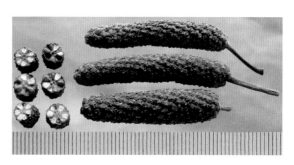

荜茇

## 荜澄茄

【来源】 樟科植物山鸡椒 *Litsea cubeba* (Lour.) Pers. 的干燥成熟果实。秋季果实成熟时采收,除去杂质,晒干。

【产地】 主产于云南、广西、四川、贵州等省区。

【性状鉴别】 呈类球形, 直径 4 ~ 6mm。表面棕褐色至黑褐色,有网状皱纹。基部偶有宿萼和细果梗。除去外皮可见硬脆的果核,种子 1,子叶 2,黄棕色,富油性。气芳香,味稍辣而微苦。

【质量】 以粒大、油性足、气味浓者为佳。

【功效】 温中散寒,行气止痛。

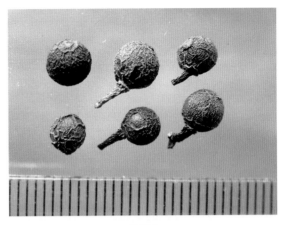

荜澄茄

# 项目八　理气药的性状鉴定

## 陈皮

【来源】　芸香科植物橘 *Citrus reticulata* Blanco 及其栽培变种的干燥成熟果皮。药材分为"陈皮"和"广陈皮"。采摘成熟果实，剥取果皮，晒干或低温干燥。

【产地】　主产于广东、四川、福建等省。

1.陈皮　常剥成数瓣，基部相连，有的呈不规则的片状，厚 1 ~ 4mm。外表面橙红色或红棕色，有细皱纹和凹下的点状油室；内表面浅黄白色，粗糙，附黄白色或黄棕色筋络状维管束。质稍硬而脆。气香，味辛、苦。

2.广陈皮　常 3 瓣相连，形状整齐，厚度均匀，约 1mm。点状油室较大，对光照视，透明清晰。质较柔软。

【质量】　以片大、完整、色鲜艳、质柔软、香气浓者为佳。

【功效】　理气健脾，燥湿化痰。

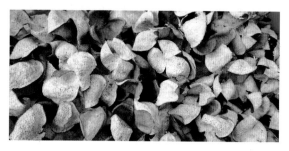

陈皮

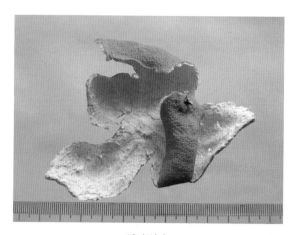

陈皮放大

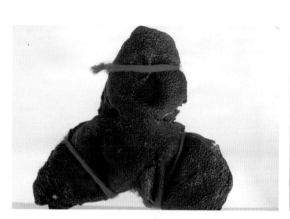

广陈皮

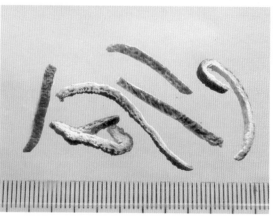

陈皮饮片

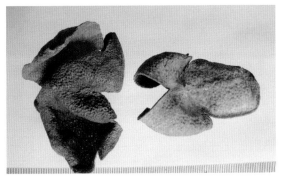

广陈皮内外表面

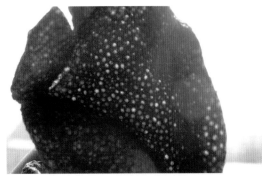

广陈皮对光照视

## 橘红

【来源】　芸香科植物橘 *Citrus reticulata* Blanco 及其栽培变种的干燥外层果皮。秋末冬初果实成熟后采收，用刀削下外果皮，晒干或阴干。

【产地】　主产于四川、福建、浙江、江西等省。

【性状鉴别】　呈长条形或不规则薄片状，边缘皱缩向内卷曲。外表面黄棕色或橙红色，存放后呈棕褐色，密布黄白色突起或凹下的油室。内表面黄白色，密布凹下透光小圆点。质脆易碎。气芳香，味微苦、麻。

【质量】　以片大而薄、色橙红、质油润者为佳。

【功效】　理气宽中，燥湿化痰。

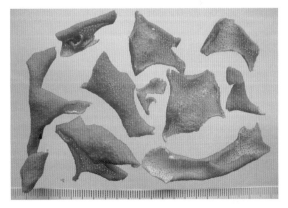

橘红

## 橘核

【来源】　芸香科植物橘 *Citrus reticulata* Blanco 及其栽培变种的干燥成熟种子。果实成熟后收集，洗净，晒干。

【产地】　主产于广东、四川、福建、江西等省。

【性状鉴别】　略呈卵形，长 0.8 ～ 1.2cm，直径 0.4 ～ 0.6cm。表面淡黄白色

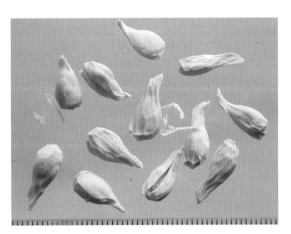

橘核

或淡灰白色，光滑，一侧有种脊棱线，一端钝圆，另端渐尖成小柄状。外种皮薄而韧，内种皮菲薄，淡棕色，子叶2，黄绿色，有油性。气微，味苦。

【质量】 以色黄白、饱满、粒均匀者为佳。

【功效】 理气，散结，止痛。

附：
橘络橘类果实中果皮与内果皮之间的维管束。功效通络，理气，化痰。

# 化橘红

【来源】 芸香科植物化州柚 *Citrus grandis* 'Tomentosa' 或柚 *Citrus grandis* (L.) Osbeck 的未成熟或近成熟的干燥外层果皮。前者习称"毛橘红"，后者习称"光七爪"、"光五爪"。夏季果实未成熟时采收，置沸水中略烫后，将果皮割成5或7瓣，除去果瓤和部分中果皮，压制成形，干燥。

【产地】 "毛橘红"主产于广东化州、广西玉林，"光七爪"则主产于广东湛江及广西合浦地区。

【性状鉴别】

1. 化州柚 呈对折的七角或展平的五角星状，单片呈柳叶形。完整者展平后直径15~28cm，厚0.2~0.5cm。外表面黄绿色，密布茸毛，有皱纹及小油室；内表面黄白色或淡黄棕色，有脉络纹。质脆，易折断，断面不整齐，外缘有1列不整齐的下凹的油室，内侧稍柔而有弹性。气芳香，味苦、微辛。

2. 柚 外表面黄绿色至黄棕色，无毛。

【质量】 均以片薄、均匀、气味浓者为佳。

【功效】 理气宽中，燥湿化痰。

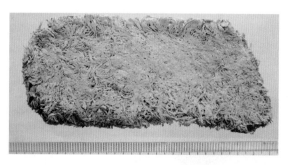

橘络

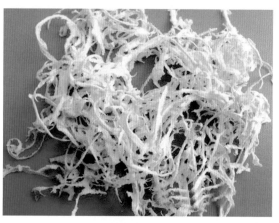

橘络饮片

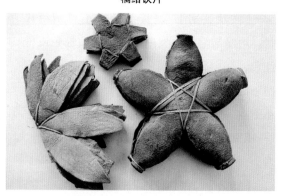

化橘红（光五爪、光六爪、光七爪）

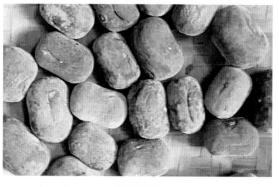

化橘红胎

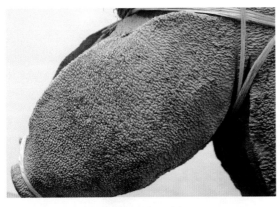

外表面（光五爪）

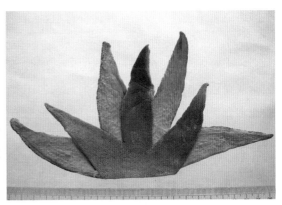

化橘红（七爪）

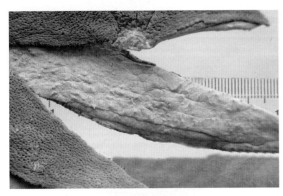

内表面（光七爪）

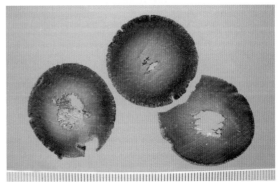

化橘红胎片

# 青皮

【来源】　芸香科植物橘 *Citrus reticulata* Blanco 及其栽培变种的干燥幼果或未成熟果实的果皮。5～6月收集自落的幼果，晒干，习称"个青皮"；7～8月采收未成熟的果实，在果皮上纵剖成四瓣至基部，除尽瓤瓣，晒干，习称"四花青皮"。

【来源】　主产于广东、四川、福建、浙江等省。

【性状鉴别】

1. 四花青皮　果皮剖成4裂片，裂片长椭圆形，长4～6cm，厚0.1～0.2cm。外表面灰绿色或黑绿色，密生多数油室；内表面类白色或黄白色，粗糙，附黄白色或黄棕色

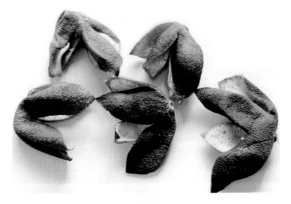

四花青皮

小筋络。质稍硬，易折断，断面外缘有油室1～2列。气香，味苦、辛。

2.个青皮　呈类球形，直径0.5～2cm。表面灰绿色或黑绿色，微粗糙，有细密凹下的油室，顶端有稍突起的柱基，基部有圆形果梗痕。质硬，断面果皮黄白色或淡黄棕色，厚0.1～0.2cm，外缘有油室1～2列。瓤囊8～10瓣，淡棕色。气清香，味酸、苦、辛。

【质量】　四花青皮以外皮黑绿、内面色白、油性大、气香者为佳。个青皮以黑绿色、颗粒均匀、质地坚实、皮厚瓤小、香气浓厚者为佳。

【功效】　疏肝破气，消积化滞。

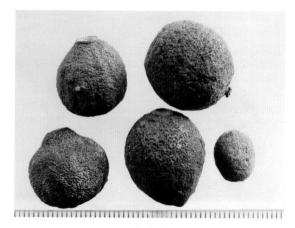

个青皮

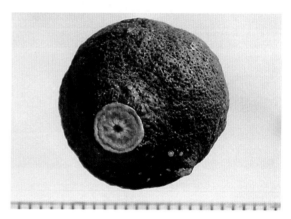

个青皮放大

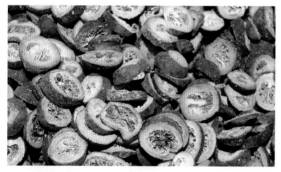

个青皮饮片

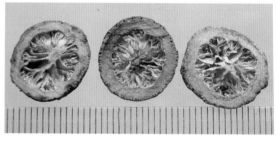

个青皮饮片放大

# 枳实

【来源】 芸香科植物酸橙 *Citrus aurantium* L. 及其栽培变种或甜橙 *Citrus sinensis* Osbeck 的干燥幼果。5~6月收集自落的果实，除去杂质，自中部横切为两半，晒干或低温干燥，较小者直接晒干或低温干燥。

【产地】 主产于四川、江西、湖南、湖北等省。

【性状鉴别】 呈半球形，少数为球形，直径0.5~2.5cm。外果皮黑绿色或暗棕绿色，具颗粒状突起和皱纹，有明显的花柱残迹或果梗痕。切面中果皮略隆起，厚0.3~1.2cm，黄白色或黄褐色，边缘有1~2列油室，瓤囊棕褐色。质坚硬。气清香，味苦、微酸。

【质量】 以外果皮黑绿色、香气浓者为佳。

【功效】 破气消积，化痰散痞。

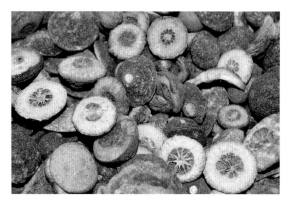

枳实

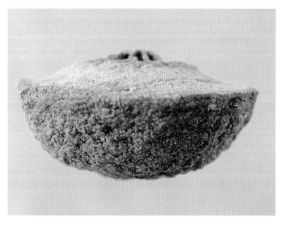

枳实放大

# 枳壳

【来源】 芸香科植物酸橙 *Citrus aurantium* L. 及其栽培变种的干燥未成熟果实。7月果皮尚绿时采收，自中部横切为两半，晒干或低温干燥。

【产地】 主产于四川、江西、湖南、湖北等省。

【性状鉴别】 呈半球形，直径3~5cm。外果皮棕褐色至褐色，有颗粒状突起，突起的顶端有凹点状油室；有明显的花柱残迹或果梗痕。切面中果皮黄白色，光滑而稍隆起，厚0.4~1.3cm，边缘散有1~2列油室，瓤囊7~12瓣，少数至15瓣，汁囊干缩呈棕色至棕褐色，内藏种子。质坚硬，不易折断。气清香，味苦、微酸。

【质量】 以外皮色青绿、香气浓者为佳。

【功效】 理气宽中，行滞消胀。

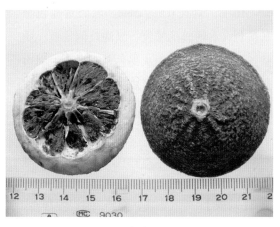

枳壳

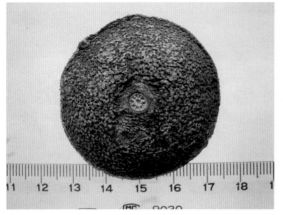

枳壳表面上花柱残迹

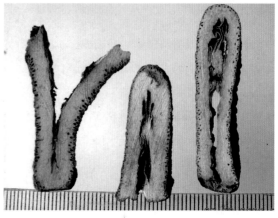

麸炒枳壳

# 木香

【来源】 菊科植物木香 *Aucklandia lappa* Decne. 的干燥根。秋、冬二季采挖，除去泥沙及须根，切段，大的再纵剖成瓣，干燥后撞去粗皮。

【产地】 主产于云南，四川、湖北、陕西等省。

【性状鉴别】 呈圆柱形或半圆柱形，长5～10cm，直径0.5～5cm。表面黄棕色至灰褐色，有明显的皱纹、纵沟及侧根痕。质坚，不易折断，断面灰褐色至暗褐色，周边灰黄色或浅棕黄色，形成层环棕色，有放射状纹理及散在的褐色点状油室。气香特异，味微苦。

【质量】 以质坚实、香气浓、油点多者为佳。

【功效】 行气止痛，健脾消食。

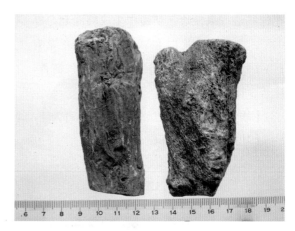

木香

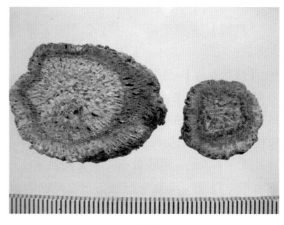

木香饮片

## 土木香

【来源】　为菊科植物土木香 *Inula helenium* L. 的干燥根。秋季采挖，除去泥沙，晒干。

【产地】　主产于河北。

【性状鉴别】　呈圆锥形，略弯曲，长 5～20cm。表面黄棕色或暗棕色，有纵皱纹及须根痕。根头粗大，顶端有凹陷的茎痕及叶鞘残基，周围有圆柱形支根。质坚硬，不易折断，断面略平坦，黄白色至浅灰黄色，有凹点状油室。气微香，味苦、辛。

【质量】　以根粗壮、质坚实、香气浓者为佳。

【功效】　健脾和胃，行气止痛，安胎。

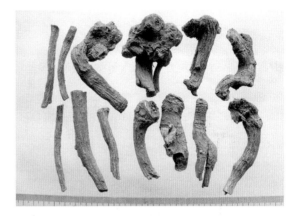

土木香

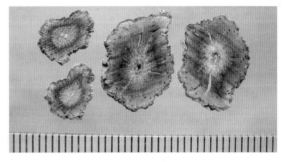

土木香饮片

## 川木香

【来源】　菊科植物川木香 *Vladimiria souliei* (Franch.) Ling 或灰毛川木香 *V. souliei* (Franch.) Limg var. *cinerea* Ling 的干燥根。秋季采挖，除去须根、泥沙及根头上的胶状物，干燥。

【产地】　主产于四川、西藏。

【性状鉴别】　呈圆柱形或有纵槽的半圆柱形，稍弯曲，长 10～30cm，直径 1～3cm。表面黄褐色或棕褐色，具纵皱纹，外皮脱落处可见丝瓜络状细筋脉；根头偶有黑色发黏的胶状物，习称"油头"。体较轻，质硬脆，易折断，断面黄白色或黄色，有深黄色稀疏油点及裂隙，木部宽广，有放射状纹理；有的中心呈枯朽状。气微香，味苦，嚼之粘牙。

【质量】　以条粗大、质坚实、香气浓者为佳。

【功效】　行气止痛。

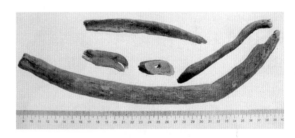

川木香

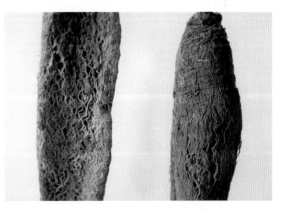

川木香表面（左）及根头部（右）

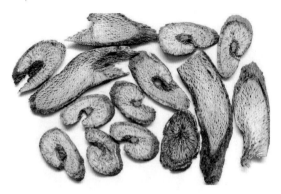

川木香饮片（新）

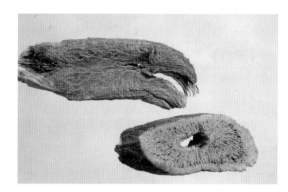

川木香饮片

# 沉香

【来源】 瑞香科植物白木香 *Aquilaria sinensis* (Lour.) Gilg 或沉香 *Aquilaria agallocha* Rxob. 含有树脂的木材。全年均可采收，割取含树脂的木材，除去不含树脂的部分，阴干。

【产地】 主产于海南、广东、广西、福建等省区。

【性状鉴别】 呈不规则块、片状或盔帽状，有的为小碎块。表面凹凸不平，有刀痕，偶有孔洞，可见黑褐色树脂与黄白色木部相间的斑纹，孔洞及凹窝表面多呈朽木状。质较坚实，断面刺状。气芳香，味苦。

【质量】 以含树脂多、香气浓、味苦者为佳。

【功效】 行气止痛，温中止呕，纳气平喘。

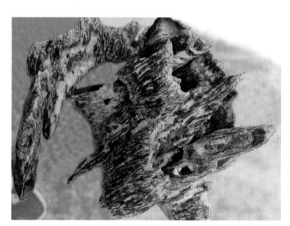

沉香

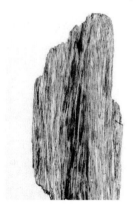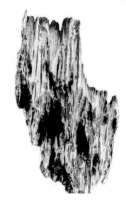

国产沉香

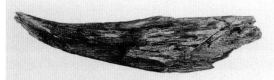

进口沉香

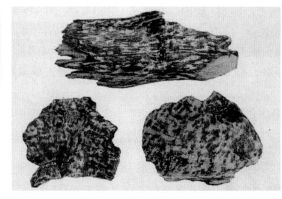

人工结香

# 檀香

【来源】　檀香科植物檀香 *Santalum album* L. 树干的心材。

【产地】　主产于印度、印度尼西亚、马来西亚等地，我国南方省区亦有引种栽培。

【性状鉴别】　为长短不一的圆柱形木段，有的略弯曲，一般长约 1m，直径 10～30cm。外表面灰黄色或黄褐色，光滑细腻，有的具疤节或纵裂，横截面呈棕黄色，显油迹，棕色年轮明显或不明显，纵向劈开纹理顺直。质坚实，不易折断。气清香，燃烧时香气更浓；味淡，嚼之微有辛辣感。

【质量】　以色黄、质坚而致密、油性大、香气浓厚者为佳。

【功效】　行气温中，开胃止痛。

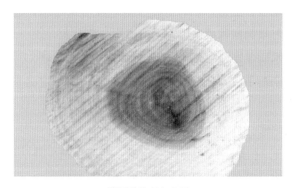

檀香的边材与心材

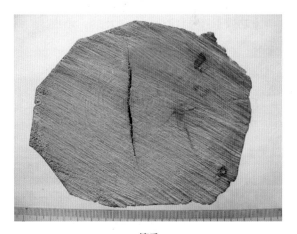

檀香

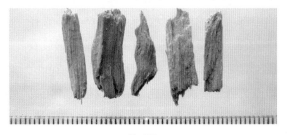

檀香块

## 川楝子

【来源】 楝科植物川楝 *Melia toosendan* Sieb. et Zucc. 的干燥成熟果实。冬季果实成熟时采收，除去杂质，干燥。

【产地】 主产于四川、甘肃、贵州、湖北、河南等省。以四川产量大，质量优。

【性状鉴别】 呈类球形，直径 2 ~ 3.2cm。表面金黄色至棕黄色，微有光泽，少数凹陷或皱缩，具深棕色小点。顶端有花柱残痕，基部凹陷，有果梗痕。外果皮革质，与果肉间常成空隙，果肉松软，淡黄色，遇水润湿显黏性。果核球形或卵圆形，质坚硬，两端平截，有 6 ~ 8 条纵棱，内分 6 ~ 8 室，每室含黑棕色长圆形的种子 1 粒。气特异，味酸、苦。

【质量】 以个大、饱满、断面白色、外皮金黄色、果肉黄白色而厚实、有弹性者为佳。

【功效】 疏肝泄热，行气止痛，杀虫。

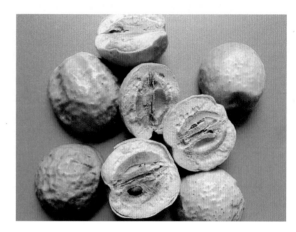

川楝子

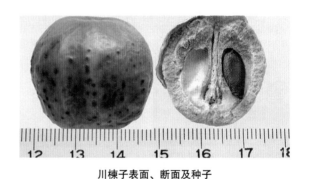

川楝子表面、断面及种子

## 乌药

【来源】 樟科植物乌药 *Lindera aggregate* （Sims）Kosterm. 的干燥块根。全年均可采挖，除去细根，洗净，趁鲜切片，晒干，或直接晒干。

【产地】 主产于浙江、湖南、安徽、广东等省。

【性状鉴别】 多呈纺锤状，略弯曲，有的中部收缩成连珠状，长 6 ~ 15cm，直径 1 ~ 3cm。表面黄棕色或黄褐色，有纵皱纹及稀疏的细根痕。质坚硬。切片硬 0.2 ~ 2mm，切面黄白色或淡黄棕色，射线放射状，可见年轮环纹，中心颜色较深。气香，味微苦、辛，有清凉感。

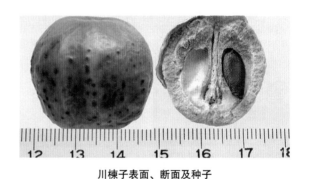

乌药

【质量】　以粗大、质嫩、折断后香气浓郁者为佳；乌药片以平整不卷、切面色白、无黑色斑点者为佳。质老不呈纺锤形的直根，不可供药用。

【功效】　行气止痛，温肾散寒。

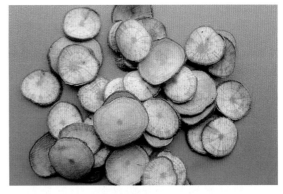

乌药饮片（新）

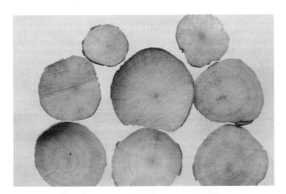

乌药饮片

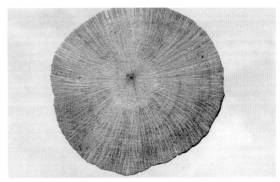

乌药饮片放大

## 荔枝核

【来源】　无患子科植物荔枝 *Litchi chinensis* Sonn. 的干燥成熟种子。夏季采摘成熟果实，除去果皮和肉质假种皮，洗净，晒干。

【产地】　主产于福建、广东、广西、四川等省区。

【性状鉴别】　呈长圆形或卵圆形，略扁，长 1.5～2.2cm，直径 1～1.5cm。表面棕红色或紫棕色，平滑，有光泽，略有凹陷及细波纹，一端有类圆形黄棕色的种脐，直径约 7mm。质硬。子叶 2，棕黄色。气微，味微甘、苦、涩。

【质量】　以粒大、饱满、光亮者为佳。

【功效】　行气散结，祛寒止痛。

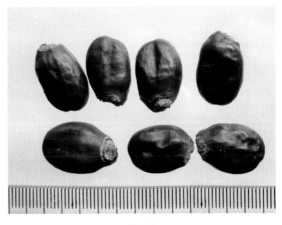

荔枝核

# 香附

【来源】 莎草科植物莎草 *Cyperus rotundus* L. 的干燥根茎。秋季采挖，燎去毛须，置沸水中略煮或蒸透后晒干，或燎后直接晒干。

【产地】 主产于山东、浙江、湖南福建等省。

【性状鉴别】 多呈纺锤形，有的略弯曲，长 2 ~ 3.5cm，直径 0.5 ~ 1cm。表面棕褐色或黑褐色，有纵皱纹，并有 6 ~ 10 个略隆起的环节，节上有未除净的棕色毛须和须根断痕；去净毛须者较光滑，环节不明显。质硬，经蒸煮者断面黄棕色或红棕色，角质样；生晒者断面色白而显粉性，内皮层环纹明显，中柱色较深，点状维管束散在。气香，味微苦。

【质量】 以个大、质坚实、色棕褐、香气浓者为佳。

【功效】 疏肝解郁，理气宽中，调经止痛。

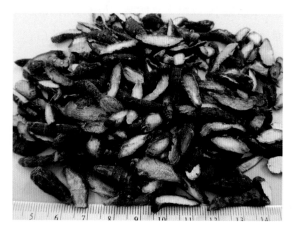

香附饮片

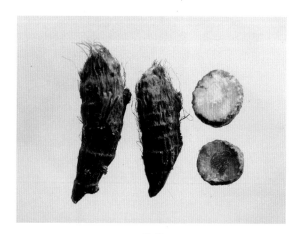

香附

# 佛手

【来源】 芸香科植物佛手 *Citrus medica* L. var. *sarcodactylis* Swingle 的干燥果实。秋季果实尚未变黄或变黄时采收，纵切成薄片，晒干或低温干燥。

【产地】 主产于四川、广东、云南、广西等省区。

【性状鉴别】 为类椭圆形或卵圆形的薄片，常皱缩或卷曲，长 6 ~ 10cm，宽 3 ~ 7cm，厚 0.2 ~ 0.4cm。顶端稍宽，常有 3 ~ 5 个手指状的裂瓣，基部略窄，有的可见果梗痕。外皮黄绿色或橙黄色，有皱纹和油点。果肉浅黄白色，散有凹凸不平的线状

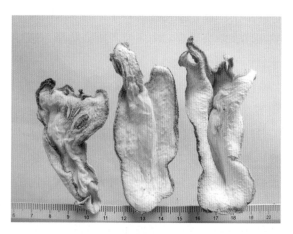

广佛手饮片

或点状维管束。质硬而脆，受潮后柔韧。气香，味微甜后苦。

【质量】 以片大、绿皮白肉、香气浓者为佳。

【功效】 疏肝理气，和胃止痛，燥湿化痰。

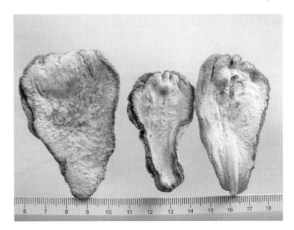

川佛手饮片

# 香橼

【来源】 芸香科植物枸橼 *Citrus medica* L. 或香圆 *Citrus wilsonii* Tanaka 的干燥成熟果实。秋季果实成熟时采收，趁鲜切片，晒干或低温干燥。香圆亦可整个或对剖两半后，晒干或低温干燥。

【产地】 枸橼主产于四川、云南、广西、广东、福建等省区；香圆主产于江苏、浙江、福建、安徽、江西、湖北等省。

【性状鉴别】

1. 枸橼 呈圆形或长圆形片，直径 4～10cm，厚 0.2～0.5cm。横切片外果皮黄色或黄绿色，边缘呈波状，散有凹入的油点；中果皮厚 1～3cm，黄白色，有不规则的网状突起的维管束；瓤囊 10～17 室。纵切片中心柱较粗壮。质柔韧。气清香，味微甜而苦辛。

2. 香圆 呈类球形，半球形或圆片，直径 4～7cm。表面黑绿色或黄棕色，密被凹陷的小油点及网状隆起的粗皱纹，顶端有花柱残痕及隆起的环圈，基部有果梗残基。质坚硬。剖面或横切薄片，边缘油点明显；中果皮厚约 0.5cm，瓤囊 9～11 室，棕色或

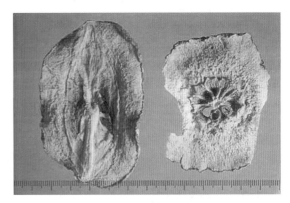

香橼（枸橼）

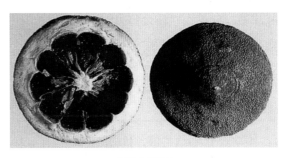

香橼（香圆）

淡红棕色，间或有黄白色种子。气香，味酸而苦。

【质量】 以个大、皮粗、色墨绿、中果皮色黄白、香气浓者为佳。

【功效】 疏肝理气，宽中，化痰。

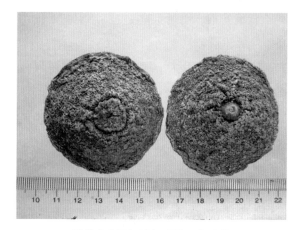

香橼（香圆）顶端环圈与果梗残基

# 玫瑰花

【来源】 蔷薇科植物玫瑰 *Rosa rugosa* Thunb. 的干燥花蕾。春末夏初花将开放时分批采摘，及时低温干燥。

【产地】 主产于江苏、浙江等省。

【性状鉴别】 略呈半球形或不规则团状，直径 0.7 ~ 1.5cm。残留花梗上被细柔毛，花托半球形，与花萼基部合生；萼片 5，披针形，黄绿色或棕绿色，被有细柔毛；花瓣多皱缩，展平后宽卵形，呈覆瓦状排列，紫红色，有的黄棕色；雄蕊多数，黄褐色；花柱多数，柱头在花托口集成头状，略突出，短于雄蕊。体轻，质脆。气芳香浓郁，味微苦涩。

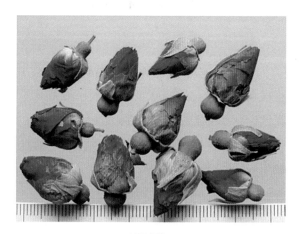

玫瑰花

【质量】 以花朵大、瓣厚、色紫、鲜艳、香气浓者为佳。

【功效】 行气解郁，和血，止痛。

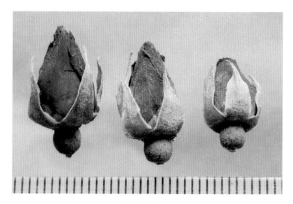

玫瑰花放大

# 娑罗子

【来源】 七叶树科植物七叶树 *Aesculus Chinensis* Bge.、浙江七叶树 *A. chinensis* Bge. var. *chekiangensis* (Hu et Fang) Fang 或天师栗 *A. wilsonii* Rehd. 的干燥成熟种子。秋季果实成熟时采收，除去果皮，晒干或低温干燥。

【产地】 主产于河南、浙江、江苏、湖北等省。

【性状鉴别】 呈扁球形或类球形，似板栗，直径 1.5 ~ 4cm。表面棕色或棕褐色，多皱缩，凹凸不平，略具光泽；种脐色较浅，近圆形，约占种子面积的 1/4 至 1/2；其一侧有 1 条突起的种脊，有的不甚明显。种皮硬而脆，子叶 2，肥厚，坚硬，形似栗仁，黄白色或淡棕色，粉性。气微，味先苦后甜。

【质量】 以大小均匀、饱满、断面色黄白者为佳。

【功效】 疏肝理气，和胃止痛。

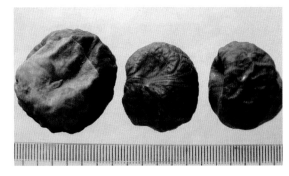

娑罗子

# 薤白

【来源】 百合科植物小根蒜 *Allium macrostemon* Bge. 或薤 *A. chinensis* G.Don. 的干燥鳞茎。夏、秋二季采挖，洗净，除去须根，蒸透或置沸水中烫透，晒干。

【产地】 主产东北、河北、江苏、湖北等地。

【性状鉴别】

1. 小根蒜 呈不规则卵圆形，高 0.5 ~ 1.5cm，直径 0.5 ~ 1.8cm。表面黄白色或淡黄棕色，皱缩，半透明，有类白色膜质鳞片包被，底部有突起的鳞茎盘。质硬，角质样。有蒜臭，味微辣。

2. 薤 呈略扁的长卵形，高 1 ~ 3cm，

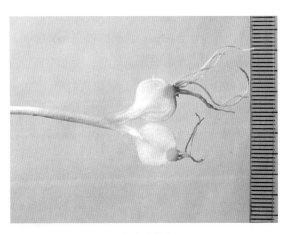

薤白（鲜）

直径 0.3 ~ 1.2cm。表面淡黄棕色或棕褐色，具浅纵皱纹。质较软，断面可见鳞叶 2 ~ 3 层，嚼之粘牙。

【质量】 以个大、饱满、黄白色、半透明者为佳。

【功效】 通阳散结，行气导滞。

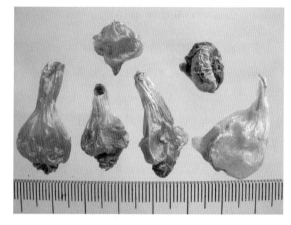

薤白

# 甘松

【来源】 败酱科植物甘松 *Nardostachys jatamansi* DC. 的干燥根及根茎。春、秋二季采挖，除去泥沙和杂质，晒干或阴干。

【产地】 主产于四川、西藏、贵州、云南等省区。

【性状鉴别】 略呈圆锥形，多弯曲，长 5 ~ 18cm。根茎短小，上端有茎、叶残基，呈狭长的膜质片状或纤维状。外层黑棕色，内层棕色或黄色。根单一或数条交结、分枝或并列，直径 0.3 ~ 1cm。表面棕褐色，皱缩，有细根和须根。质松脆，易折断，断面粗糙，皮部深棕色，常成裂片状，木部黄白色。气特异，味苦而辛，有清凉感。

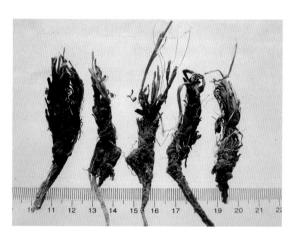

甘松

【质量】 以主根肥壮、色棕褐、味香浓者为佳。

【功效】 理气止痛，开郁醒脾；外用祛湿消肿。

# 大腹皮

【来源】 棕榈科植物槟榔 *Areca catechu* L. 的干燥果皮。冬季至次春采收未成熟的果实，煮后干燥，纵剖两瓣，剥取果皮，习称"大腹皮"；春末至秋初采收成熟果实，煮后干燥，剥取果皮，打松，晒干，习称"大腹毛"。

【产地】 主产于海南、云南、广东、台湾等地。

【性状鉴别】

1. 大腹皮 略呈椭圆形或长卵形瓢状，长 4 ~ 7cm，宽 2 ~ 3.5cm，厚 0.2 ~ 0.5cm。外果皮深棕色至近黑色，具不规则的纵皱纹及隆起的横纹，顶端有花柱残痕，基部有果梗及残存萼片。内果皮凹陷，褐色或深棕色，光滑呈硬壳状。体轻，质硬，纵向撕裂后可见中果皮纤维。气微，味微涩。

2. 大腹毛 略呈椭圆形或瓢状。外果皮多已脱落或残存。中果皮棕毛状，黄白色或淡棕色，疏松质柔。内果皮硬壳状，黄棕色至棕色，内表面光滑，有时纵向破裂。气微，味淡。

【质量】 以色黄白、质柔韧者为佳。

【功效】 行气宽中，行水消肿。

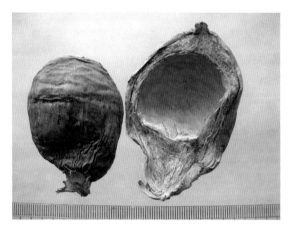

大腹皮

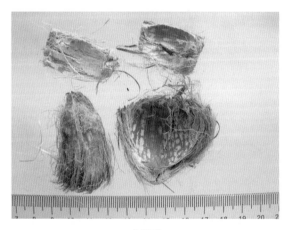

大腹毛

# 九香虫

【来源】 蝽科昆虫九香虫 *Aspongopus chinensis* Dallas 的干燥体。11 月至次年 3 月前捕捉。置适宜容器内，用酒少许将其闷死，取出阴干；或置沸水中烫死，取出，干燥。

【产地】 主产于贵州、四川、云南、广西等省区。

【性状鉴别】 略呈六角状扁椭圆形，长

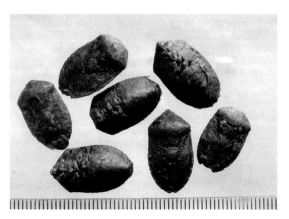

九香虫

1.6 ~ 2cm，宽约 1cm。表面棕褐色或棕黑色，略有光泽。头部小，与胸部略呈三角形，复眼突出，卵圆状，单眼 1 对，触角 1 对各 5 节，多已脱落。背部有翅 2 对，外面的 1 对基部较硬，内部 1 对为膜质，透明；胸部有足 3 对，多已脱落。腹部棕红色至棕黑色，每节近边缘处有突起的小点。质脆，折断后腹内有浅棕色的内含物。气特异，味微咸。

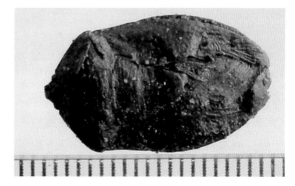

九香虫背面

【质量】 以个完整、色棕褐、发亮者为佳。

【功效】 理气止痛，温中助阳。

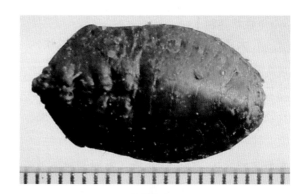

九香虫腹面

# 刀豆

【来源】 豆 科 植 物 刀 豆 *Canavalia gladiata* (Jacq.) DC. 的干燥成熟种子。秋季采收成熟果实，剥取种子，晒干。

【产地】 主产于江苏、湖北等省。

【性状鉴别】 呈扁卵形或扁肾形，长 2 ~ 3.5cm，宽 1 ~ 2cm，厚 0.5 ~ 1.2cm。表面淡红色至红紫色，微皱缩，略有光泽。边缘具眉状黑色种脐，长约 2cm，上有白色细纹 3 条。质硬，难破碎。种皮革质，内表面棕绿色而光亮；子叶 2，黄白色，油润。气微，味淡，嚼之有豆腥味。

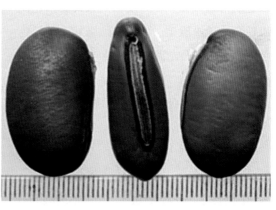

刀豆

【质量】 以个大饱满、色鲜艳者为佳。

【功效】 温中，下气，止呃。

# 柿蒂

【来源】 柿树科植物柿 *Diospyros kaki* Thunb. 的干燥宿萼。冬季果实成熟时采摘，食用时收集，洗净，晒干。

【产地】 全国大部分地区均有生产。

【性状鉴别】 呈扁圆形，直径 1.5 ～ 2.5cm。中央较厚，微隆起，有果实脱落后的圆形疤痕，边缘较薄，4 裂，裂片多反卷，易碎；基部有果梗或圆孔状的果梗痕。外表面黄褐色或红棕色，内表面黄棕色，密被细绒毛。质硬而脆。气微，味涩。

【质量】 以色红棕、蒂肉肥厚、质坚硬、被白色粉霜者为佳。

【功效】 降逆止呃。

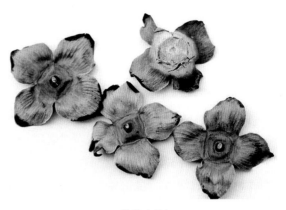

柿蒂（新）

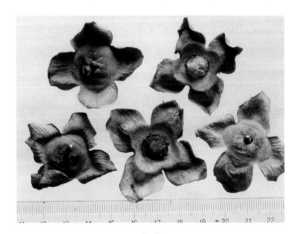

柿蒂

# 山柰

【来源】 姜科植物山柰 *Kaempferia galanga* L. 的干燥根茎。冬季采挖，洗净，除去须根，切片，晒干。

【产地】 主产于广东、广西等省区。

【性状鉴别】 圆形或近圆形的横切片，直径 1 ～ 2cm，厚 0.3 ～ 0.5cm。外皮浅褐色或黄褐色，皱缩，有的有根痕或残存须根；切面类白色，粉性，常鼓凸。质脆，易折断。气香特异，味辛辣。

【质量】 以色白、粉性足、气浓味辣者为佳。

【功效】 行气温中，消食，止痛。

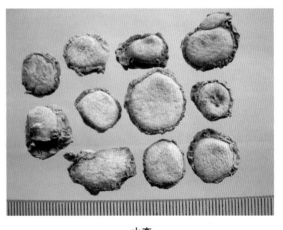

山柰

# 预知子

【来源】 木通科植物木通 *Akebia Quinata* (Thunb.)Decne.、三叶木通 *Akebia trifoliate* (Thunb.)Koidz. 或白木通 *Akebia trifoliate* (Thunb.)Koidz. var. *australis* (Diels) Rehd. 的干燥近成熟果实。夏、秋二季果实绿黄时采收，晒干，或置沸水中略烫后晒干。

【产地】 主产于江苏、浙江、安徽、陕西等省。

【性状鉴别】 呈肾形或长椭圆形，稍弯曲，长 3 ~ 9cm，直径 1.5 ~ 3.5cm。表面黄棕色或黑褐色，有不规则的深皱纹，顶端钝圆，基部有果梗痕。质硬，破开后，果瓤淡黄色或黄棕色；种子多数，扁长卵形，黄棕色或紫褐色，具光泽，有条状纹理。气微香，味苦。

【质量】 以肥壮、皮皱着为佳。

【功效】 疏肝理气，活血止痛，散结，利尿。

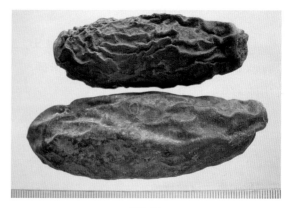

预知子

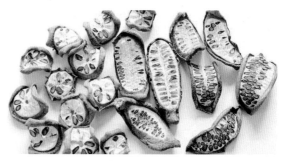

预知子饮片横切、纵切

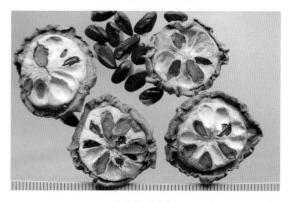

知子饮片横切

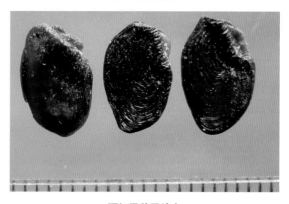

预知子种子放大

# 项目九 消食药的性状鉴定

## 山楂

【来源】 蔷薇科植物山里红 *Crataegus pinnatifida* Bge. var. *major* N. E. Br. 或山楂 *C. pinnatifida*Bge. 的干燥成熟果实。秋季果实成熟时采收，切片，干燥。

【产地】 主产于山东、河北、河南、辽宁等省。

【性状鉴别】 为圆形片，皱缩不平，直径 1 ~ 2.5cm，厚 0.2 ~ 0.4cm。外皮红色，具皱纹，有灰白色小斑点。果肉深黄色至浅棕色。中部横切片具 5 粒浅黄色果核，但核多脱落而中空。有的片上可见短而细的果梗或花萼残迹。**气微清香，味酸、微甜。**

【质量】 以片大、皮红、肉厚、核小者为佳。

【功效】 消食健胃，行气散瘀，化浊降脂。

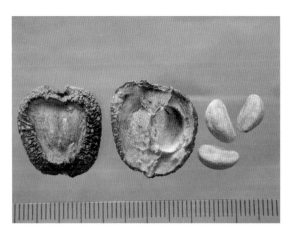

山楂

## 六神曲

【来源】 为鲜辣蓼、鲜青蒿、苦杏仁、赤小豆、苍耳秧加入面粉或麸皮混合，经发酵的炮制加工品。

【产地】 全国各地均有生产。

【制法】 将苦杏仁粉碎成粗粉，赤小豆煮烂，再将鲜青蒿、鲜苍耳、鲜辣蓼加水适量打汁，与面粉或麸皮混匀，使干湿适宜，放入筐内，覆以麻叶或楮叶。待发酵至表面

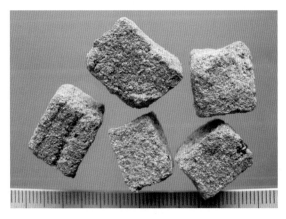

神曲（麦麸制）

长出白霉衣时，取出，除去麻叶，切成类方
形块或类球形，干燥。

【性状】 为 1 ～ 1.5cm 类方形小块或直
径 1cm 的类球形。黄白色或浅黄棕色，质较
硬，有酵香气。

【质量】 以色黄棕，具香气者为佳。

【功效】 消食化积，健脾和胃。

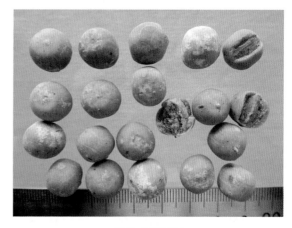

神曲（面粉制）

# 麦芽

【来源】 禾本科植物大麦 *Hordeum
vulgare* L. 的成熟果实经发芽干燥的炮制加工
品。将麦粒用水浸泡后，保持适宜温、湿度，
待幼芽长至约 5mm 时，晒干后或低温干燥。

【产地】 全国大部分地区均产。

【性状鉴别】 呈梭形，长 8 ～ 12mm，
直径 3 ～ 4mm。表面淡黄色，背面为外稃包
围，具 5 脉；腹面为内稃包围。除去内外稃
后，腹面有 1 条纵沟；基部胚根处生出幼芽
和须根，幼芽长披针状条形，长约 5mm。须
根数条纤细而弯曲。质硬，断面白色，粉性。
气微，味微苦。

【质量】 以芽完整、色淡黄者为佳。

【功效】 行气消食，健脾开胃，回乳消
胀。

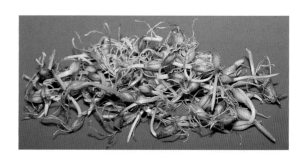

麦芽（鲜）

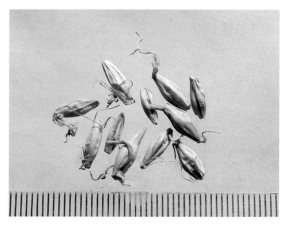

麦芽放大

## 稻芽

【来源】　禾本科植物稻 *Oryza sativa* L. 的成熟果实经发芽干燥的炮制加工品。将稻谷用水浸泡后，保持适宜的温、湿度，待须根长至约 1cm 时，干燥。

【产地】　全国产稻区均有生产，以南方各省为主。

【性状鉴别】　呈扁长椭圆形，两端略尖，长 7～9mm，直径约 3mm。外稃黄色，有白色细茸毛，具 5 脉。一端有 2 枚对称的白色条形浆片，长 2～3mm，于一个浆片内侧伸出弯曲的须根 1～3 条，长 0.5～1.2cm。质硬，断面白色，粉性。气微，味淡。

【质量】　以芽完整、色黄者为佳。

【功效】　消食和中，健脾开胃。

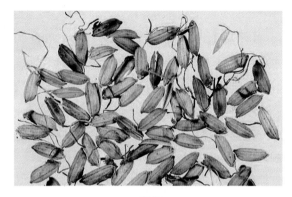

稻芽

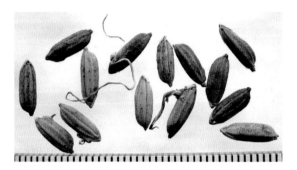

稻芽放大

## 谷芽

【来源】　禾本科植物粟 *Setaria italica* (L.) Beauv. 的成熟果实经发芽干燥的炮制加工品。将粟谷用水浸泡后，保持适宜的温、湿度，待须根长至约 6mm 时，晒干或低温干燥。

【产地】　我国北方粟谷区均有生产。

【性状鉴别】　呈类圆球形，直径约 2mm，顶端钝圆，基部略尖。外壳为革质的稃片，淡黄色，具点状皱纹，下端有初生的细须根，长约 3～6mm，剥去稃片，内含淡黄色或黄白色颖果（小米）1 粒。气微，味微甘。

【质量】　出芽率达到85.0%以上者为佳。

【功效】　消食和中，健脾开胃。

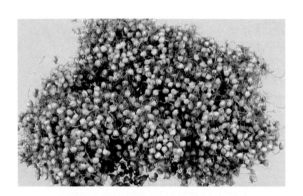

谷芽

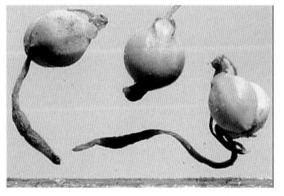

谷芽放大

# 莱菔子

【来源】 十字花科植物萝卜 Raphanus sativus L. 的干燥成熟种子。夏季果实成熟时采割植株，晒干，搓出种子，除去杂质，再晒干。

【产地】 全国大部分地区均产。

【性状鉴别】 呈类卵圆形或椭圆形，稍扁，长 2.5 ～ 4mm，宽 2 ～ 3mm。表面黄棕色、红棕色或灰棕色。一端有深棕色圆形种脐，一侧有数条纵沟。种皮薄而脆，子叶 2，黄白色，有油性。气微，味淡、微苦辛。

【质量】 以粒大饱满、色红棕者为佳。

【功效】 消食除胀，降气化痰。

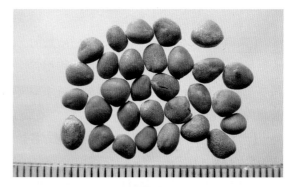

莱菔子

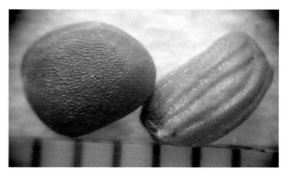

莱菔子放大

# 鸡内金

【来源】 雉科动物家鸡 Gallus gallus domesticus Brisson 的干燥沙囊内壁。杀鸡后，取出鸡肫，立即剥下内壁，洗净，干燥。

【产地】 全国各地均产。

【性状鉴别】 不规则卷片，厚约 2mm。表面黄色、黄绿色或黄褐色，薄而半透明，具明显的条状皱纹。质脆，易碎，断面角质样，有光泽。气微腥，味微苦。

【质量】 以个大、色黄、完整不破碎者为佳。

【功效】 健胃消食，涩精止遗，通淋化石。

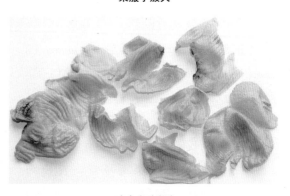

鸡内金（新）

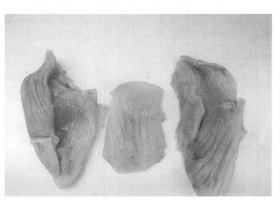

鸡内金

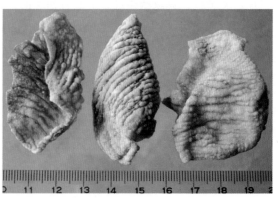

烫鸡内金

# 阿魏

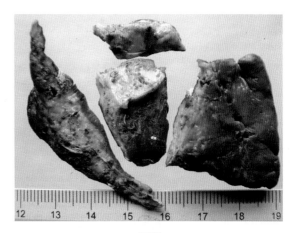

阿魏

【来源】　伞形科植物新疆阿魏 *Ferula sinkiangensis* K. M. Shen 或阜康阿魏 *Ferula fukanensis* K. M. Shen 的树脂。春末夏初盛花期至初果期，分次由茎上部往下斜割，收集渗出的乳状树脂，阴干。

【产地】　主产于新疆。

【性状鉴别】　呈不规则块状和脂膏状。颜色深浅不一，表面蜡黄色至棕黄色。块状者体轻，质地似蜡，断面稍有孔隙；新鲜切面颜色较浅，放置后色渐深。脂膏状者黏稠，灰白色。具有强烈而持久的蒜样特异臭气，味辛辣，嚼之有灼烧感。

【质量】　以凝块状、表面具彩色、断面乳白或稍带微红色、气味浓厚者为佳。

【功效】　消积，化癥，散痞，杀虫。

# 项目十　驱虫药的性状鉴定

## 使君子

【来源】　使君子科植物使君子 *Quisqualis indica* L. 的干燥成熟果实。秋季果皮变紫黑色时采收，除去杂质，干燥。

【产地】　主产于四川、广东、福建、广西等省区。

【性状鉴别】　呈椭圆形或卵圆形，具 5 条纵棱，偶有 4～9 棱，长 2.5～4cm，直径约 2cm。表面黑褐色至紫黑色，平滑，微具光泽。顶端狭尖，基部钝圆，有明显圆形的果梗痕。质坚硬，横切面多呈五角星形，棱角处壳较厚，中间呈类圆形空腔。种子长椭圆形或纺锤形，长约 2cm，直径约 1cm；表面棕褐色或黑褐色，有多数纵皱纹；种皮薄，易剥离；子叶 2，黄白色，有油性，断面有裂纹。气微香，味微甜。

【质量】　以个大、皮色紫黑、仁饱满、色黄白者为佳。

【功效】　杀虫消积。

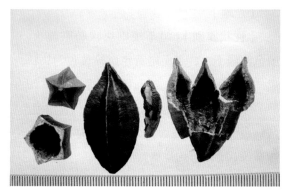

使君子

## 苦楝皮

【来源】　楝科植物川楝 *Melia toosendan* Sieb. et Zucc. 或楝 *Melia azedarach* L. 的干燥树皮和根皮。春、秋二季剥取，晒干，或除去粗皮，晒干。

【产地】　主产于四川、湖北、安徽、江苏等省。

【性状鉴别】　呈不规则板片状、槽状或

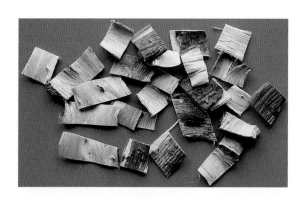

苦楝皮饮片

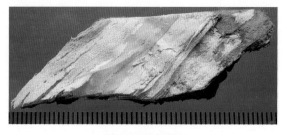

苦楝皮内表面放大

半卷筒状，长宽不一，厚 2 ~ 6mm。外表面
灰棕色或灰褐色，粗糙，有交织的纵皱纹和
点状灰棕色皮孔，除去粗皮者淡黄色；内表
面类白色或淡黄色。质韧，不易折断，断面
纤维性，呈层片状，易剥离。气微，味苦。

【质量】 以皮厚、纤维性强者为佳。

【功效】 杀虫，疗癣。

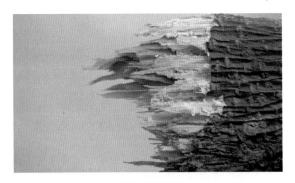

苦楝皮折断面

# 槟榔

【来源】 棕榈科植物槟榔 *Areca catechu*
L. 的干燥成熟种子。春末至秋初采收成熟
果实，用水煮后，干燥，除去果皮，取出种
子，干燥。

【产地】 主产于海南、云南、广东、广
西、台湾等省区。

【性状鉴别】 呈扁球形或圆锥形，高
1.5 ~ 3.5cm，底部直径 1.5 ~ 3cm。表面淡
黄棕色或淡红棕色，具稍凹下的网状沟纹，
底部中心有圆形凹陷的珠孔，其旁有 1 明显
疤痕状种脐。质坚硬，不易破碎，断面可见
棕色种皮与白色胚乳相间的大理石样花纹。
气微，味涩、微苦。

【质量】 以切面大理石花纹理明显、无
虫蛀者为佳。

【功效】 杀虫，消积，行气，利水，截
疟。

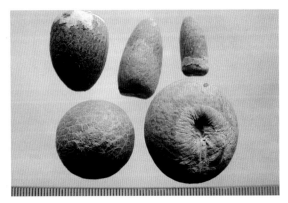

槟榔

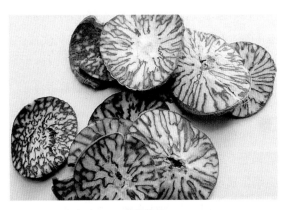

槟榔饮片

# 雷丸

【来源】 白蘑科真菌雷丸 Omphalia lapidescens Schroet. 的干燥菌核。秋季采挖，洗净，晒干。

【产地】 主产于四川、云南、广西、陕西等省区。

【性状鉴别】 为类球形或不规则块状，直径1~3cm。表面黑褐色或灰褐色，有略隆起的不规则网状细纹。质坚实，不易破裂，断面不平坦，白色或浅灰黄色，似粉状或颗粒状，常有黄棕色大理石样纹理。气微，味微苦，嚼之有颗粒感，微带黏性，久嚼无渣。

【质量】 以个大、质坚、断面色白者为佳。

【功效】 杀虫消积。

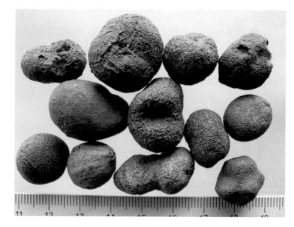

雷丸

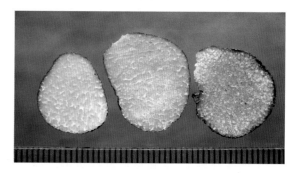

雷丸饮片

# 鹤虱

【来源】 菊科植物天名精 Carpesium abrotanoides L. 的干燥成熟果实。秋季果实成熟时采收，晒干，除去杂质。

【产地】 主产河南、山西、陕西等省。

【性状鉴别】 呈圆柱状，细小，长3～4mm，直径不及1mm。表面黄褐色或暗褐色，具多数纵棱。顶端收缩呈细喙状，先端扩展成灰白色圆环；基部稍尖，有着生痕迹。果皮薄，纤维性，种皮菲薄透明，子叶2，类白色，稍有油性。气特异，味微苦。

【质量】 以粒均匀、饱满者为佳。

【功效】 杀虫消积。

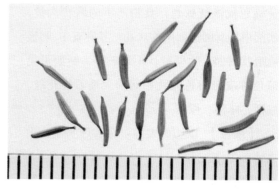

鹤虱

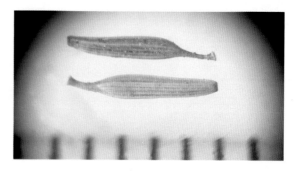

鹤虱放大

## 南鹤虱

【**来源**】　伞形科植物野胡萝卜 *Daucus carota* L. 的干燥成熟果实。秋季果实成熟时割取果枝，晒干，打下果实，除去杂质。

【**产地**】　主产于江苏、河南、湖北、浙江等省。

【**性状鉴别**】　为双悬果，呈椭圆形，多裂为分果，分果长 3 ~ 4mm，宽 1.5 ~ 2.5mm。表面淡绿棕色或棕黄色，顶端有花柱残基，基部钝圆，背面隆起，具 4 条窄翅状次棱，翅上密生 1 列黄白色钩刺，刺长约 1.5mm，次棱间的凹下处有不明显的主棱，其上散生短柔毛，接合面平坦，有 3 条脉纹，上具柔毛。种仁类白色，有油性。体轻。搓碎时有特异香气，味微辛、苦。

【**质量**】　以籽粒充实、种仁类白色、有油性、无杂质者为佳。

【**功效**】　杀虫消积。

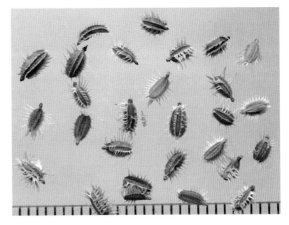

南鹤虱

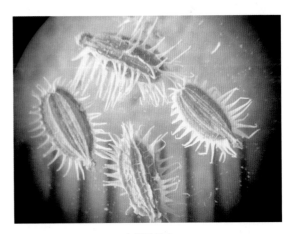

南鹤虱放大

## 榧子

【**来源**】　红豆杉科植物榧 *Torreya grandis* Fort. 的干燥成熟种子。秋季种子成熟时采收，除去肉质假种皮，洗净，晒干。

【**产地**】　主产于浙江、湖北、江苏、福建等省。

【**性状鉴别**】　呈卵圆形或长卵圆形，长 2 ~ 3.5cm，直径 1.3 ~ 2cm。表面灰黄色或淡黄棕色，有纵皱纹，一端钝圆，可见椭圆形的种脐，另端稍尖。种皮质硬，厚约 1mm。种仁表面皱缩，外胚乳灰褐色，膜质；内胚乳黄白色，肥大，富油性。气微，味微

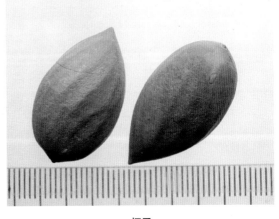

榧子

甜而涩。

【质量】 以个完整、种仁饱满、色黄白者为佳。

【功效】 杀虫消积，润肺止咳，润燥通便。

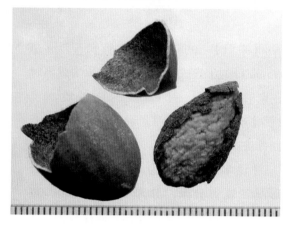

榧子剖面

# 项目十一 止血药的性状鉴定

## 任务一 凉血止血药的性状鉴定

### 大蓟

【来源】 菊科植物蓟 Cirsium japonicum Fisch. ex DC. 的干燥地上部分。夏、秋二季花开时采割地上部分，除去杂质，晒干。

【产地】 全国大部分地区产。

【性状鉴别】 茎呈圆柱形，基部直径可达 1.2cm；表面绿褐色或棕褐色，有数条纵棱，被丝状毛；断面灰白色，髓部疏松或中空。叶皱缩，多破碎，完整叶片展平后呈倒披针形或倒卵状椭圆形，羽状深裂，边缘具不等长的针刺；上表面灰绿色或黄棕色，下表面色较浅，两面均具灰白色丝状毛。头状花序顶生，球形或椭圆形，总苞黄褐色，羽状冠毛灰白色。气微，味淡。

【质量】 以色灰绿、叶多、少破碎者为佳。

【功效】 凉血止血，散瘀解毒消痈。

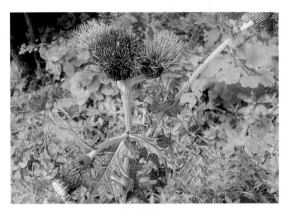

大蓟头状花序及叶

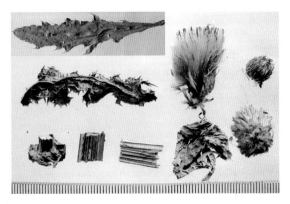

大蓟饮片

### 小蓟

【来源】 菊科植物刺儿菜 Cirsium setosum (Willd.) MB. 的干燥地上部分。夏、秋二季花开时采割，除去杂质，晒干。

【产地】 全国大部分地区均产。

【性状鉴别】 茎呈圆柱形，有的上部分枝，长 5～30cm，直径 0.2～0.5cm；表面灰绿色或带紫色，具纵棱及白色柔毛；质脆，易折断，断面中空。叶互生，无柄或有

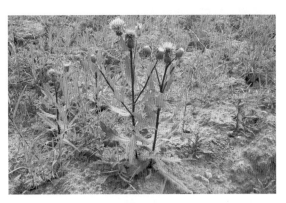

小蓟原植物

短柄；叶片皱缩或破碎，完整者展平后呈长椭圆形或长圆状披针形，长 3 ~ 12cm，宽 0.5 ~ 3cm；全缘或微齿裂至羽状深裂，齿尖具针刺；上表面绿褐色，下表面灰绿色，两面均具白色柔毛。头状花序单个或数个顶生；总苞钟状，苞片 5 ~ 8 层，黄绿色；花紫红色。气微，味微苦。

【质量】 以色绿、叶多、少破碎者为佳。

【功效】 凉血止血，散瘀解毒消痈。

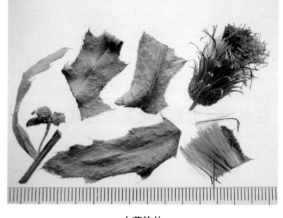

小蓟饮片

# 地榆

【来源】 蔷薇科植物地榆 *Sanguisorba officinalis* L. 或长叶地榆 *S. officinalis* L.var. *longifolia* (Bert.) Yu et Li 的干燥根。后者习称"绵地榆"。春季将发芽时或秋季植株枯萎后采挖，除去须根，洗净，干燥，或趁鲜切片，干燥。

【产地】 地榆主产于东北、华北；长叶地榆主产于华东。

【性状鉴别】

1. 地榆　呈不规则纺锤形或圆柱形，稍弯曲，长 5 ~ 25cm，直径 0.5 ~ 2cm。表面灰褐色至暗棕色，粗糙，有纵纹。质硬，断面较平坦，粉红色或淡黄色，木部略呈放射状排列。气微，味微苦涩。

2. 绵地榆　呈长圆柱形，稍弯曲，着生于短粗的根茎上；表面红棕色或棕紫色，有细纵纹。质坚韧，断面黄棕或红棕色，皮部有多数黄白色或黄棕色绵状纤维。气微，味微苦涩。

【质量】 以条粗、质硬、断面色红，苦涩味重者为佳。

【功效】 凉血止血，解毒敛疮。

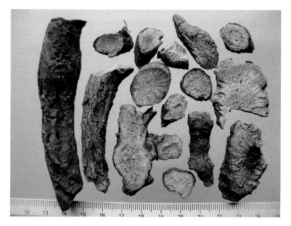

地榆及饮片

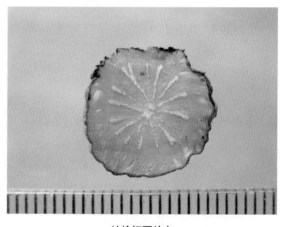

地榆切面放大

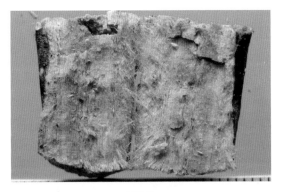

绵地榆

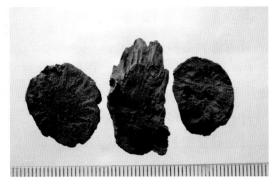

地榆炭

# 槐花

【来源】 豆科植物槐 *Sophora japonica* L. 的干燥花及花蕾。夏季花开放或花蕾形成时采收，及时干燥，除去枝、梗及杂质。前者习称"槐花"，后者习称"槐米"。

【产地】 全国大部分地区均产。

【性状鉴别】

1. 槐花 皱缩而卷曲，花瓣多散落。完整者花萼钟状，黄绿色，先端5浅裂；花瓣5，黄色或黄白色，1片较大，近圆形，先端微凹，其余4片长圆形。雄蕊10，其中9个基部连合，花丝细长。雌蕊圆柱形，弯曲。体轻。气微，味微苦。

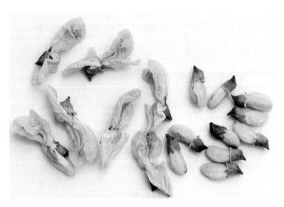

槐花（左）、槐米（右）

2. 槐米 卵形或椭圆形，长2～6mm，直径约2mm。花萼下部有数条纵纹。萼的上方为黄白色未开放的花瓣。花梗细小。体轻，手捻即碎。气微，味微苦涩。

【质量】 槐花以色黄白整齐，不破碎者为佳。槐米以花蕾足壮，花萼色绿而厚者为佳。

【功效】 凉血止血，清肝泻火。

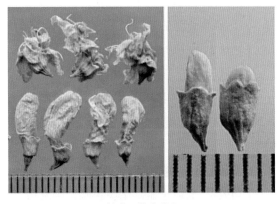

槐花、槐米放大

## 槐角

【来源】 豆科植物槐 *Sophora japonica* L. 的干燥成熟果实。冬季采收，除去杂质，干燥。

【产地】 全国大部分地区均产。

【性状鉴别】 呈连珠状，长 1 ~ 6cm，直径 0.6 ~ 1cm。表面黄绿色或黄褐色，皱缩而粗糙，背缝线一侧呈黄色。质柔润，干燥皱缩，易在收缩处折断，**断面黄绿色，有黏性**。种子 1 ~ 6 粒，肾形，长约 8mm，表面光滑，棕黑色，一侧有灰白色圆形种脐；质坚硬，子叶 2，黄绿色。果肉气微，**味苦**，种子嚼之有豆腥气。

【质量】 以角长、饱满、色黄绿、质柔润者为佳。

【功效】 清热泻火，凉血止血。

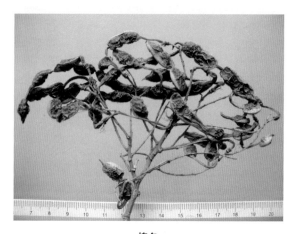

槐角

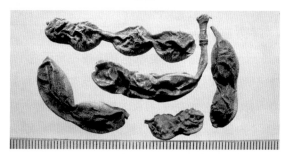

槐角放大

## 侧柏叶

【来源】 柏科植物侧柏 *Platycladus orientalis* (L.) Franco 的干燥枝梢和叶。多在夏、秋二季采收，阴干。

【产地】 全国大部分地区均产。

【性状鉴别】 多分枝，小枝扁平。叶细小鳞片状，交互对生，贴伏于枝上，**深绿色或黄绿色**。质脆，易折断。气清香，味苦涩、微辛。

【质量】 以枝嫩、色深绿者为佳。

【功效】 凉血止血，化痰止咳，生发乌发。

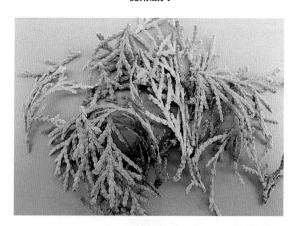

侧柏叶

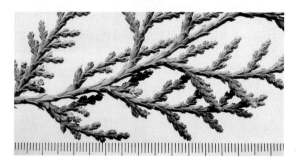

侧柏叶放大

# 白茅根

【来源】 禾本科植物白茅 Imperata cylindrica Beauv. var. major (Nees) C. E. Hubb. 的干燥根茎。春、秋二季采挖，洗净，晒干，除去须根及膜质叶鞘，捆成小把。

【产地】 全国各地均产。

【性状鉴别】 呈长圆柱形，长 30 ~ 60cm，直径 0.2 ~ 0.4cm。表面黄白色或淡黄色，微有光泽，具纵皱纹，节明显，稍突起，节间长短不等，通常长 1.5 ~ 3cm。体轻，质略脆，断面皮部白色，多有裂隙，放射状排列，中柱淡黄色，易与皮部剥离。气微，味微甜。

【质量】 以条粗长、色白、味甜者为佳。

【功效】 凉血止血，清热利尿。

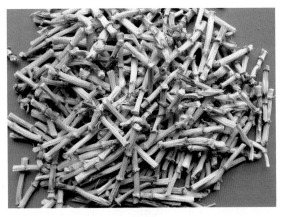

白茅根饮片

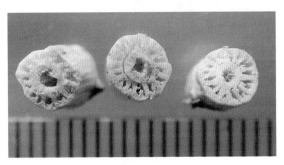

白茅根断面

## 任务二 化瘀止血药的性状鉴定

### 三七

【来源】 五加科植物三七 *Panax notoginseng* (Burk.) F. H. Chen. 的干燥根及根茎。秋季花开前采挖，洗净，分开主根、支根及根茎，干燥。支根习称"筋条"，根茎习称"剪口"。

【产地】 主产于云南、广西。

【性状鉴别】

1. 主根 呈类圆锥形或圆柱形，长1～6cm，直径1～4cm。表面灰褐色或灰黄色，有断续的纵皱纹及支根痕。顶端有茎痕，周围有瘤状突起。体重，质坚实，断面灰绿色、黄绿色或灰白色，木部微有放射状纹理。气微，味苦回甜。

2. 筋条 呈圆柱形或圆锥形，长2～6cm，上端直径约0.8cm，下端直径约0.3cm。

3. 剪口 呈不规则的皱缩块状及条状，表面有数个明显的茎痕及环纹，断面中心灰绿色或白色，边缘深绿色或灰色。

【质量】 以体重、质坚、表面光滑、断面色灰绿或黄绿者为佳。

【功效】 散瘀止血，消肿定痛。

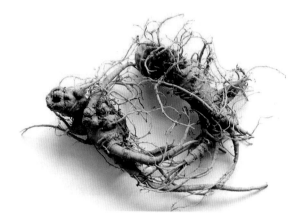

三七（鲜）

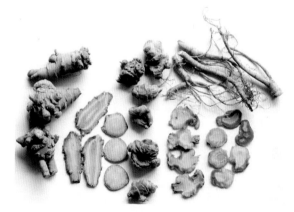

三七主根、剪口、筋条

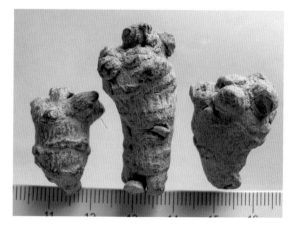

三七主根

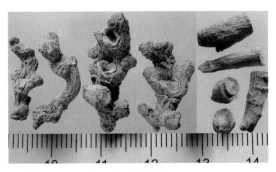

三七剪口、筋条

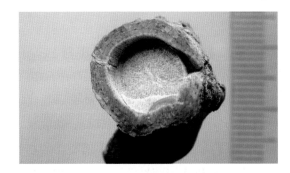

三七断面

# 茜草

【**来源**】 茜草科植物茜草 *Rubia cordifolia* L. 的干燥根及根茎。春、秋二季采挖，除去泥沙，干燥。

【**产地**】 主产于陕西、山西、河南等省。

【**性状鉴别**】 根茎呈结节状，丛生粗细不等的根。根呈圆柱形，略弯曲，长 10～25cm，直径 0.2～1cm；表面红棕色或暗棕色，具细纵皱纹及少数细根痕，皮部脱落处呈黄红色。质脆，易折断，断面平坦皮部狭，紫红色，木部宽广，浅黄红色，导管孔多数。气微，味微苦，久嚼刺舌。

【**质量**】 以条粗长、表面红棕色、断面黄红色者为佳。

【**功效**】 凉血，祛瘀，止血，通经。

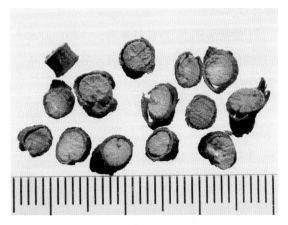

茜草饮片

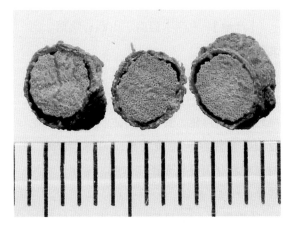

茜草饮片放大

# 蒲黄

【来源】 香蒲科植物水烛香蒲 *Typha angustifolia* L.、东方香蒲 *Typha orientalis* Presl 或同属植物的干燥花粉。夏季采收蒲棒上部的黄色雄花序，晒干后碾轧，筛取花粉。剪取雄花后，晒干，成为带有雄花的花粉，即为"草蒲黄"。再经细筛，所得纯花粉，习称"蒲黄"。

【产地】 主产于江苏、浙江、山东、安徽等省。

【性状鉴别】 为黄色粉末。体轻，放水中则飘浮水面。手捻有滑腻感，易附着手指上。气微，味淡。

【质量】 以粉细、质轻、色鲜黄、滑腻感强者为佳。草蒲黄品质较次。

【功效】 止血，化瘀，通淋。

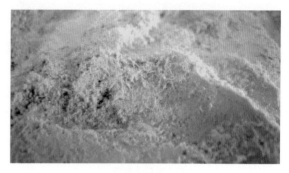

草蒲黄

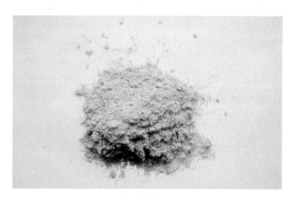

蒲黄

# 花蕊石

【来源】 变质岩类岩石蛇纹大理岩。采挖后，除去杂石及泥沙。

【产地】 主产于河南、山西、陕西、河北等省。

【性状鉴别】 为粒状和致密块状的集合体，呈不规则的块状，具棱角，而不锋利。白色或浅灰白色，其中夹有点状或条状的蛇纹石，呈浅绿色或淡黄色，习称"彩晕"，对光观察有闪星状光泽。体重，质硬，不易破碎。气微，味淡。

【质量】 以质坚硬、色白带"彩晕"者为佳。

【功效】 化瘀止血。

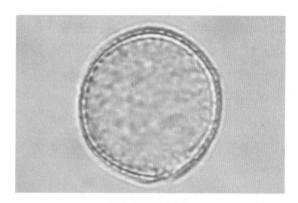

蒲黄花粉粒显微图

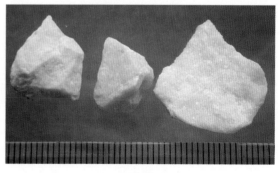

花蕊石

# 降香

【来源】　豆科植物降香檀 *Dalbergia odorifera* T. Chen 树干和根的干燥心材。全年均可采收，除去边材，阴干。

【产地】　主产于海南。

【性状鉴别】　呈类圆柱形或不规则块状。表面紫红色或红褐色，切面有致密的纹理。质硬，有油性。气微香，味微苦。

【质量】　以色紫红，质坚实，富油性，香气浓者为佳。

【功效】　化瘀止血，理气止痛。

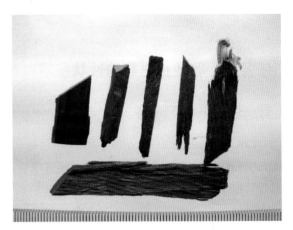

降香

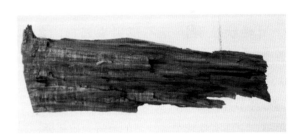

降香表面放大

## 任务三　收敛止血药的性状鉴定

### 白及

【来源】　兰科植物白及 *Bletilla striata* (Thunb.) Reichb. f. 的干燥块茎。夏、秋二季采挖，除去须根，洗净，置沸水中煮或蒸至无白心，晒至半干，除去外皮，晒干。

【产地】　主产于贵州、四川、云南、湖北等省。

【性状鉴别】　呈不规则扁圆形，多有 2 ~ 3 个爪状分枝，长 1.5 ~ 5cm，厚 0.5 ~ 1.5cm。表面灰白色或黄白色，有数圈同心环节和棕色点状须根痕，上面有突起的茎痕，下面有连接另一块茎的痕迹。质坚硬，不易折断，断面类白色，角质样。气微，味苦，嚼之有黏性。

【质量】　以个大、饱满、切面色白、角质样者为佳。

【功效】　收敛止血，消肿生肌。

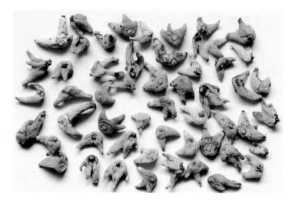

白及

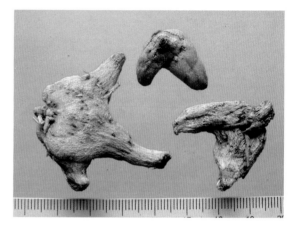

白及放大

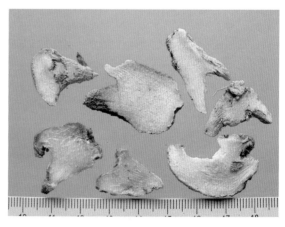

白及饮片

## 藕节

**【来源】** 睡莲科植物莲 *Nelumbo nucifera* Gaertn. 的干燥根茎节部。秋、冬二季采挖根茎(藕)，切取节部，洗净，晒干，除去须根。

**【产地】** 全国大部分地区均产。

**【性状鉴别】** 呈短圆柱形，中部稍膨大，长 2 ~ 4cm，直径约 2cm。表面灰黄色至灰棕色，有残存的须根和须根痕，偶见暗红棕色的鳞叶残基。两端有残留的藕，表面皱缩有纵纹。质硬，断面有多数类圆形的孔。气微，味微甘、涩。

**【质量】** 以粗壮、节部黑褐色、两头白色，无须根泥土者为佳。

**【功效】** 收敛止血，化瘀。

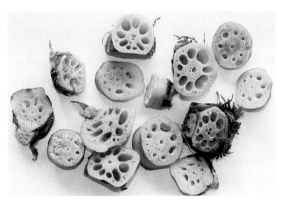

藕节（鲜）

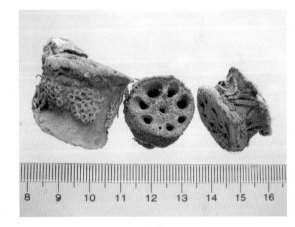

藕节

## 仙鹤草

**【来源】** 蔷薇科植物龙牙草 *Agrimonia pilosa* Ledeb. 的干燥地上部分。夏、秋二季茎叶茂盛时采割，除去杂质，干燥。

**【产地】** 主产于江苏、浙江、湖北等省。

**【性状鉴别】** 长 50 ~ 100cm，全体被白色柔毛。茎下部圆柱形，直径 4 ~ 6mm，红棕色，上部方柱形，四面略凹陷，绿褐色，有纵沟和棱线，有节；体轻，质硬，易折断，断面中空。单数羽状复叶互生，暗绿色，皱缩卷曲；质脆，易碎；叶片有大小 2 种，相间生于叶轴上，顶端小叶较大，完整小叶

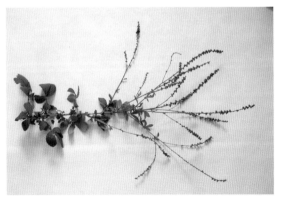

仙鹤草

片展平后呈卵形或长椭圆形,先端尖,基部楔形,边缘有锯齿;托叶2,抱茎,斜卵形。总状花序细长,花萼下部呈筒状,萼筒上部有钩刺,先端5裂,花瓣黄色。气微,味微苦。

【质量】 以茎红棕色、质嫩、叶多者为佳。

【功效】 收敛止血,截疟,止痢,解毒,补虚。

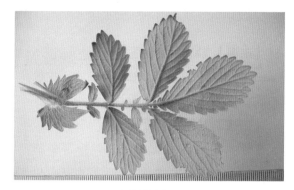

仙鹤草叶背面

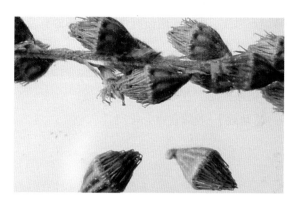

仙鹤草果实放大

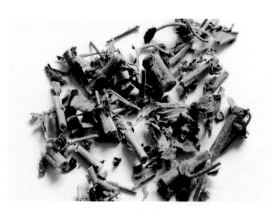

仙鹤草饮片

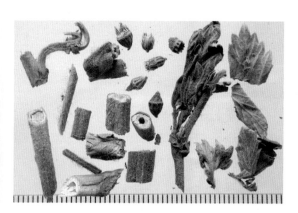

仙鹤草饮片放大

# 棕榈

【来源】　棕榈科植物棕榈 *Trachycarpus fortunei* (Hook. f.) H. Wendl. 的干燥叶柄。采棕时割取旧叶柄下延部分和鞘片，除去纤维状的棕毛，晒干。

【产地】　主产于江苏、浙江、湖南、四川、广东、广西等省区。

【性状鉴别】　长条板状，一端较窄而厚，另端较宽而稍薄，大小不等。表面红棕色，粗糙，有纵直皱纹；一面有明显的凸出纤维，纤维的两侧着生多数棕色茸毛。质硬而韧，不易折断，断面纤维性。气微，味淡。

【质量】　以片大、色棕红、质厚、陈久者为佳。

【功效】　收敛止血。

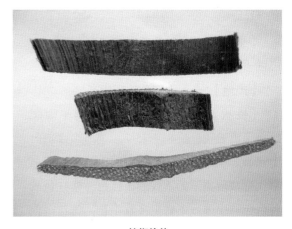

棕榈饮片

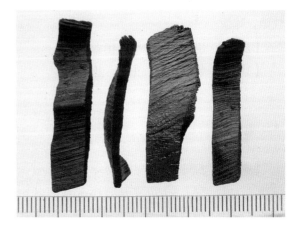

棕榈炭

# 血余炭

【来源】　人发制成的炭化物。取头发，除去杂质，碱水洗去油垢，清水漂净，晒干，焖煅成炭，放凉。

【产地】　全国各地均可制作。

【性状鉴别】　呈不规则块状，乌黑光亮、有多数细孔。体轻，质脆。用火烧之有焦发气，味苦。

【质量】　以体轻、色黑、有光泽、无杂质者为佳。

【功效】　收敛止血，化瘀，利尿。

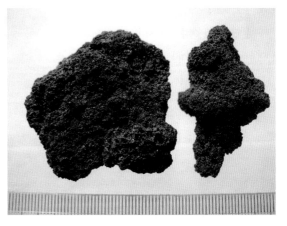

血余炭

# 鸡冠花

【来源】 苋科植物鸡冠花 *Celvsia cristata* L. 的干燥花序。秋季花盛开时采收，晒干。

【产地】 全国大部分地区均产。

【性状鉴别】 穗状花序，多扁平而肥厚，呈鸡冠状，长 8～25cm，宽 5～20cm，上缘宽，具皱褶，**密生线状鳞片**，下端渐窄，常残留扁平的茎。表面红色、紫红色或黄白色。中部以下**密生多数小花**，每花宿存的苞片和花被片均呈膜质。果实盖裂，种子扁圆肾形，黑色，有光泽。体轻，质柔韧。气微，味淡。

【质量】 以朵大、色泽鲜艳者为佳。

【功效】 收敛止血，止带，止痢。

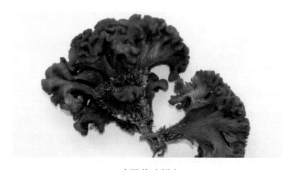

鸡冠花（鲜）

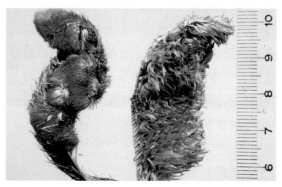

鸡冠花

# 松花粉

【来源】 松科植物马尾松 *Pinus massoniana* Lamb.、油松 *Pinus tabulaeformis* Carr. 或同属数种植物的干燥花粉。春季花刚开时，采摘花穗，晒干，收集花粉，除去杂质。

【产地】 全国大部分地区均产。

【性状鉴别】 淡黄色的细粉。体轻，易飞扬，手捻有滑润感。气微，味淡。

【质量】 以体轻、色淡黄者为佳。

【功效】 收敛止血，燥湿敛疮。

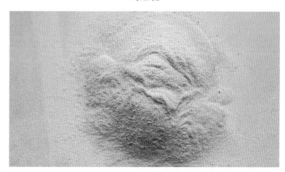

松花粉

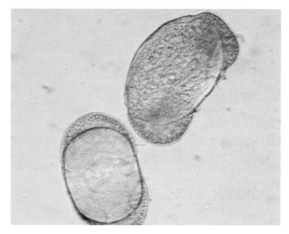

松花粉显微图

## 任务四　温经止血药的性状鉴定

### 艾叶

【来源】　菊科植物艾 *Artemisia argyi* Levl. et Vant. 的干燥叶。夏季花未开时采摘，除去杂质，晒干。

【产地】　主产于山东、安徽、湖北、河北等省。

【性状鉴别】　多皱缩、破碎，有短柄。完整叶片展平后呈卵状椭圆形，羽状深裂，裂片椭圆状披针形，边缘有不规则的粗锯齿；上表面灰绿色或深黄绿色，有稀疏的柔毛和腺点；下表面密生灰白色绒毛。质柔软。气清香，味苦。

【质量】　以色青、背面灰白色、绒毛多、叶厚、香气浓郁者为佳。

【功效】　温经止血，散寒止痛；外用祛湿止痒。

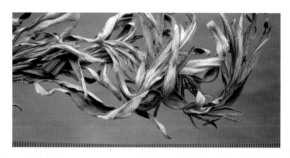

艾叶

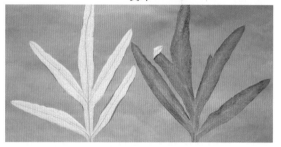

鲜艾叶正面与背面

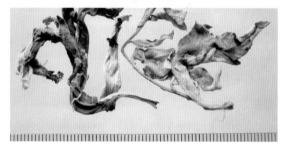

艾叶饮片

### 炮姜

【来源】　干姜的炮制加工品。

【产地】　主产四川、贵州等省。

【性状鉴别】　呈不规则膨胀的块状，具指状分枝。表面棕黑色或棕褐色。质轻泡，断面边缘处显棕黑色，中心棕黄色，细颗粒性，维管束散在。气香、特异，味微辛、辣。

【质量】　以表面鼓起、棕褐色、内部色棕黄、质疏松者为佳。

【功效】　温经止血，温中止痛。

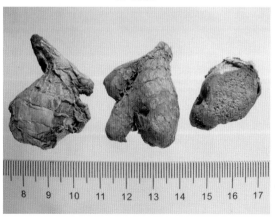

炮姜

# 项目十二 活血化瘀药的性状鉴定

## 任务一 活血止痛药的性状鉴定

### 川芎

【来源】 伞形科植物川芎 *Ligusticum chuanxiong* Hort. 的干燥根茎。夏季当茎上的节盘显著突出，并略带紫色时采挖，除去泥沙，晒后烘干，再去须根。

【产地】 主产于四川、江西、湖北、陕西等省。

【性状鉴别】 不规则结节状拳形团块，直径 2~7cm。表面黄褐色，粗糙皱缩，有多数平行隆起的轮节，顶端有凹陷的类圆形茎痕，下侧及轮节上有多数小瘤状根痕。质坚实，不易折断，断面黄白色或灰黄色，散有黄棕色的油室，形成层环呈波状。气浓香，味苦、辛，稍有麻舌感，微回甜。

【质量】 以切面色黄白、油性大、香气浓者为佳。

【功效】 活血行气，祛风止痛。

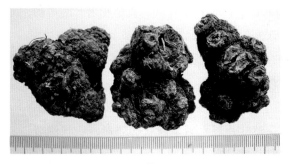

川芎

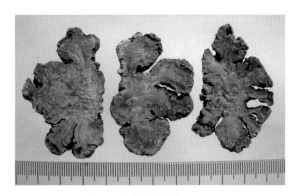

川芎饮片厚片

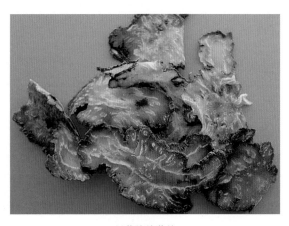

川芎饮片薄片

## 延胡索

【来源】　罂粟科植物延胡索 *Corydalis yanhusuo* W. T. Wang. 的干燥块茎。夏初茎叶枯萎时采挖，除去须根，洗净，置沸水中煮至恰无白心时，取出，晒干。

【产地】　主产于浙江。

【性状鉴别】　呈不规则的扁球形，直径0.5～1.5cm。表面黄色或黄褐色，有不规则的网状皱纹。顶端有略凹陷的茎痕，底部常有疙瘩状突起。质硬而脆，断面黄色，角质样，有蜡样光泽。气微，味苦。

【质量】　以个大、断面色黄、有蜡样光泽者为佳

【功效】　活血，行气，止痛。

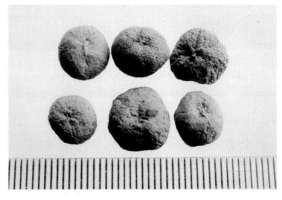

延胡索

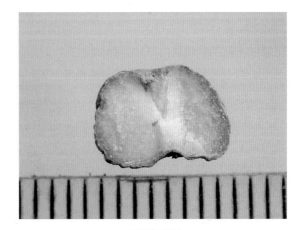

延胡索断面

## 郁金

【来源】　姜科植物温郁金 *Curcuma wenyujin* Y. H.Chen et C. Ling.、姜黄 *C. longa* L.、广西莪术 *C. kwangsiensis* S. G. Lee et C. F. Liang. 或蓬莪术 *C. phaeocaulis* Val. 的干燥块根。前两者分别习称"温郁金"和"黄丝郁金"，其余按性状不同习称"桂郁金"或"绿丝郁金"。冬季茎叶枯萎后采挖，除去泥沙及细根，蒸或煮至透心，干燥。

【产地】　温郁金主产于浙江；黄丝郁金主产于四川；桂郁金主产于广西；绿丝郁金主产于四川。

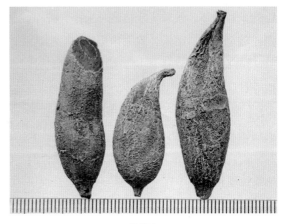

温郁金

【性状鉴别】

1. 温郁金　呈长圆形或卵圆形，稍扁，有的微弯曲，两端渐尖，长 3.5 ~ 7cm，直径 1.2 ~ 2.5cm。**表面灰褐色或灰棕色，具不规则的纵皱纹，纵纹隆起处色较浅。质坚实，断面灰棕色，角质样；内皮层环明显。**气微香，味微苦。

2. 黄丝郁金　呈纺锤形，有的一端细长，长 2.5 ~ 4.5cm，直径 1 ~ 1.5cm。**表面棕灰色或灰黄色，具细皱纹。断面橙黄色，外周棕黄色至棕红色。**气芳香，味辛辣。

3. 桂郁金　呈长圆锥形或长圆形，长 2 ~ 6.5cm，直径 1 ~ 1.8cm。表面具疏浅纵纹或较粗糙网状皱纹。气微，味微辛苦。

4. 绿丝郁金　呈长椭圆形，较粗壮，长 1.5 ~ 3.5cm，直径 1 ~ 1.2cm。气微，味淡。

【质量】　均以个大、肥满、切面角质样者为佳。

【功效】　活血止痛，行气解郁，清心凉血，利胆退黄。

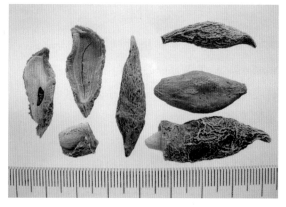

黄丝郁金

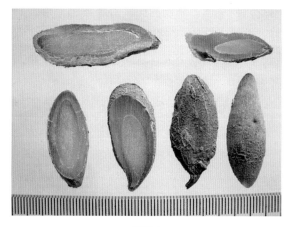

桂郁金

# 姜黄

【来源】　姜科植物姜黄 *Curcuma longa* L. 的干燥根茎。冬季茎叶枯萎时采挖，洗净，煮或蒸至透心，晒干，除去须根。

【产地】　主产于四川、福建、广东、广西等省区。

【性状鉴别】　呈不规则卵圆形、圆柱形或纺锤形，常弯曲，有的具短叉状分枝，长 2~5cm，直径 1~3cm。**表面深黄色，粗糙，有皱缩纹理和明显环节，并有圆形分枝痕及须根痕。质坚实，不易折断，断面棕黄色至金黄色，角质样，有蜡样光泽，内皮层环纹明显，维管束呈点状散在。**气香特异，味苦、辛。

【质量】　以断面金黄、香气浓厚者为佳。

【功效】　破血行气，通经止痛。

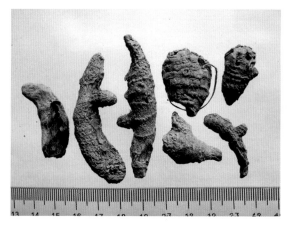

姜黄

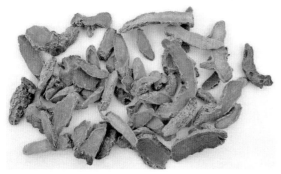

姜黄饮片

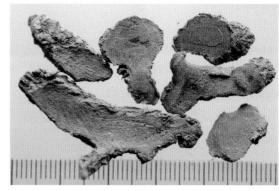

姜黄饮片放大

# 银杏叶

【来源】　银杏科植物银杏 *Ginkgo biloba* L. 的干燥叶。秋季叶尚绿时采收，及时干燥。

【产地】　主产于四川、山东、河南等省。

【性状鉴别】　多皱折或破碎，完整者呈扇形，长 3 ~ 12cm，宽 5 ~ 15cm。黄绿色或浅棕黄色，上缘呈不规则的波状弯曲，有的中间凹入，深者可达叶长的 4/5。具二叉状平行叶脉，细而密，光滑无毛，易纵向撕裂。叶基楔形，叶柄长 2 ~ 8cm。体轻。气微，味微苦。

【质量】　以叶完整、色黄绿者为佳。

【功效】　活血化瘀，通络止痛，敛肺平喘，化浊降脂。

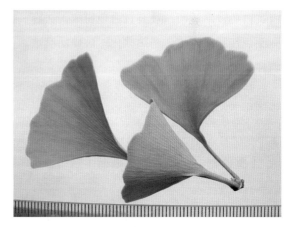

银杏叶（鲜）

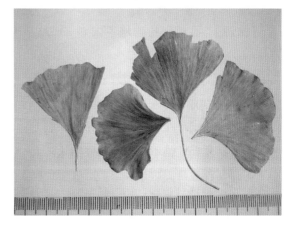

银杏叶

## 乳香

【来源】 橄榄科植物乳香树 *Boswellia carterii* Birdw. 及同属植物 *Boswellia bhaw-dajiana* Birdw. 树皮渗出的树脂。分为索马里乳香和埃塞俄比亚乳香，每种乳香又分为乳香珠和原乳香。

【产地】 主产于索马里、埃塞俄比亚。

【性状鉴别】 呈长卵形滴乳状、类圆形颗粒或黏合成大小不等的不规则块状物。大者长达2cm（乳香珠）或5cm（原乳香）。表面黄白色，半透明，被有黄白色粉末，久存则颜色加深。质脆，遇热软化。破碎面有玻璃样或蜡样光泽。具特异香气，味微苦。取本品与水共研能形成白色乳状液。遇热变软，易燃烧，烧之微有香气（但不应有松香气），显油性，冒黑烟，并有黑色残渣。

【质量】 以淡黄白色、断面半透明、香气浓者为佳。

【功效】 活血定痛，消肿生肌。

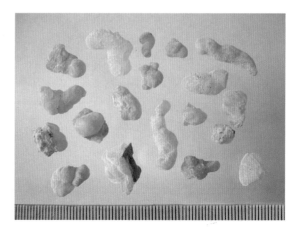

乳香

## 没药

【来源】 橄榄科植物地丁树 *Commipho ramyrrha* Engl. 或哈地丁树 *Commipho ramolmol* Engl. 的干燥树脂。分为天然没药和胶质没药。

【产地】 主产索马里、埃塞俄比亚。

【性状鉴别】

1. 天然没药 呈不规则颗粒性团块，大小不等，大者直径长达6cm以上。表面黄棕色或红棕色，近半透明部分呈棕黑色，被有黄色粉尘。质坚脆，破碎面不整齐，无光泽。有特异香气，味苦而微辛。

2. 胶质没药 呈不规则块状和颗粒，多黏结成大小不等的团块，大者直径长达6cm以上，表面棕黄色至棕褐色，不透明，质坚

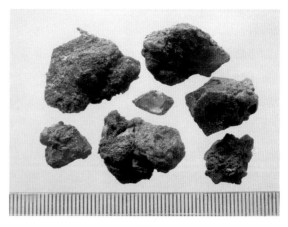

没药

实或疏松，有特异香气，味苦而有黏性。取本品与水共研形成黄棕色乳状液。

**【质量】** 以黄棕色、断面微透明显油润、香气浓、味苦者为佳。

**【功效】** 散瘀定痛，消肿生肌。

# 五灵脂

**【来源】** 鼯鼠科动物复齿鼯鼠 *Trogopterus xanthipes* Milne-Edwards 的干燥粪便。全年均可采收、除去杂质，晒干。药材根据外形不同分为"灵脂米"及"灵脂块"。

**【产地】** 主产于河北、山西、河南等省。

**【性状鉴别】**

1. 灵脂块　呈不规则的块状，大小不一。表面褐棕色，凹凸不平，有油润性光泽。质硬，断面黄棕色，不平坦。气腥臭。

2. 灵脂米　长椭圆形颗粒，长 5 ~ 15mm，直径 3 ~ 6mm。表面褐棕色或灰棕色，较平滑，体轻、质松，易折断，断面不平坦，纤维性。气微。

**【质量】** 以色黑棕、体轻、断面黄绿色者为佳。

**【功效】** 活血化瘀，止痛。

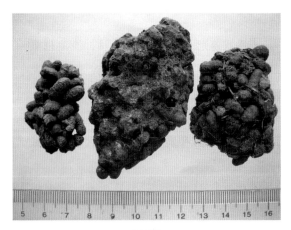

灵脂块

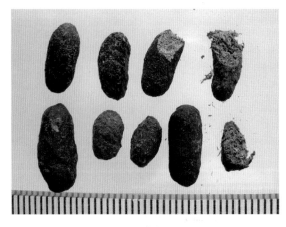

灵脂米

# 枫香脂

【来源】 金缕梅科植物枫香树 *Liquidambar formosana* Hance 的干燥树脂。7～8月割裂树干，使树脂流出，10月至次年4月采收，阴干。

【产地】 主产于浙江、江苏、安徽、湖北等省。

【性状鉴别】 呈不规则块状，淡黄色至黄棕色，半透明或不透明。质脆，断面具光泽。气香，味淡。取本品少量，用微火灼烧，有多烟火焰，具特异香气。

【质量】 以质脆、无杂质、火燃香气浓厚者为佳。

【功效】 活血止痛，解毒生肌，凉血止血。

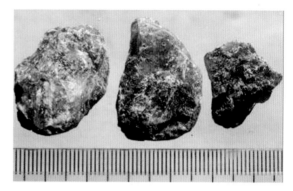

枫香脂

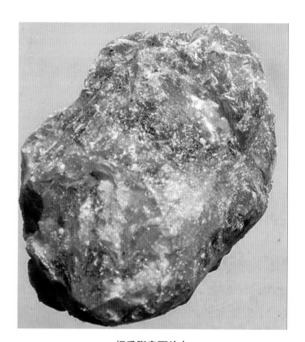

枫香脂表面放大

## 任务二　活血调经药的性状鉴定

### 丹参

【来源】　唇形科植物丹参 *Salvia miltiorrhiza* Bge. 的干燥根及根茎。春、秋二季采挖，除去泥沙，干燥。

【产地】　主产于河北、江苏、山东、四川等省。

【性状鉴别】　根茎短粗，顶端有时残留茎基。根数条，长圆柱形，略弯曲，有的分枝并具须状细根，长 10 ~ 20cm，直径 0.3 ~ 1cm。表面棕红色或暗棕红色，粗糙，具纵皱纹。老根外皮疏松，多显紫棕色，常呈鳞片状剥落。质硬而脆，断面疏松，有裂隙或略平整而致密，皮部棕红色，木部灰黄色或紫褐色，导管束黄白色，呈放射状排列。气微，味微苦涩。

栽培品较粗壮，直径 0.5 ~ 1.5cm。表面红棕色，具纵皱纹，外皮紧贴不易剥落。质坚实，断面较平整，略呈角质样。

【质量】　以条粗壮、紫红色者为佳。

【功效】　活血祛瘀，通经止痛，清心除烦，凉血消痈。

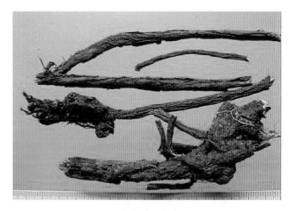

丹参（野生）

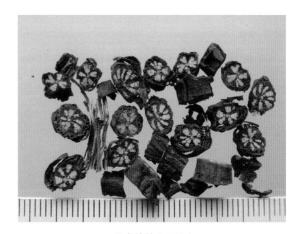

丹参饮片（野生）

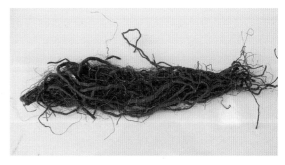

丹参栽培品

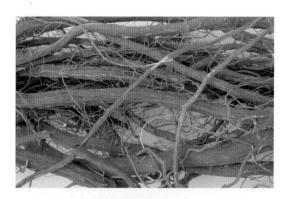

丹参栽培品表面放大

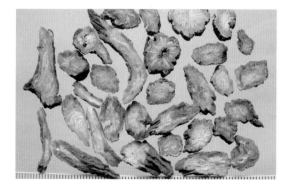

丹参栽培品饮片

# 红花

【来源】 菊科植物红花 *Carthamus tinctorius* L. 的干燥花。夏季花由黄变红时采摘，阴干或晒干。

【产地】 主产于河南、河北、新疆、四川等省区。

【性状鉴别】 不带子房的管状花，长1～2cm。表面红黄色或红色。花冠筒细长，先端5裂，裂片呈狭条形，长5～8cm；雄蕊5，花药聚合成筒状，黄白色；柱头长圆柱形，顶端微分叉。质柔软。气微香，味微苦。

【质量】 以色红黄而鲜艳、质柔润者为佳。

【功效】 活血通经，散瘀止痛。

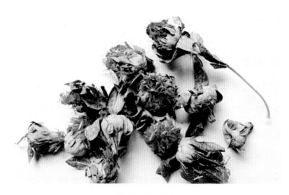

带子房的红花

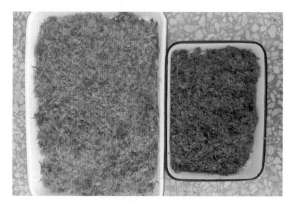

红花鲜品、干品

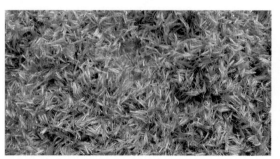

红花

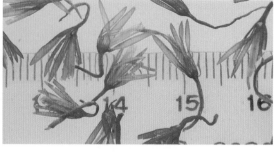

红花水浸放大

# 西红花

【来源】 鸢尾科植物番红花 Crocus sativus L. 的干燥柱头。开花期晴天的早晨采花，摘取柱头，摊放在竹匾内，上盖一层薄吸水纸后晒干，或40℃～50℃烘干或在通风处晾干。

【产地】 主产于西班牙、希腊、法国。我国浙江、江苏、上海、北京等地有少量栽培。

【性状鉴别】 呈线形，三分枝，长约3cm。暗红色，上部较宽而略扁平，顶端边缘显不整齐的齿状，内侧有一短裂隙，下端有时残留一小段黄色花柱。体轻，质松软，无油润光泽，干燥后质脆易断。气特异，微有刺激性，味微苦。

【质量】 以身长、色暗红、黄色花柱少者为佳。

【功效】 活血化瘀，凉血解毒，解郁安神。

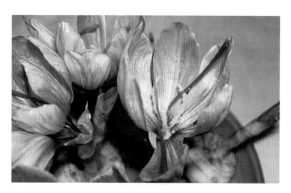

西红花原植物

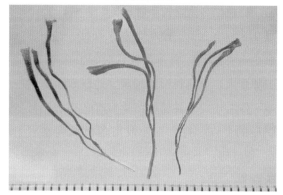

西红花

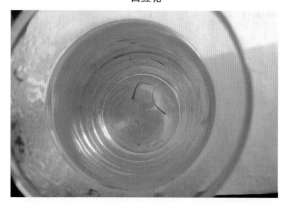

西红花水浸

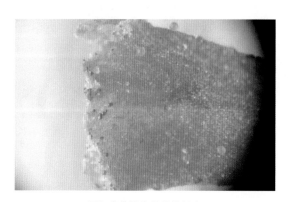

西红花先端齿状边缘放大

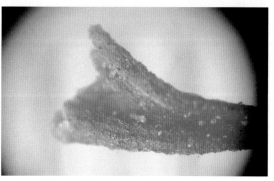

西红花先端裂缝放大

# 桃仁

【来源】 蔷薇科植物桃 *Prunus persica* （L.）Batsch 或山桃 *Prunus davidiana*（Carr.）Franch. 的干燥成熟种子。果实成熟后采收，除去果肉和核壳，取出种子，晒干。

【产地】 主产于北京、陕西、河北、山东等地。

【性状鉴别】

1.桃仁 呈扁长卵形，长1.2～1.8cm，宽0.8～1.2cm，厚0.2～0.4cm。表面黄棕色至红棕色，密布颗粒状突起。一端尖，中部膨大，另端钝圆稍偏斜，边缘较薄。尖端一侧有短线形种脐，圆端有颜色略深不甚明显的合点，自合点处散出多数纵向维管束。种皮薄，子叶2，类白色，富油性。气微，味微苦。

2.山桃仁 呈类卵圆形，较小而肥厚，长约0.9cm，宽约0.7cm，厚约0.5cm。

【质量】 以颗粒饱满、均匀、完整者为佳。

【功效】 活血祛瘀，润肠通便，止咳平喘。

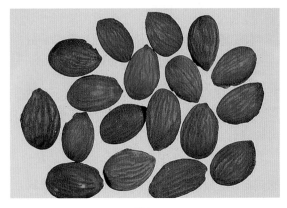

桃仁

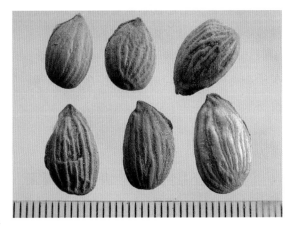

桃仁放大

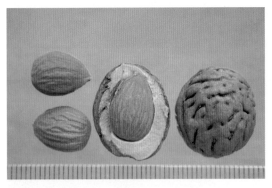

山桃仁

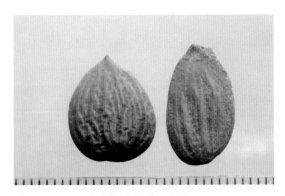

苦杏仁与桃仁对比

# 益母草

【来源】 唇形科植物益母草 *Leonurus japonicus* Houtt. 的新鲜或干燥地上部分。鲜品春季幼苗期至初夏花前期采割；干品夏季茎叶茂盛、花未开或初开时采割，晒干，或切段晒干。

【产地】 全国大部分地区均产。

【性状鉴别】

1. 鲜益母草 幼苗期无茎，基生叶圆心形，5～9浅裂，每裂片有2～3钝齿。花前期茎呈方柱形，上部多分枝，四面凹下成纵沟，长30～60cm，直径0.2～0.5cm；表面青绿色；质鲜嫩，断面中部有髓。叶交互对生，有柄；叶片青绿色，质鲜嫩，揉之有汁；下部茎生叶掌状3裂，上部叶羽状深裂或浅裂成3片，裂片全缘或具少数锯齿。气微，味微苦。

2. 干益母草茎 表面灰绿色或黄绿色；体轻，质韧，断面中部有髓。叶片灰绿色，多皱缩、破碎，易脱落。**轮伞花序腋生，小花淡紫色，花萼筒状，花冠二唇形。** 切段者长约2cm。

【质量】 以质嫩、叶多、色灰绿者为佳。

【功效】 活血调经，利尿消肿，清热解毒。

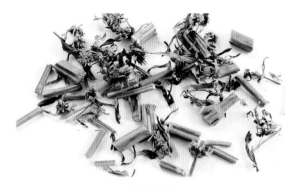

益母草饮片

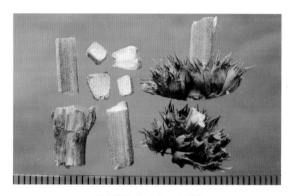

益母草饮片（茎、宿萼）

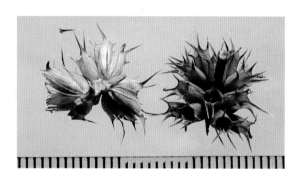

益母草宿萼顶面观

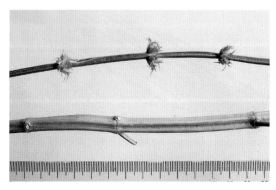

益母草茎

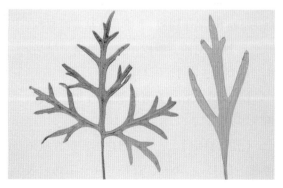

益母草叶（鲜）

## 泽兰

【来源】 唇形科植物毛叶地瓜儿苗 *Lycopus lucidus* Turcz. var. *hirtus* Regel 的干燥地上部分。夏、秋二季茎叶茂盛时采割，晒干。

【产地】 全国大部分地区均产。

【性状鉴别】 茎呈方柱形，少分枝，四面均有浅纵沟，长 50 ~ 100cm，直径 0.2 ~ 0.6cm；表面黄绿色或带紫色，节处紫色明显，有白色茸毛；质脆，断面黄白色，髓部中空。叶对生，有短柄或近无柄；叶片多皱缩，展平后呈披针形或长圆形，长 5 ~ 10cm；上表面黑绿色或暗绿色，下表面灰绿色，密具腺点，两面均有短毛；先端尖，基部渐狭，边缘有锯齿。轮伞花序腋生，花冠多脱落，苞片和花萼宿存，小包片披针形，有缘毛，花萼钟形，5 齿。气微，味淡。

【质量】 以质嫩、叶多、色绿者为佳。

【功效】 活血调经，祛瘀消痈，利水消肿。

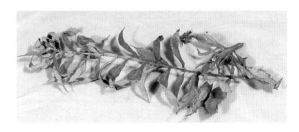

地瓜儿苗全株

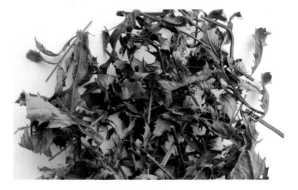

泽兰饮片

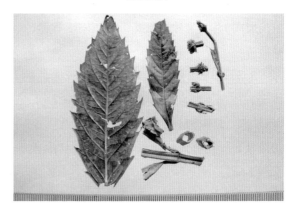

泽兰茎叶放大

## 牛膝

【来源】 苋科植物牛膝 *Achyranthes bidentata* Bl. 的干燥根。冬季茎叶枯萎时采挖，除去须根及泥沙，捆成小把，晒至干皱后，将顶端切齐，晒干。

【产地】 主产于河南省，河北、山西、山东等省亦产。

【性状鉴别】 呈细长圆柱形，挺直或稍弯曲，长 15 ~ 70cm，直径 0.4 ~ 1cm。表

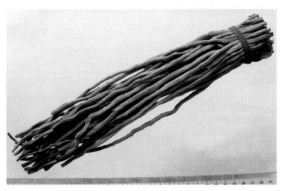

牛膝

面灰黄色或淡棕色，有微扭曲的细纵皱纹、排列稀疏的侧根痕和横长皮孔样的突起，质硬脆，易折断，受潮后变软，断面平坦，淡棕色，略呈角质样而油润，中心维管束木质部较大，黄白色，其外周散有多数黄白色点状维管束，断续排列成 2 ~ 4 轮。气微，味微甜而稍苦涩。

【质量】 以切面淡棕色、略呈角质样者为佳。

【功效】 逐瘀通经，补肝肾，强筋骨，利尿通淋，引血下行。

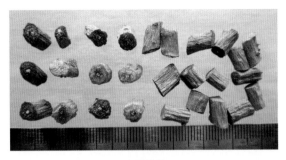

牛膝饮片

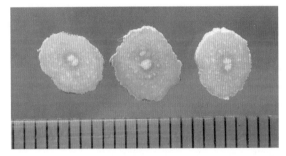

牛膝断面放大

# 川牛膝

【来源】 苋科植物川牛膝 *Cyathula officinalis* Kuan 的干燥根。秋、冬二季采挖，除去芦头、须根及泥沙，烘或晒至半干，堆放回润，再烘干或晒干。

【产地】 主产于四川省，云南、贵州、湖北等省亦产。

【性状鉴别】 呈近圆柱形，微扭曲，向下略细或有少数分枝，长 30 ~ 60cm，直径 0.5 ~ 3cm。表面黄棕色或灰褐色，具纵皱纹、支根痕和多数横长的皮孔样突起。质韧，不易折断，断面浅黄色或棕黄色，维管束点状，排列成数轮同心环。气微，味甜。

【质量】 以条粗壮、质柔韧、断面色浅黄者为佳。

【功效】 逐瘀通经，通利关节，利尿通淋。

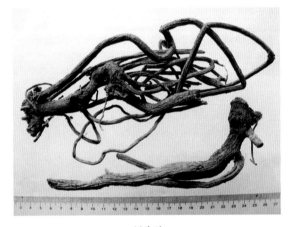

川牛膝

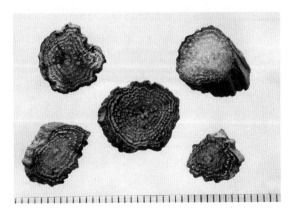

川牛膝饮片横切

# 鸡血藤

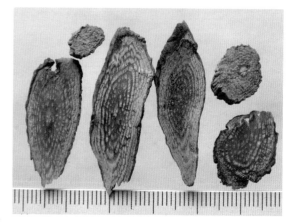

川牛膝饮片斜切

【来源】 豆科植物密花豆 *Spatholobus suberectus* Dunn 的干燥藤茎。秋、冬二季采收，除去枝叶，切片，晒干。

【产地】 主产于广东、广西、云南等省区。

【性状鉴别】 为椭圆形、长矩圆形或不规则的斜切片，厚 0.3～1cm。栓皮灰棕色，有的可见灰白色斑，栓皮脱落处显红棕色。质坚硬。切面木部红棕色或棕色，导管孔多数；韧皮部有树脂状分泌物呈红棕色至黑棕色，与木部相间排列呈数个同心性椭圆形环或偏心性半圆形环；髓部偏向一侧。气微，味涩。

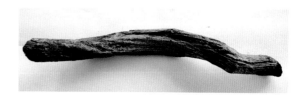

鸡血藤

【质量】 以藤片均匀、树脂状分泌物多者为佳。

【功效】 活血补血，调经止痛，舒筋活络。

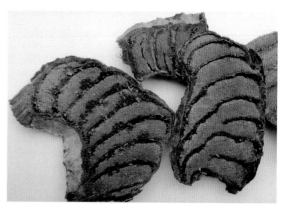

进口鸡血藤饮片

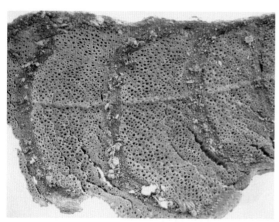

鸡血藤饮片放大

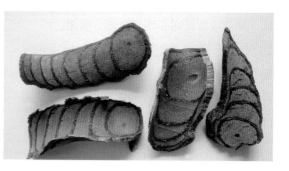

鸡血藤饮片

## 王不留行

【来源】　石竹科植物麦蓝菜 *Vaccaria segetalis*（Neck.）Garcke 的干燥成熟种子。夏季果实成熟、果皮尚未开裂时采割植株，晒干，打下种子，除去杂质，再晒干。

【产地】　主产于河北、江苏、河南、陕西等省。

【性状鉴别】　呈球形，直径约 2mm。表面黑色，少数红棕色，略有光泽，有细密颗粒状突起，一侧有 1 凹陷的纵沟。质硬。胚乳白色，胚弯曲成环，子叶 2。气微，味微涩、苦。

王不留行使用时大多需炒至爆花，体积扩大 2 ~ 3 倍，呈白色疏松状态。

【质量】　以颗粒均匀、饱满、色黑者为佳。

【功效】　活血通经，下乳消肿，利尿通淋。

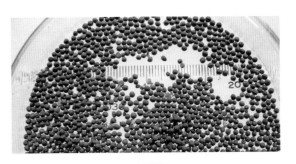

王不留行

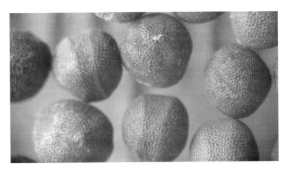

王不留行放大

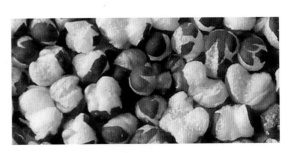

炒王不留行

## 月季花

【来源】　蔷薇科植物月季 *Rosa chinensis* Jacq. 的干燥花。全年均可采收，花微开时采摘，阴干或低温干燥。

【产地】　全国大部分地区均产。

【性状鉴别】　呈类球形，直径 1.5 ~ 2.5cm。花托长圆形，萼片 5，暗绿色，先端尾尖；花瓣呈覆瓦状排列，有的散落，长圆形，紫红色或淡紫红色；雄蕊多数，黄色。体轻，质脆。气清香，味淡、微苦。

【质量】　以完整，色紫红、半开放、气清香者为佳。

【功效】　活血调经，疏肝解郁。

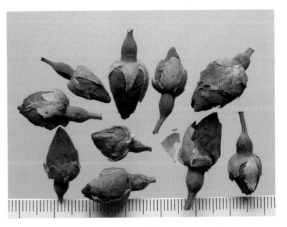

月季花

# 凌霄花

【来源】 紫葳科植物凌霄 *Campsis grandiflora* (Thunb.) K. Schum. 或美洲凌霄 *Campsis radicans* (L.) Seem. 的干燥花。夏、秋二季花盛开时采摘, 干燥。

【产地】 主产于江苏、浙江、安徽、广西等省区。

【性状鉴别】

1. 凌霄 多皱缩卷曲, 黄褐色或棕褐色, 完整花朵长 4～5cm。萼筒钟状, 长 2～2.5cm, 裂片 5, 裂至中部, 萼筒基部至萼齿尖有 5 条纵棱。花冠先端 5 裂, 裂片半圆形, 下部联合呈漏斗状, 表面可见细脉纹, 内表面较明显。雄蕊 4, 着生在花冠上, 2 长 2 短, 花药个字形, 花柱 1, 柱头扁平。气清香, 味微苦、酸。

2. 美洲凌霄 完整花朵长 6～7cm。萼筒长 1.5～2cm, 硬革质, 先端 5 齿裂, 裂片短三角状, 长约为萼筒的 1/3, 萼筒外无明显的纵棱; 花冠内表面具明显的深棕色脉纹。

【质量】 以朵大、棕褐色、完整不碎者为佳。

【功效】 活血通经, 凉血祛风。

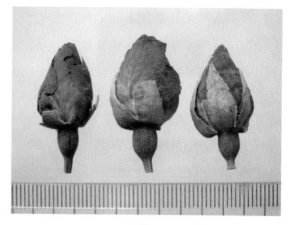

月季花放大

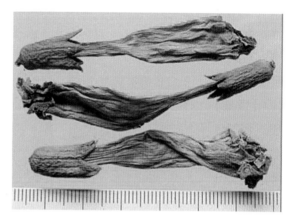

凌霄花

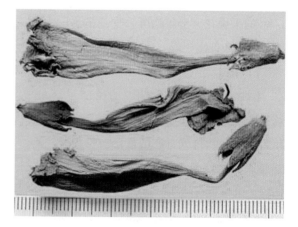

美洲凌霄花

# 卷柏

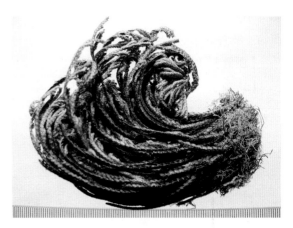

卷柏

【来源】 卷柏科植物卷柏 Selaginella tamariscina (Beauv.) Spring 或垫状卷柏 Selaginella Pulvinata (HooK. et Grev.) Maxim. 的干燥全草。全年均可采收，除去须根及泥沙，晒干。

【产地】 主产于山东、辽宁、河北等省。

【性状鉴别】

1. 卷柏 卷缩似拳状，长 3 ~ 10cm。枝丛生，扁而有分枝，绿色或棕黄色，向内卷曲，枝上密生鳞片状小叶，叶先端具长芒，中叶（腹叶）两行，卵状矩圆形，斜向上排列，叶缘膜质，有不整齐的细锯齿。背叶（侧叶）背面的膜质边缘常呈棕黑色。基部残留棕色至棕褐色须根，散生或聚生成短干状。质脆，易折断。气微，味淡。

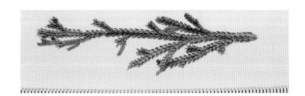

卷柏枝叶

2. 垫状卷柏 须根多散生。中叶（腹叶）两行，卵状披针形，直向上排列。叶片左右两侧不等，内缘较平直，外缘常因内折而加厚，呈全缘状。

【质量】 以色绿、叶多者为佳。

【功效】 活血通经。

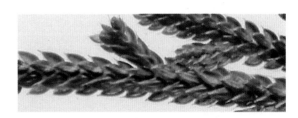

卷柏叶放大

# 马鞭草

【来源】 马鞭草科植物马鞭 Verbena officinalis L. 的干燥地上部分。6 ~ 8 月花开时采割，除去杂质，晒干。

【产地】 主产于湖北、江苏、贵州、广西等省区。

【性状鉴别】 茎呈方柱形，多分枝，四面有纵沟，长 0.5 ~ 1m；表面绿褐色，粗糙；质硬而脆，断面有髓或中空。叶对生，皱缩，多破碎，绿褐色，完整者展平后叶片 3 深裂，

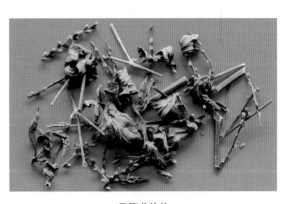

马鞭草饮片

边缘有锯齿。穗状花序细长，有小花多数。气微，味苦。

【质量】 以色绿褐、带花穗者为佳。

【功效】 活血散瘀，解毒，利水，退黄，截疟。

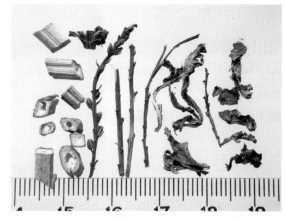

马鞭草饮片放大

# 任务三　活血疗伤药的性状鉴定

## 土鳖虫

【来源】　鳖蠊科昆虫地鳖 *Eupolyphaga sinensis* Walker 或冀地鳖 *Steleophaga plancyi*（Boleny）的雌虫干燥体。捕捉后，置沸水中烫死，晒干或烘干。

【产地】　主产于江苏、浙江、河北、湖北等省。

【性状鉴别】

1. 地鳖　呈扁平卵形，长 1.3 ~ 3cm，宽 1.2 ~ 2.4cm。前端较窄，后端较宽，背部紫褐色，具光泽，无翅。前胸背板较发达，盖住头部；腹背板 9 节，呈覆瓦状排列。腹面红棕色，头部较小，有丝状触角 1 对，常脱落，胸部有足 3 对，具细毛和刺。腹部有横环节。质松脆，易碎。气腥臭，味微咸。

2. 冀地鳖　长 2.2 ~ 3.7cm，宽 1.4 ~ 2.5cm。背部黑棕色，通常在边缘带有淡黄褐色斑块及黑色小点。

【质量】　以完整、紫褐色、体内无泥土者为佳。

【功效】　破血逐瘀，续筋接骨。

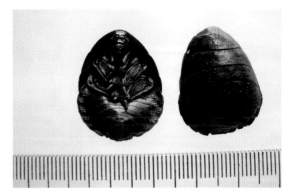

地鳖

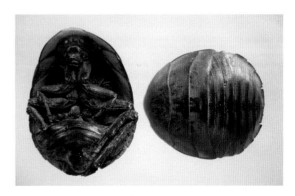

冀地鳖

## 马钱子

【来源】　马钱科植物马钱 *Strychnos nuxvomica* L. 的干燥成熟种子。冬季采收成熟果实，取出种子，晒干。

【产地】　主产于印度、越南、缅甸、泰国等地。

【性状鉴别】　呈纽扣状圆板形，常一面隆起，一面稍凹下，直径 1.5 ~ 3cm，厚 0.3 ~ 0.6cm。表面密被灰棕或灰绿色绢状

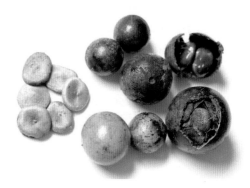

马钱子果实及种子

茸毛，自中间向四周呈辐射状排列，有丝样光泽。边缘稍隆起，较厚，有突起的珠孔，底面中心有突起的圆点状种脐。质坚硬，平行剖面可见淡黄色白色胚乳，角质状，子叶心形，叶脉 5～7 条。气微，味极苦。（注：有大毒，不可多尝）

【质量】 以个大、饱满、有细密毛茸、色灰黄有光泽者为佳。

【功效】 通络止痛，散结消肿。

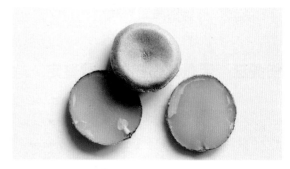

马钱子切面

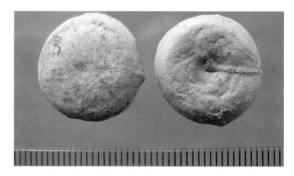

马钱子

# 自然铜

【来源】 硫化物类矿物黄铁矿族黄铁矿，主含二硫化铁（$FeS_2$）。采挖后，除去杂石。

【产地】 主产于四川、湖南、云南、广东等省。

【性状鉴别】 晶形多为立方体，集合体呈致密块状。表面亮淡黄色，有金属光泽；有的黄棕色或棕褐色，无金属光泽。具条纹，条痕绿黑色或棕红色。体重，质坚硬或稍脆，易砸碎，断面黄白色，有金属光泽；或断面棕褐色，可见银白色亮星。

【质量】 以色黄而光亮、断面有金属光泽者为佳。

【功效】 散瘀止痛，续筋接骨。

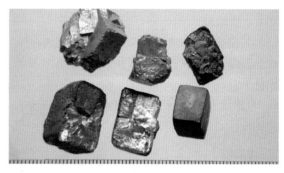

自然铜

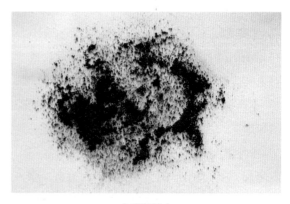

自然铜粉末

## 苏木

【来源】　豆科植物苏木 *Caesalpinia sappan* L. 的干燥心材。多于秋季采伐，除去白色边材，干燥。

【产地】　主产于台湾、广东、广西、贵州等省区。

【性状鉴别】　呈长圆柱形或对剖半圆柱形，长 10 ~ 100cm，直径 3 ~ 12cm。表面黄红色至棕红色，具刀削痕，常见纵向裂缝。质坚硬。断面略具光泽，年轮明显，有的可见暗棕色、质松、带亮星的髓部。气微，味微涩。

【质量】　以粗大、质坚、色红黄者为佳。

【功效】　活血祛瘀，消肿止痛。

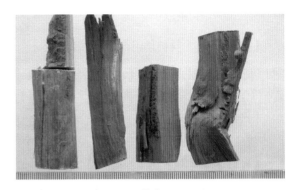

苏木

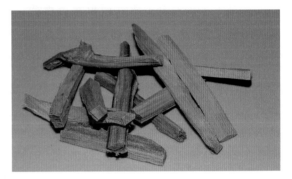

苏木块

## 骨碎补

【来源】　水龙骨科植物槲蕨 *Drynaria fortunei*（Kunze）J. Sm. 的干燥根茎。全年均可采挖，除去泥沙，干燥，或再燎去茸毛（鳞片）。

【产地】　主产于湖北、浙江、江西、四川等省。

【性状鉴别】　呈扁平长条状，多弯曲，有分枝，长 5 ~ 15cm，宽 1 ~ 1.5cm，厚 0.2 ~ 0.5cm。表面密被深棕色至暗棕色的小鳞片，柔软如毛，经火燎者呈棕褐色或暗褐色，两侧及上表面均具突起或凹下的圆形叶痕，少数有叶柄残基及须根残留。体轻，质脆，易折断，断面红棕色，维管束呈黄色点状，排列成环。气微，味淡、微涩。

【质量】　以条粗大、棕色者为佳。

【功效】　疗伤止痛，补肾强骨；外用消风祛斑。

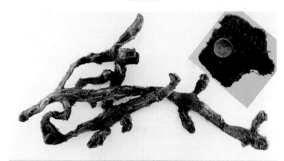

骨碎补及叶痕、鳞片放大

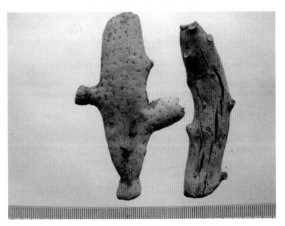

烫骨碎补

# 北刘寄奴

【来源】 玄参科植物阴行草 *Siphonostegia chinensis* Benth. 的干燥全草。秋季采收，除去杂质，晒干。

【产地】 主产于河北、山西、辽宁、陕西等省。

【性状鉴别】 长 30 ~ 80cm，全体被短毛。根短而弯曲，稍有分枝。茎圆柱形，有棱，有的上部有分枝，表面棕褐色或黑棕色；质脆，易折断，断面黄白色，中空或有白色髓。叶对生，多脱落破碎，完整者羽状深裂，黑绿色。总状花序顶生，花有短梗，花萼长筒状，黄棕色至黑棕色，有明显 10 条纵棱，先端 5 裂，花冠棕黄色，多脱落。蒴果狭卵状椭圆形，较萼稍短，棕黑色。种子细小。气微，味淡。

【质量】 以棕色、不带根、果多者为佳。

【功效】 活血祛瘀，通经止痛，凉血，止血，清热利湿。

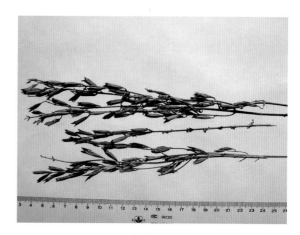

北刘寄奴

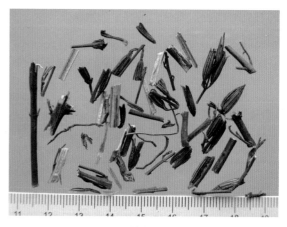

北刘寄奴饮片

# 血竭

【来源】 棕榈科植物麒麟竭 *Daemonorops draco* Bl. 果实渗出的树脂经加工制成。

【产地】 主产于印度尼西亚、马来西亚等地。

【性状鉴别】 略呈类圆四方形或方砖形，表面暗红，有光泽，附有因摩擦而成的红粉。质硬而脆，破碎面红色，研粉为砖红色。气微，味淡。本品在水中不溶，在热水中软化。取血竭粉末，置白纸上，用火隔纸烘烤即熔化，但无扩散的油迹，对光照视呈鲜艳的红色。以火燃烧则产生呛鼻的烟气。

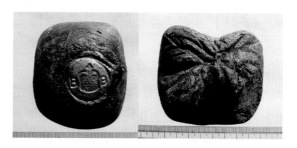

血竭

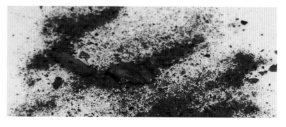

血竭粉末

【质量】 以外色黑似铁、研粉红似血、火燃呛鼻、有苯甲醛样香气者为佳。

【功效】 活血定痛，化瘀止血，生肌敛疮。

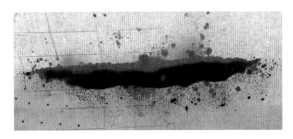

血竭火试

# 儿茶

【来源】 豆科植物儿茶 *Acacia catechu* (L. f.) Willd. 的去皮枝、干的干燥煎膏。冬季采收枝、干，除去外皮，砍成大块，加水煎煮，浓缩，干燥。

【产地】 主产于云南。

【性状鉴别】 呈方形或不规则块状，大小不一。表面棕褐色或黑褐色，光滑而稍有光泽。质硬，易碎，断面不整齐，具光泽，有细孔，遇潮有黏性。气微，味涩、苦，略回甜。

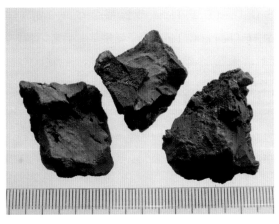

儿茶

【质量】 以表面黑褐或棕褐色、有光泽、味苦涩者为佳。

【功效】 活血止痛，止血生肌，收湿敛疮，清肺化痰。

## 任务四　破血消癥药的性状鉴定

### 莪术

【来源】　姜科植物蓬莪术 *Curcuma phaeocaulis* Val.、广西莪术 *C. kwangsiensis* S. G. Leeet C. F. Liang. 或温郁金 *C. wenyujin* Y. H. Chen et C. Ling. 的干燥根茎。后者习称"温莪术"。冬季茎叶枯萎后采挖，洗净，蒸或煮至透心，晒干或低温干燥后除去须根杂质。

【产地】　主产四川、浙江、广西等省区。

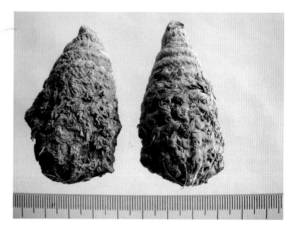

莪术

【性状鉴别】

1. 蓬莪术　呈卵圆形、长卵形、圆锥形或长纺锤形，顶端多钝尖，基部钝圆，长 2 ~ 8cm，直径 1.5 ~ 4cm。表面灰黄色至灰棕色，上部环节突起，有圆形微凹的须根痕或残留的须根，有的两侧各有 1 列下陷的芽痕和类圆形的侧生根茎痕，有的可见刀削痕。体重，质坚实，断面灰褐色至蓝褐色，蜡样，常附有灰棕色粉末，皮层与中柱易分离，内皮层环纹棕揭色。气微香，味微苦辛。

2. 广西莪术　环节稍突起，断面黄棕色至棕色，常附有淡黄色粉末，内皮层环纹黄白色。

3. 温莪术　断面黄棕色至棕褐色，常附有淡黄色至黄棕色粉末。气香或微香。

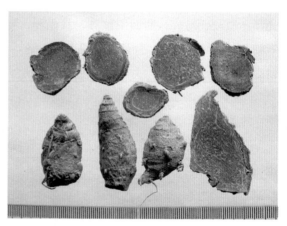

莪术饮片

【质量】　均以质坚实、气香者为佳。

【功效】　行气破血，消积止痛。

# 片姜黄

【来源】　姜科植物温郁金 Curcuma wenyuJin Y. H. Chenet C. Ling 的干燥根茎。冬季茎叶枯萎后采挖，洗净，除去须根，趁鲜纵切厚片，晒干。

【产地】　主产于浙江。

【性状鉴别】　呈长圆形或不规则的片状，大小不一，长 3～6cm，宽 1～3cm，厚 0.1～0.4cm。外皮灰黄色，粗糙皱缩，有时可见环节及须根痕。切面黄白色至棕黄色，有一圈环纹及多数筋脉小点。质脆而坚实。断面灰白色至棕黄色，略粉质。气香特异，味微苦而辛凉。

【功效】　破血行气，通经止痛。

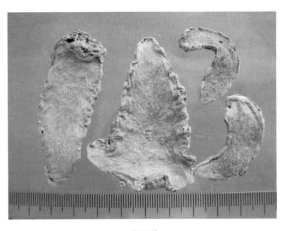

片姜黄

# 三棱

【来源】　黑三棱科植物黑三棱 Sparganium stoloniferum Buch. Ham. 的干燥块茎。冬季至次年春采挖，洗净，削去外皮，晒干。

【产地】　主产于江苏、河南、山东、江西等省。

【性状鉴别】　呈圆锥形，略扁，长 2～6cm，直径 2～4cm。表面黄白色或灰黄色，有刀削痕，须根痕小点状，略呈横向环状排列。体重，质坚实。气微，味淡，嚼之微有麻辣感。

【质量】　以质坚实、色黄白色者为佳。

【功效】　破血行气，消积止痛。

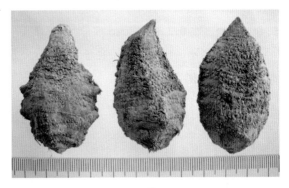

三棱

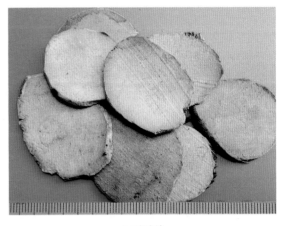

三棱饮片

## 水蛭

【来源】 水蛭科动物蚂蟥 *Whitmania pigra* Whitman 水蛭 *Hirudo nipponica* Whitman 或柳叶蚂蟥 *Whitmania acranulata* Whitman 的干燥体。夏、秋二季捕捉，用沸水烫死，晒干或低温干燥。

【产地】 全国大部分地区均产。

【性状鉴别】

1. 蚂蟥 呈扁平纺锤形，有多数环节，长 4 ~ 10cm，宽 0.5 ~ 2cm。背部黑褐色或黑棕色，稍隆起，用水浸后，可见黑色斑点排成 5 条纵纹；腹面平坦，棕黄色。两侧棕黄色，前端略尖，后端钝圆，两端各具 1 吸盘。前吸盘不显著，后吸盘较大。质脆，易折断，断面胶质状。气微腥。

2. 水蛭 扁长圆柱形，体多弯曲扭转，长 2 ~ 5cm，宽 0.2 ~ 0.3cm。

3. 柳叶蚂蟥 狭长而扁，长 5 ~ 12cm，宽 0.1 ~ 0.5cm。

【质量】 以完整、黑褐色，无杂质者为佳。

【功效】 破血通经，逐瘀消癥。

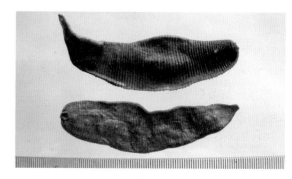

蚂蟥背面及腹面

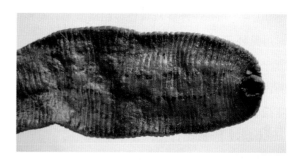

蚂蟥腹后端

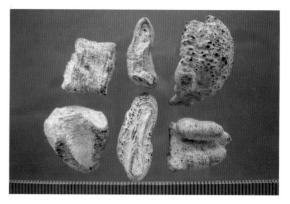

烫水蛭

## 斑蝥

【来源】 芫青科昆虫南方大斑蝥 *Mylabris phalerata* Pallas 或黄黑小斑蝥 *Mylabris cichorii* Linnaeus 的干燥体。夏、秋二季捕捉，闷死或烫死，晒干。

【产地】 主产于河南、安徽、广西、云南等省区。

【性状鉴别】

1. 南方大斑蝥 呈长圆形，长 1.5 ~

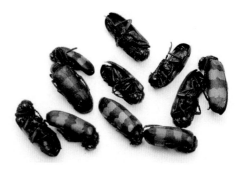

斑蝥

2.5cm，宽 0.5 ~ 1cm。头及口器向下垂，有较大的复眼及触角各 1 对，触角多已脱落。背部具革质鞘翅 1 对，黑色，有 3 条黄色或棕黄色的横纹；鞘翅下面有棕褐色薄膜状透明的内翅 2 片。胸腹部乌黑色，胸部有足 3 对。有特殊的臭气。

2.黄黑小斑蝥　体型较小，长 1 ~ 1.5cm。

【质量】 以个大、完整、色鲜明者为佳。

【功效】 破血逐瘀，散结消癥，攻毒蚀疮。

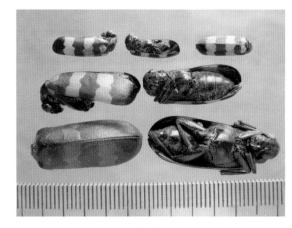

斑蝥放大

# 急性子

【来源】 凤仙花科植物凤仙花 *Impatiens balsamina* L. 的干燥成熟种子。夏、秋季果实即将成熟时采收，晒干，除去果皮和杂质。

【产地】 全国大部分地区均产。

【性状鉴别】 呈椭圆形、扁圆形或卵圆形，长 2 ~ 3mm，宽 1.5 ~ 2.5mm。表面棕褐色或灰褐色，粗糙，有稀疏的白色或浅黄棕色小点，种脐位于狭端，稍突出。质坚实，种皮薄，子叶灰白色，半透明，油质。气微，味淡、微苦。

【质量】 以颗粒饱满、色棕褐者为佳。

【功效】 破血，软坚，消积。

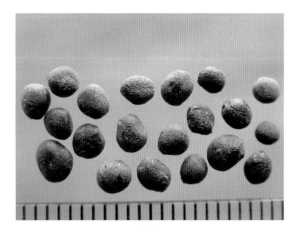

急性子

# 穿山甲

【来源】 鲮鲤科动物穿山甲 *Manis pentadactyla* Linnaeus 的鳞甲。收集鳞甲，洗净，晒干。

【产地】 主产于广西、云南、贵州等省区。

【性状鉴别】 呈扇面形、三角形、菱形或盾形的扁平片状或半折合状，中间较厚，边缘较薄，大小不一，长宽各为 0.7 ~ 5cm。

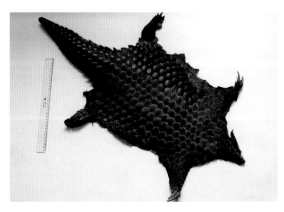

穿山甲（甲皮）

外表面黑褐色或黄褐色，有光泽，宽端有数十条排列整齐的纵纹及数条横线纹；窄端光滑。内表面色较浅，中部有一条明显突起的弓形横向棱线，其下方有数条与棱线相平行的细纹。角质，半透明，坚韧而有弹性，不易折断。气微腥，味淡。

【质量】 以片匀，色青黑或灰黑，半透明、无臭气、不带皮肉者为佳。

【功效】 活血消癥，通经下乳，消肿排脓，搜风通络。

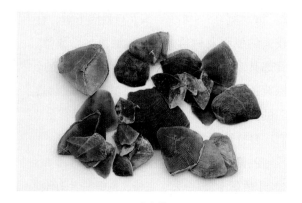

穿山甲

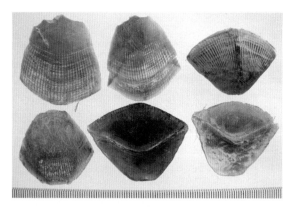

穿山甲（鳞甲）放大

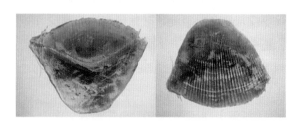

穿山甲（鳞甲）内、外表面放大

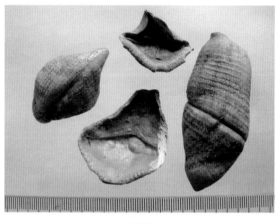

炮甲珠

# 项目十三 化痰止咳平喘药的性状鉴定

## 任务一 温化寒痰药的性状鉴定

### 半夏

【来源】 天南星科植物半夏 *Pinellia ternate*（Thunb.）Breit. 的干燥块茎。夏、秋二季采挖，洗净，除去外皮及须根，晒干。

【产地】 主产于四川、湖北、河南、安徽等省。

【性状鉴别】 呈类球形，有的稍偏斜，直径 1～1.5cm。表面白色或浅黄色，顶端有凹陷的茎痕，周围密布麻点状根痕；下面钝圆，较光滑。质坚实，断面洁白，富粉性。气微，味辛辣、麻舌而刺喉。（注意：半夏生品有毒，口尝时勿咽下，及时漱口）

【质量】 以色白、质坚实、粉性足者为佳。

【功效】 燥湿化痰，降逆止呕，消痞散结。

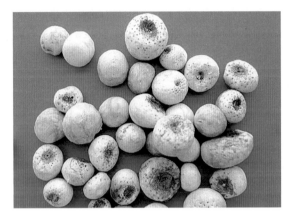

生半夏

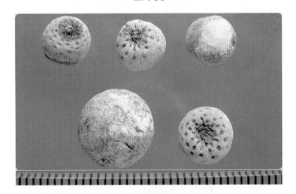

生半夏放大

### 清半夏

【来源】 半夏的炮制加工品。

【产地】 主产于四川、湖北、河南、安徽等省。

【性状鉴别】 呈椭圆形、类圆形或不规则的片。切面淡灰色至灰白色，可见灰白色点状或短线状维管束迹，有的残留栓皮处下方显淡紫红色斑纹。质脆，易折断，断面略呈角质样。气微，味微涩、微有麻舌感。

【功效】 燥湿化痰。

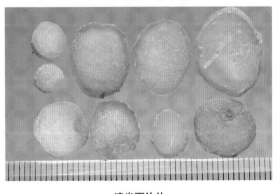

清半夏饮片

## 姜半夏

【来源】 半夏的炮制加工品。

【产地】 主产于四川、湖北、河南、安徽等省。

【性状】 呈片状、不规则颗粒状或类球形。表面棕色至棕褐色。质硬脆，断面淡黄棕色，常具角质 样光泽。气微香，味淡、微有麻舌感，嚼之略粘牙。

【功效】 温中化痰，降逆止呕。

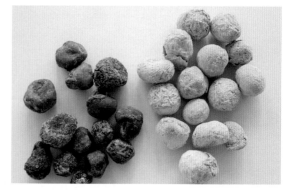

姜半夏与法半夏

## 法半夏

【来源】 半夏的炮制加工品。

【产地】 主产于四川、湖北、河南、安徽等省。

【性状鉴别】 呈类球形或破碎成不规则颗粒状。表面淡黄白色、黄色或棕黄色。质较松脆或硬脆，颗粒者质稍硬脆。断面黄色或淡黄色，气微，味淡略甘、微有麻舌感。

【功效】 燥湿化痰。

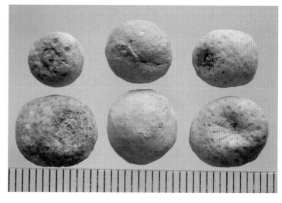

法半夏放大

## 天南星

【来源】 天南星科植物天南星 *Arisaema erubescens*（Wall.）Schott.、异叶天南星 *Arisaema heterophyllum* Bl. 或东北天南星 *Arisaema amurense* Maxim.的干燥块茎。秋、冬二季茎叶枯萎时采挖，除去须根及外皮，干燥。

【产地】 天南星和异叶天南星主产于全国大部分地区。东北天南星主产于东北、山东、河北等地。

【性状鉴别】 呈扁球形，高1～2cm，直径1.5～6.5cm。表面类白色或淡棕色，较光滑，顶端有凹陷的茎痕，周围有麻点状

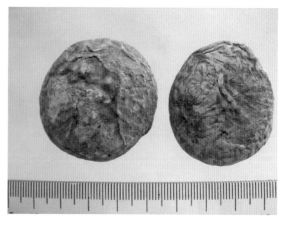

天南星（底面）

根痕，有的块茎周边有小扁球状侧芽。质坚硬，不易破碎，断面不平坦，白色，粉性。气微辛，味麻辣。

【质量】　以个大、色白、粉性足者为佳。

【功效】　散结消肿。

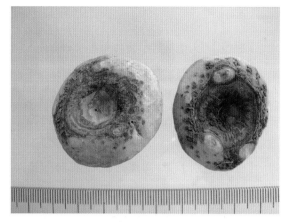

天南星（顶端）

# 制天南星

【来源】　天南星的炮制加工品。

【产地】　主产于河南、河北、四川、江苏、浙江、辽宁、吉林等省。

【制法】　取净天南星，按大小分别用水浸泡，每日换水 2～3 次，如起白沫时，换水后加白矾（每 100kg 天南星，加白矾 2kg)，泡一日后，再进行换水，至切开口尝微有麻舌感时取出。将生姜片、白矾置锅内加适量水煮沸后，倒入天南星共煮至无干心时取出，除去姜片，晾至四至六成干，切薄片，干燥。

每 100kg 天南星，用生姜、白矾各 12.5kg。

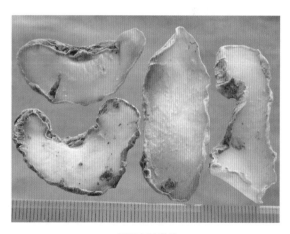

制天南星饮片

【性状鉴别】　呈类圆形或不规则形的薄片。黄色或淡棕色，质脆易碎，断面角质状。气微，味涩，微麻。

【质量】　以淡黄褐色、半透明、质坚脆者为佳。

【功效】　燥湿化痰，祛风止痉，散结消肿。

# 白附子

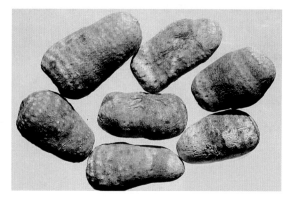

白附子

【来源】 天南星科植物独角莲 *Typhonium giganteum* Engl. 的干燥块茎。秋季采挖，除去须根及外皮，晒干。

【产地】 主产于河南、甘肃、湖北等省。

【性状鉴别】 呈椭圆形或卵圆形，长2～5cm，直径1～3cm。表面白色至黄白色，略粗糙，有环纹及须根痕，顶端有茎痕或芽痕。质坚硬，断面白色，粉性。气微，味淡、麻辣刺舌。

【质量】 以个大、色白、质坚、粉性足者为佳。

【功效】 祛风痰，定惊搐，解毒散结，止痛。

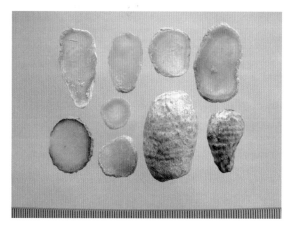

制白附子药材、饮片

# 芥子

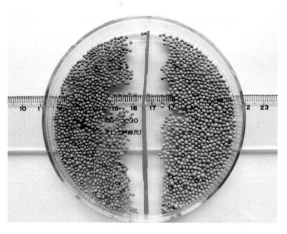

芥子（左黄右白）

【来源】 十字花科植物白芥 *Sinapis alba* L. 或芥 *Brassica juncea*（L.）Czern. et Coss. 的干燥成熟种子。前者习称"白芥子"，后者习称"黄芥子"。夏末秋初果实成熟时采割植株，晒干，打下种子，除去杂质。

【产地】 主产于安徽、河南、山东、四川等省。

【性状鉴别】

1. 白芥子 呈球形，直径1.5～2.5mm。表面灰白色至淡黄色，具细微的网纹，有明显的点状种脐。种皮薄而脆，破开后内有白色折叠的子叶，有油性。气微，味辛辣。

2. 黄芥子 较小，直径1～2mm。表

面黄色至棕黄色，少数呈暗红棕色。研碎后加水浸湿，则产生辛烈的特异臭气。

【质量】 以粒大、饱满者为佳。白芥子多药用，黄芥子多食用。

【功效】 温肺豁痰利气，散结通络止痛。

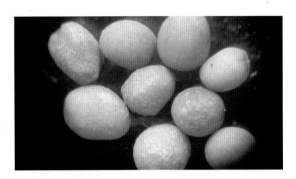

白芥子放大

## 大皂角

【来源】 豆科植物皂荚 *Gleditsia sinesis* Lam. 的干燥成熟果实。秋季果实成熟时采摘，晒干。

【产地】 主产于山东、四川、云南、贵州等省。

【性状鉴别】 呈扁长的剑鞘状，有的略弯曲，长15～40cm，宽2～5cm，厚0.2～1.5cm。表面棕褐色或紫褐色，被灰色粉霜，擦去后有光泽，种子所在处隆起。基部渐窄而弯曲，有短果柄或果柄痕，两侧有明显的纵棱线。质硬，摇之有声，易折断，断面黄色，纤维性。种子多数，扁椭圆形，黄棕色至棕褐色，光滑。气特异，有刺激性，味辛辣。

【质量】 以肥厚、质硬、色紫褐色为佳。

【功效】 祛痰开窍，散结消肿。

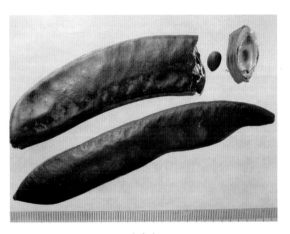

大皂角

## 猪牙皂

【来源】 豆科植物皂荚 *Gleditsia sinensis* Lam. 的干燥不育果实。秋季采收，除去杂质，干燥。

【产地】 主产于山东、四川、陕西、河南等省。

【性状鉴别】 呈圆柱形，略扁而弯曲，长5～11cm，宽0.7～1.5cm。表面紫棕色或紫褐色，被灰白色蜡质粉霜，擦去后有

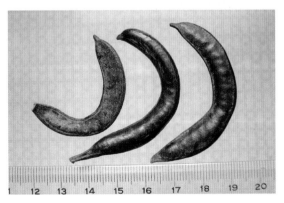

猪牙皂

光泽，并有细小的疣状突起和线状或网状的裂纹。顶端有鸟喙状花柱残基，基部具果梗残痕。质硬而脆，易折断，断面棕黄色，中间疏松，有淡绿色或淡棕黄色的丝状物，偶有发育不全的种子。气微，有刺激性，味先甜而后辣。

【质量】 以个小、饱满、色紫褐而有光泽者为佳。

【功效】 祛痰开窍，散结消肿。

# 皂角刺

【来源】 豆科植物皂荚 Gleditsia sinensis Lam. 的干燥棘刺。全年均可采收，干燥，或趁鲜切片，干燥。

【产地】 主产于东北、华北、华东、华南等地。

【性状鉴别】 为主刺和 1 ~ 2 次分枝的棘刺。主刺长圆锥形，长 3 ~ 15cm 或更长，直径 0.3 ~ 1cm；分枝刺长 1 ~ 6cm，刺端锐尖。表面紫棕色或棕褐色。体轻，质坚硬，不易折断。切片厚 0.1 ~ 0.3cm，常带有尖细的刺端；木部黄白色，髓部疏松，淡红棕色；质脆，易折断。气微，味淡。

【质量】 以针刺多、皮红棕色、有光泽者为佳。

【功效】 消肿托毒，排脓，杀虫。

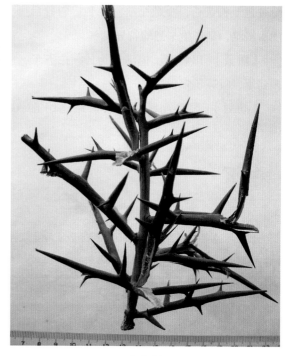

皂角刺

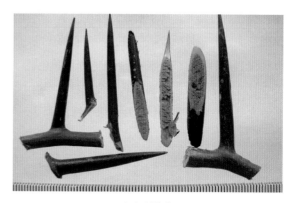

皂角刺饮片

## 旋覆花

【来源】 菊科植物旋覆花 *Inula japonica* Thunb. 或欧亚旋覆花 *Inula britannica* L. 的干燥头状花序。夏、秋二季花开放时采收，除去杂质，阴干或晒干。

【产地】 全国大部分地区均生。

【性状鉴别】 呈扁球形或类球形，直径 1～2cm。**总苞由多数苞片组成，呈覆瓦状排列**，苞片披针形或条形，灰黄色，长 4～11mm；总苞基部有时残留花梗，苞片及花梗表面被白色茸毛，**舌状花 1 列**，黄色，长约 1cm，多卷曲，常脱落，先端 3 齿裂；**管状花多数**，棕黄色，长约 5mm，先端 5 齿裂；子房顶端有多数白色冠毛，长 5～6mm。有的可见椭圆形小瘦果。体轻，易散碎。气微，味微苦。

【质量】 以花头完整、色黄绿者为佳。

【功效】 降气，消痰，行水，止呕。

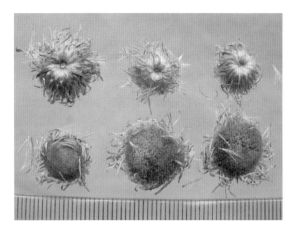

旋覆花

## 白前

【来源】 萝藦科植物柳叶白前 *Cynanchum stauntonii*（Decne.）Schltr. ex Levl. 或芜花叶白前 *C. glaucescens*（Decne.）Hand.-Mazz. 的干燥根茎及根。秋季采挖，洗净，晒干。

【产地】 主产于浙江、安徽、福建、江西等省。

【性状鉴别】

1. 柳叶白前 根茎呈细长圆柱形，有分枝，稍弯曲，长 4～15cm，直径 1.5～4mm。表面黄白色或黄棕色，节明显，节间长 1.5～4.5cm，顶端有残茎。质脆，断面中空；节处簇生纤细弯曲的根，长可达 10cm，直径不及 1mm，有多次分枝呈毛须状，常盘曲成团。气微，味微甜。

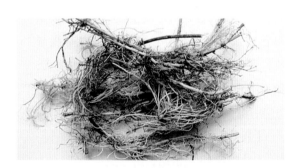

白前药材鲜

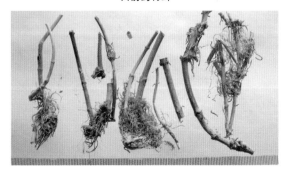

柳叶白前

2. 芫花叶白前  根茎较短小或略呈块状；表面灰绿色或灰黄色，节间长1~2cm。质较硬，**根稍弯曲，直径约1mm，分枝少。**

【质量】 以根茎粗、色黄白者为佳。

【功效】 降气，消痰，止咳。

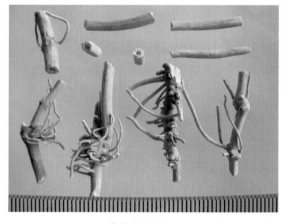

芫花叶白前放大

## 猫爪草

【来源】 毛茛科植物小毛茛 *Ranunculus ternatus* Thunb. 的干燥块根。春季采挖，除去须根和泥沙，晒干。

【产地】 主产于安徽、江苏、浙江、江西等省。

【性状鉴别】 由数个至数十个纺锤形的块根簇生，形似猫爪，长3~10mm，直径2~3mm，顶端有黄褐色残茎或茎痕。表面黄**褐色或灰黄色，久存色泽变深，微有纵皱**纹，并有点状须根痕和残留须根。质坚实，**断面类白色或黄白色，空心或实心，粉性。**气微，味微甘。

【质量】 以色黄褐，质坚实者为佳。

【功效】 化痰散结，解毒消肿。

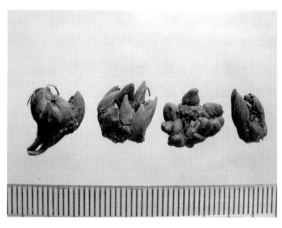

猫爪草

## 任务二 清化热痰药的性状鉴定

### 川贝母

【来源】 百合科植物川贝母 *Fritillaria cirrhosa* D. Don、暗紫贝母 *Fritillaria unibracteata* Hsiao et K. C. Hsia、甘肃贝母 *Fritillaria przewalskii* Maxim. 或梭砂贝母 *Fritillaria delavayi* Franch. 的干燥鳞茎。前三者按性状不同分别习称"松贝"和"青贝"，后者习称"炉贝"。夏、秋二季或积雪融化时采挖，除去须根、粗皮及泥沙，晒干或低温干燥。

【产地】 主产四川、青海、甘肃、云南等省。

【性状鉴别】

1. 松贝 呈类圆锥形或近球形，高 0.3～0.8cm，直径 0.3～0.9cm。表面类白色。外层鳞叶 2 瓣，大小悬殊，大瓣紧抱小瓣，未抱部分呈新月形，习称"怀中抱月"；顶部闭合，内有类圆柱形、顶端稍尖的心芽和小鳞叶 1～2 枚；先端钝圆或稍尖，底部平，微凹入，中心有 1 灰褐色的鳞茎盘，偶有残存须根。质硬而脆，断面白色，富粉性。气微，味微苦。

2. 青贝 呈类扁球形，高 0.4～1.4cm，直径 0.4～1.6cm。外层鳞叶 2 瓣，大小相近，相对抱合，顶部开裂，内有心芽和小鳞叶 2～3 枚及细圆柱形的残茎。

3. 炉贝 呈长圆锥形，高 0.7～2.5cm，直径 0.5～2.5cm。表面类白色或浅棕黄色，有的具棕色斑点。外层鳞叶 2 瓣，大小相近，顶部开裂而略尖，基部稍尖或较钝。

【质量】 均以个小、完整、色洁白、质

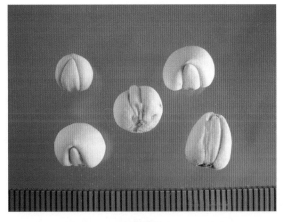

松贝

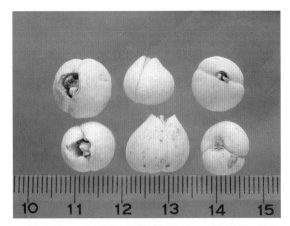

青贝

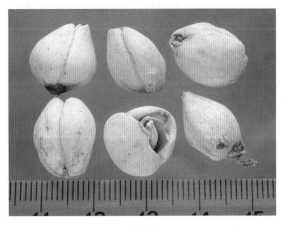

炉贝

坚实、粉性足者为佳。

【功效】 清热润肺，化痰止咳，散结消痈。

# 浙贝母

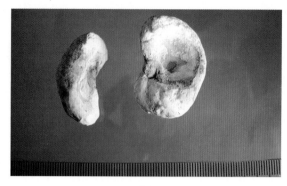

大贝

【来源】 百合科植物浙贝母 *Fritillaria thunbergii* Miq. 的干燥鳞茎。初夏植株枯萎时采挖，洗净。大小分开，大者除去芯芽，习称"大贝"；小者不去芯芽，习称"珠贝"。分别撞擦，除去外皮，拌以煅过的贝壳粉，吸去擦出的浆汁，干燥；或取鳞茎，大小分开，洗净，除去芯芽，趁鲜切成厚片，洗净，干燥，习称"浙贝片"。

【产地】 主产于浙江、江苏等省。

【性状鉴别】

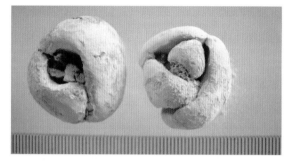

珠贝

1. 大贝 为鳞茎外层的单瓣鳞叶，略呈新月形，高 1～2cm，直径 2～3.5cm。外表面类白色至淡黄色，内表面白色或淡棕色，被有白色粉末。质硬而脆，易折断，断面白色至黄白色，富粉性。气微，味微苦。

2. 珠贝 为完整的鳞茎，呈扁圆形，高 1～1.5cm，直径 1～2.5cm。表面类白色，外层鳞叶 2 瓣，肥厚，略似肾形，互相抱合，内有小鳞叶 2～3 枚及干缩的残茎。

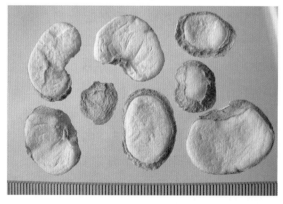

浙贝片

3. 浙贝片 为鳞茎外层的单瓣鳞叶切成的片。椭圆形或类圆形，直径 1～2cm，边缘表面淡黄色，切面平坦，粉白色。质脆，易折断，断面粉白色，富粉性。

【质量】 以鳞叶肥厚、色白、粉性足者为佳。

【功效】 清热化痰止咳，解毒散结消痈。

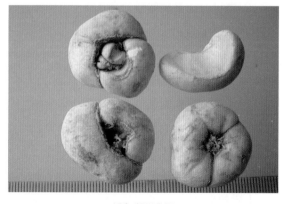

近年浙贝商品

## 伊贝母

【来源】 百合科植物新疆贝母 *Fritillaria walujewii* Regel 或伊犁贝母 *Fritillaria pallidiflora* Schrenk 的干燥鳞茎。5 ～ 7 月间采挖，除去泥沙，晒干，再去须根及外皮。

【产地】 主产于新疆。

【性状鉴别】

1. 新疆贝母　呈扁球形，高 0.5 ～ 1.5cm。表面类白色，光滑。外层鳞叶两瓣，月牙形，肥厚，大小相近而紧靠。顶端平展而开裂，基部圆钝，内有较大的鳞片及残茎、心芽各 1 枚。质硬而脆，断面白色，富粉性。气微，味微苦。

2. 伊犁贝母　呈圆锥形，较大。表面稍粗糙，淡黄白色。外层鳞叶两瓣，心脏形肥大，一片较大或近等大，抱合。顶端稍尖，少有开裂，基部微凹陷。

【质量】 均以质坚实、粉性足、味苦者为佳。

【功效】 清热润肺，化痰止咳。

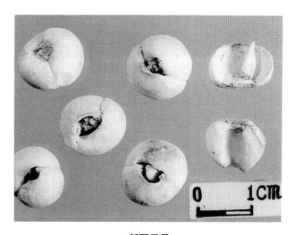

新疆贝母

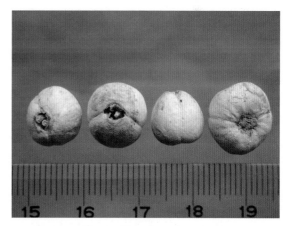

伊犁贝母

## 平贝母

【来源】 百合科植物平贝母 *Fritillaria ussuriensis* Maxim. 的干燥鳞茎。春季采挖，除去外皮、须根及泥沙，晒干或低温干燥。

【产地】 主产于东北。

【性状鉴别】 呈扁球形，高 0.5 ～ 1cm，直径 0.6 ～ 2cm。表面乳白色或淡黄白色，外层鳞叶两瓣肥厚，大小相近或一片稍大抱合，顶端略平或微凹入，常稍开裂；中央鳞片小。质坚实而脆，断面粉性。气微，味苦。（小平贝形状酷似松贝，但松贝小瓣、大瓣的高度基本相等，而小平贝小瓣的高度仅为

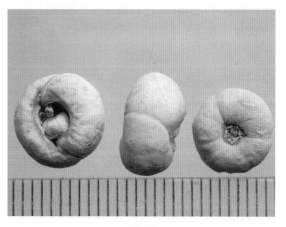

平贝母

大瓣的 1/3 至 2/3。）

【质量】 以饱满、色白、粉性足者为佳。

【功效】 清热润肺，化痰止咳。

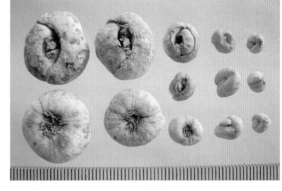

平贝不同生长期

## 湖北贝母

【来源】 百合科植物湖北贝母 *Fritillaria hupehensis* Hsiao et K. C. Hsia 的干燥鳞茎。夏初植株枯萎后采挖，用石灰水浸泡，硫黄熏；或清水浸泡，干燥。

【产地】 主产于湖北。

【性状鉴别】 呈扁圆球形，高 0.8 ~ 2.2cm，直径 0.8 ~ 3.5cm，表面类白色至淡棕色。外层鳞叶 2 瓣，肥厚，略呈肾形，或大小悬殊，大瓣紧抱小瓣，顶端闭合或开裂。内有鳞叶 2 ~ 6 枚及干缩的残茎。内表面淡黄色至类白色，基部凹陷呈窝状，残留有淡棕色表皮及少数须根。单瓣鳞叶呈元宝状，长 2.5 ~ 3.2cm，直径 1.8 ~ 2cm。质脆，断面类白色，**富粉性**。气微，味苦。

【功效】 清热化痰，止咳，散结。

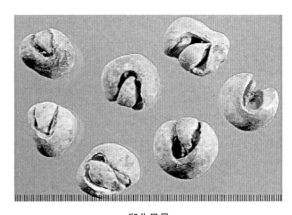

湖北贝母

## 瓜蒌

【来源】 葫芦科植物栝楼 *Trichosanthes kirilowii* Maxim. 或双边栝楼 *Trichosanthes rosthornii* Harms 的干燥成熟果实。秋季果实成熟时，连果梗剪下，置通风处阴干。

【产地】 主产于山东、河北、浙江、湖南等省。

【性状鉴别】 呈类球形或宽椭圆形，长

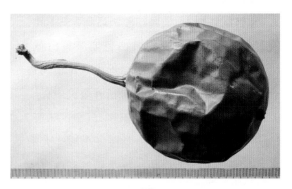

瓜蒌

7～15cm，直径6～10cm。表面橙红色或橙黄色，皱缩或较光滑，顶端有圆形的花柱残基，基部略尖，具残存的果梗。轻重不一。质脆，易破开，内表面黄白色，有红黄色丝络，果瓤橙黄色，黏稠，与多数种子黏结成团。具焦糖气，味微酸、甜。

【质量】　以外皮橙红色、皮厚、皱缩、糖分足者为佳。

【功效】　清热涤痰，宽胸散结，润燥滑肠。

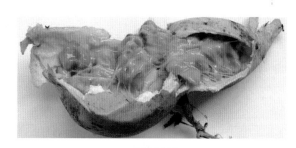

瓜蒌（鲜）

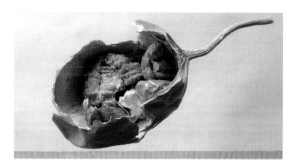

瓜蒌剖面

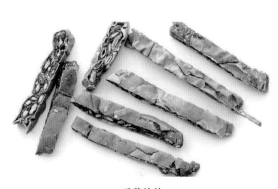

瓜蒌饮片

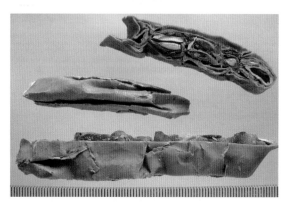

瓜蒌饮片放大

## 瓜蒌皮

【来源】　葫芦科植物栝楼 *Trichosanthes kirilowii* Maxim. 或双边栝楼 *Trichosanthes rosthornii* Harms 的干燥成熟果皮。秋季采摘成熟果实，剖开，除去果瓤及种子，阴干。

【产地】　栝楼主产于山东省。河北、山西、陕西等省亦产。双边栝楼主产于江西、湖北、湖南等省。

【性状鉴别】　常切成2至数瓣，边缘向内卷曲，长6～12cm。外表面橙红色或橙

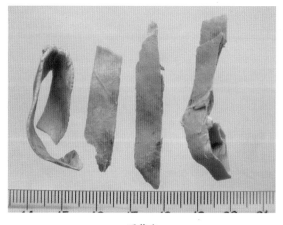

瓜蒌皮

黄色，皱缩，有的有残存果梗；内表面黄白色。质较脆，易折断。具焦糖气，味淡、微酸。

【功效】 清热化痰，利气宽胸。

## 瓜蒌子

【来源】 葫芦科植物栝楼 *Trichosanthes kirilowii* Maxim. 或双边栝楼 *Trichosanthes rosthornii* Harms 的干燥成熟种子。秋季采摘成熟果实，剖开，取出种子，洗净，晒干。

【产地】 栝楼主产于山东省。河北、山西、陕西等省亦产。双边栝楼主产于江西、湖北、湖南等省。

【性状鉴别】

1. 栝楼 呈扁平椭圆形，长 12 ~ 15mm，宽 6 ~ 10mm，厚约 3.5mm。表面浅棕色至棕褐色，平滑，沿边缘有 1 圈沟纹。顶端较尖，有种脐，基部钝圆或较狭。种皮坚硬；内种皮膜质，灰绿色，子叶 2，黄白色，富油性。气微，味淡。

2. 双边栝楼 较大而扁，长 15 ~ 19mm，宽 8 ~ 10mm，厚约 2.5mm。表面棕褐色，沟纹明显而环边较宽。顶端平截。

【功效】 润肺化痰，滑肠通便。

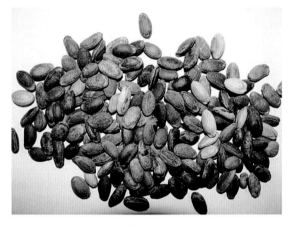

炒瓜蒌子

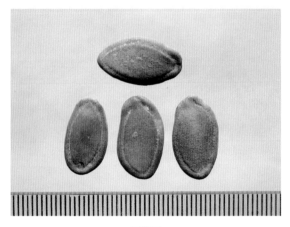

瓜蒌子

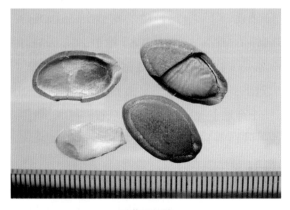

瓜蒌子剖面

# 竹茹

【来源】　禾本科植物青秆竹 *Bambusa tuldoides* Munro、大头典竹 *Sinocalamus beecheyanus*（Munro）McClure var. *pubescens* P. F. Li 或淡竹 *Phyllotachys nigra*（Lodd.）Munro var. *henonis*（Mitf.）Stapf ex Rendle 的茎秆的干燥中间层。全年均可采制，取新鲜茎，除去外皮，将稍带绿色的中间层刮成丝条，或削成薄片，捆扎成束，阴干。前者称"散竹茹"，后者称"齐竹茹"。

【产地】　主产于江苏、浙江、江西、四川等省。

【性状鉴别】

为卷曲成团的不规则丝条或呈长条形薄片状。宽窄厚薄不等，浅绿色、黄绿色或黄白色。纤维性，体轻松，质柔韧，有弹性。气微，味淡。

【质量】　以色黄绿、丝细均匀、无硬片细软者为佳。

【功效】　清热化痰，除烦，止呕。

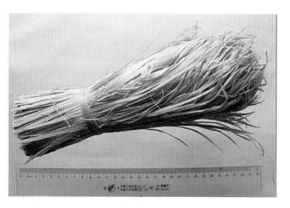

齐竹茹

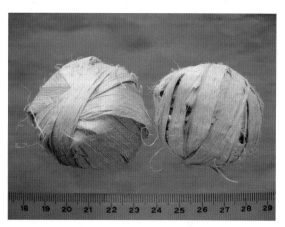

团竹茹

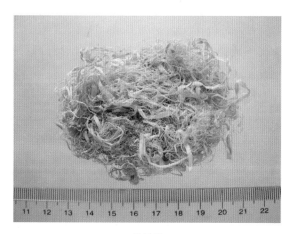

散竹茹

## 天竺黄

【来源】 禾本科植物青皮竹 *Bambusa textilis* McClure 或华思劳竹 *Schizostachyum chinense* Rendle 等杆内的分泌液干燥后的块状物。秋、冬二季采收。

【产地】 主产于云南、广东、广西等省区。

【性状鉴别】 为不规则的片块或颗粒，大小不一。表面灰蓝色、灰黄色或灰白色，有的洁白色，半透明，略带光泽。**体轻，质硬而脆，易破碎，吸湿性强**。气微，味淡。体积比：取本品中粉 10g，轻轻装入量筒内，体积不得少于 35ml。吸水量：取本品 5g，加水 50ml，放置片刻，用湿滤后的滤纸滤过，所得滤纸不得过 44ml。

【质量】 以片大、色灰白、体轻、质细、吸湿性强者为佳。

【功效】 清热豁痰，凉心定惊。

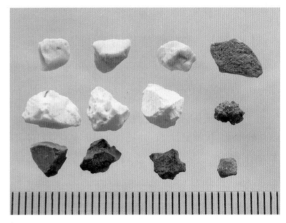

天竺黄

## 前胡

【来源】 伞形科植物白花前胡 *Peucedanum praeruptorum* Dunn 的干燥根。冬季至次春茎叶枯萎或未抽花茎时采挖，除去须根，洗净，晒干或低温干燥。

【产地】 主产于浙江、江西、四川等省区。

【性状鉴别】 呈不规则的圆柱形、圆锥形或纺锤形，稍扭曲，下部常有分枝，长 3～15cm，直径 1～2cm。表面黑褐色或灰黄色，根头部多有茎痕及纤维状叶鞘残基，上端有密集的细环纹，下部有纵沟、纵皱纹及横向皮孔。质较柔软，干者质硬，可折断，断面不整齐，淡黄白色，皮部散有多数棕黄色油点，形成层环纹棕色，射线放射状。气

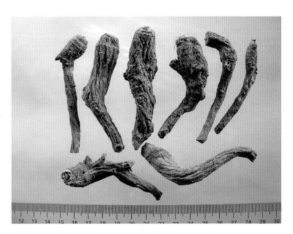

前胡

芳香，味微苦、辛。

【质量】　以条粗壮、质柔软、香气浓者为佳。

【功效】　降气化痰，散风清热。

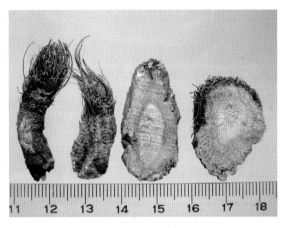

前胡饮片

# 桔梗

【来源】　桔梗科植物桔梗 *Platycodon grandiflorum*( Jacq. )A. DC. 的干燥根。春、秋二季采挖，洗净，除去须根，趁鲜剥去外皮或不去外皮，干燥。

【产地】　主产于东北、华北、华东。

【性状鉴别】

呈圆柱形或略呈纺锤形，下部渐细，有的有分枝，略扭曲，长 7 ~ 20cm，直径 0.7 ~ 2cm。表面白色或淡黄白色，不去外皮者表面黄棕色至灰棕色，具纵扭皱沟，并有横长的皮孔样斑痕及支根痕，上部有横纹。有的顶端有较短的根茎或不明显，其上有数个半月形茎痕。质脆，断面不平坦，形成层环棕色，皮部类白色，有裂隙，木部淡黄白色。气微，味微甜后苦。

【质量】　以根肥大、色白、味苦者为佳。

【功效】　宣肺，利咽，祛痰，排脓。

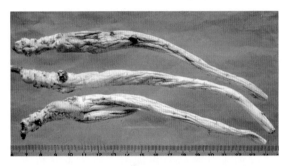

桔梗

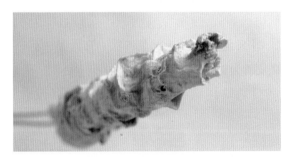

桔梗根茎

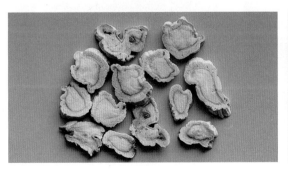

桔梗饮片（野生）

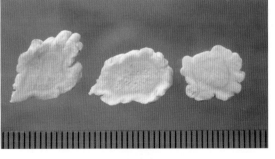

桔梗饮片

# 胖大海

【来源】 梧桐科植物胖大海 *Sterculia Lychnophora* Hance 的干燥成熟种子。4～6月果实开裂时采收成熟种子,晒干。

【产地】 主产于越南、泰国、柬埔寨等国。

【性状鉴别】 呈纺锤形或椭圆形,长2～3cm,直径1～1.5cm。先端钝圆,基部略尖而歪,具浅色的圆形种脐,表面棕色或暗棕色,微有光泽,具不规则的干缩皱纹。外层种皮极薄,质脆,易脱落。中层种皮较厚,黑褐色,质松易碎,遇水膨胀成海绵状。断面可见散在的树脂状小点。内层种皮可与中层种皮剥离,稍革质,内有2片肥厚胚乳,广卵形;子叶2枚,菲薄,紧贴于胚乳内侧,与胚乳等大。气微,味淡,嚼之有黏性。

(取本品数粒置烧杯中,加沸水适量,放置数分钟即吸水膨胀成棕色半透明的海绵状物。)

【质量】 以个大、色黄棕、有光泽、不破皮者为佳。

【功效】 清热润肺,利咽开音,润肠通便。

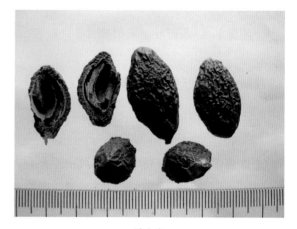

胖大海

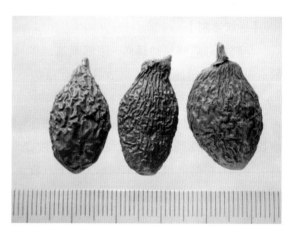

胖大海放大

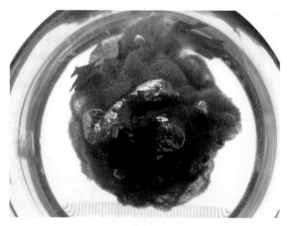

胖大海吸水膨胀

## 海藻

【来源】　马尾藻科植物海蒿子 *Sargassum pallidum*（Turn.）C. Ag. 或羊栖菜 *Sargassum fusiforme*（Harv.）Setch. 的干燥藻体。前者习称"大叶海藻"，后者习称"小叶海藻"。夏、秋二季采捞，除去杂质，洗净，晒干。

【产地】　主产山东、辽宁、浙江、福建等省。

【性状鉴别】

1. 大叶海藻　皱缩卷曲，黑褐色，有的被白霜，长 30~60cm。主干呈圆柱状，具圆锥形突起，主枝自主干两侧生出，侧枝由主枝叶腋生出，具短小的刺状突起。初生叶披针形或倒卵形，长 5~7cm，宽约 1cm，全缘或具粗锯齿；次生叶条形或披针形，叶腋间有着生条状叶的小枝。气囊黑褐色，球形或卵圆形，有的有柄，顶端钝圆，有的具细短尖。质脆，潮润时柔软；水浸后膨胀，肉质，黏滑。气腥，味微咸。

2. 小叶海藻　较小，长 15~40cm。分枝互生，无刺状突起。叶条形或细匙形，先端稍膨大、中空。气囊腋生，纺锤形或球形，囊柄较长。质较硬。

【质量】　以色黑褐、盐霜少、枝嫩无砂石者为佳。

【功效】　消痰软坚散结，利水消肿。

## 昆布

【来源】　海带科植物海带 *Laminaria joponica* Aresch. 或翅藻科植物昆布 *Ecklonia kurome* Okam. 的干燥叶状体。夏、秋二季采捞，晒干。

【产地】　海带主产于山东、辽宁一带沿海地区；昆布主产于福建、浙江等沿海地

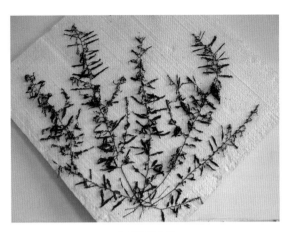

大叶海藻全株

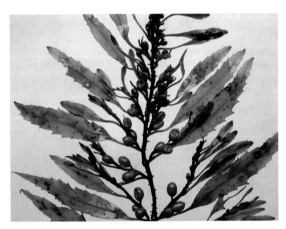

大叶海藻放大

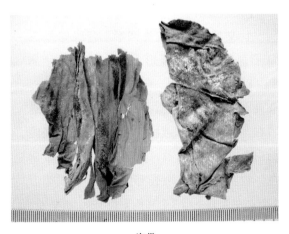

海带

区。

【性状鉴别】

1. **海带** 卷曲折叠成团状，或纠缠成把。全体呈黑褐色或绿褐色，表面附有白霜。用水浸软则膨胀成扁平长带状，长50~150cm，宽 10~40cm，中部较厚，边缘较薄而呈波状。类革质，残存柄部扁圆柱状。气腥，味咸。

2. **昆布** 卷曲皱缩成不规则团状。全体呈黑色，较薄。用水浸软则膨胀呈扁平的叶状，长、宽约为16~26cm，厚约1.6mm；两侧呈羽状深裂，裂片呈长舌状，边缘有小齿或全缘。质柔滑。

【质量】 以片大、体厚、色青绿者为佳。

【功效】 消痰软坚散结，利水消肿。

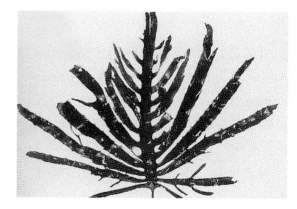

昆布

# 蛤壳

【来源】 帘蛤科动物文蛤 *Meretrix meretrix* Linnaeus 或青蛤 *Cyclina sinensis* Gmelin 的贝壳。夏、秋二季捕捞，去肉，洗净，晒干。

【产地】 文蛤主产于广东、海南、山东等省，福建江苏亦产。青蛤主产于江苏、浙江、山东、福建等省。

【性状鉴别】

1. **文蛤** 扇形或类圆形，背缘略呈三角形，腹缘呈圆弧形，长 3 ~ 10cm，高 2 ~ 8cm。壳顶突出，位于背面，稍靠前方。壳外面光滑，黄褐色，同心生长纹清晰，通常在背部有锯齿状或波纹状褐色花纹。壳内面白色，边缘无齿纹，前后壳缘有时略带紫色，铰合部较宽，右壳有主齿 3 个和前侧齿 2 个；左壳有主齿 3 个和前侧齿 1 个。质坚硬，断面有层纹。气微，味淡。

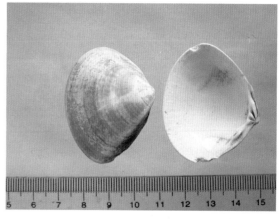

文蛤

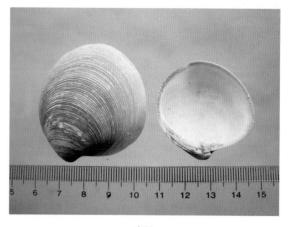

青蛤

2.**青蛤** 类圆形，壳顶突出，位于背侧近中部。壳外面淡黄色或棕红色，同心生长纹凸出壳面略呈环肋状。壳内面白色或淡红色，边缘常带紫色并有整齐的小齿纹，铰合部左右两壳均具主齿3个，无侧齿。

【**质量**】 以光滑、断面有层纹者为佳。

【**功效**】 清热化痰，软坚散结，制酸止痛；外用收湿敛疮。

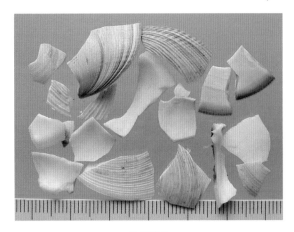

蛤壳饮片

# 瓦楞子

【**来源**】 蚶科动物毛蚶 *Arca subcrenata* Lischke、泥蚶 *Arca granosa* Linnaeus 或魁蚶 *Arca inflate* Reeve 的贝壳。秋、冬至次年春捕捞，洗净，置沸水中略煮，去肉，干燥。

【**产地**】 华东及河北、辽宁、广东等沿海地区。蚶生活于浅海泥滩中，也有养殖。

【**性状鉴别**】

1.**毛蚶** 略呈三角形或扇形，长4～5cm，高3～4cm。壳外面隆起，有棕褐色茸毛或已脱落；壳顶突出，向内卷曲；自壳顶至腹面有延伸的放射肋30～34条。壳内面平滑，白色，壳缘有与壳外面直楞相对应的凹陷，铰合部具小齿1列。质坚。气微，味淡。

2.**泥蚶** 长2.5～4cm，高2～3cm。壳外面无棕褐色茸毛，放射肋18～21条，肋上有颗粒状突起。

3.**魁蚶** 长7～9cm，高6～8cm。壳外面放射肋42～48条。

【**质量**】 以放射肋线明显、无残肉及沙土者为佳。

【**功效**】 消痰化瘀，软坚散结，制酸止痛。

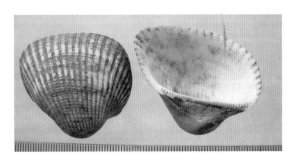

瓦楞子（毛蚶）

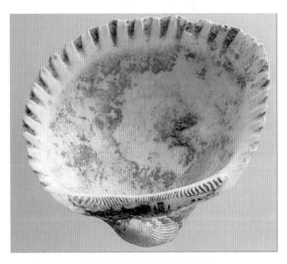

瓦楞子（毛蚶）内表面放大

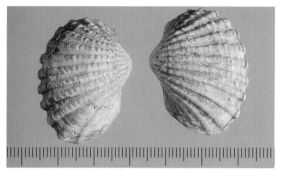

瓦楞子（泥蚶）

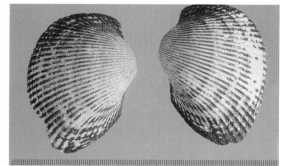

瓦楞子（魁蚶）

# 青礞石

【来源】 变质岩类黑云母片岩或绿泥石化云母碳酸盐片岩。采挖后，除去杂石和泥沙。

【产地】 主产于河北、河南、湖北等省。

【性状鉴别】

1. 黑云母片岩　为鳞片状或片状集合体。呈不规则扁块状或长斜块状，无明显棱角。褐黑色或绿黑色，具玻璃样光泽。质软，易碎，断面呈较明显的层片状。碎粉主为绿黑色鳞片（黑云母），有似星点样的闪光。气微，味淡。

2. 绿泥石化云母碳酸盐片岩　为鳞片状或粒状集合体。呈灰色或绿灰色，夹有银色或淡黄色鳞片，具光泽。质松，易碎，粉末为灰绿色鳞片（绿泥石化云母片）和颗粒（主为碳酸盐），片状者具星点样闪光。遇稀盐酸产生气泡，加热后泡沸激烈。气微，味淡。

【质量】 以绿黑色、质软易碎、有光泽者为佳。

【功效】 坠痰下气，平肝镇惊。

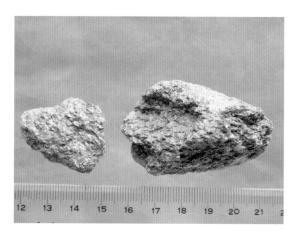

青礞石

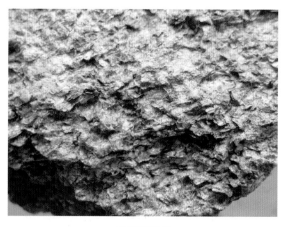

青礞石表面

# 金礞石

【来源】　变质岩类蛭石片岩或水黑云母片岩。采挖后，除去杂石和泥沙。

【产地】　主产于江苏、浙江、湖北、湖南等省。

【性状鉴别】　为鳞片状集合体。呈不规则块状或碎片、碎片直径 0.1~0.8cm；块状者直径 2~10cm，厚 0.6~1.5cm，无明显棱角。棕黄色或黄褐色，带有金黄色或银白色光泽。质脆，用手捻之，易碎成金黄色闪光小片。具滑腻感。气微，味淡。

【质量】　以块整、色金黄、无杂质者为佳。

【功效】　坠痰下气，平肝镇惊。

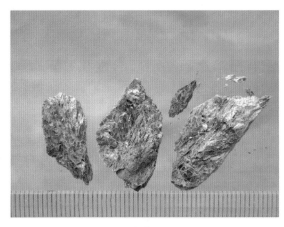

金礞石

# 任务三　止咳平喘药的性状鉴定

## 苦杏仁

【来源】　蔷薇科植物山杏 *Prunus armeniaca* L. var. *ansu* Maxim.、西伯利亚杏 *P. sibirica* L.、东北杏 *P. mandshurica*（Maxim.）Koehne 或杏 *P. armeniaca* L. 的干燥成熟种子。夏季采收成熟果实，除去果肉和核壳，取出种子，晒干。

【产地】　主产于辽宁、河北、内蒙古、山西等省区。

【性状鉴别】　呈扁心形，长 1～1.9cm，宽 0.8～1.5cm，厚 0.5～0.8cm。表面黄棕色至深棕色，一端尖，另端钝圆，肥厚，左右不对称，尖端一侧有短线形种脐，圆端合点处向上具多数深棕色的脉纹。种皮薄，子叶 2，乳白色，富油性。气微，味苦。

【质量】　以颗粒均匀、饱满、完整、味苦者为佳。

【功效】　降气止咳平喘，润肠通便。

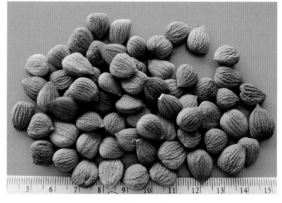

苦杏仁

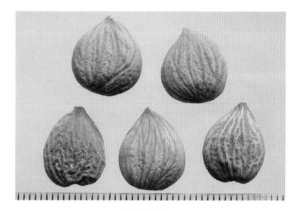

苦杏仁放大

## 紫苏子

【来源】　唇形科植物紫苏 *Perilla frutescens*（L.）Britt. 的干燥成熟果实。秋季果实成熟时采收，除去杂质，晒干。

【产地】　主产于湖北、河南、山东、浙江等省。

【性状鉴别】　呈卵圆形或类球形，直径约 1.5mm。表面灰棕色或灰褐色，有微隆起的暗紫色网纹，基部稍尖，有灰白色点状果

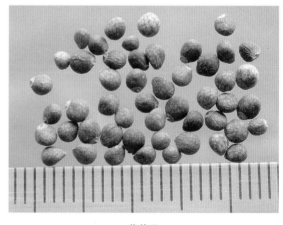

紫苏子

梗痕。果皮薄而脆，易压碎。种子黄白色，种皮膜质，子叶 2,类白色，有油性。压碎有香气，味微辛。

【质量】 以粒饱满、均匀、色灰褐、油性足者为佳。

【功效】 降气化痰，止咳平喘，润肠通便。

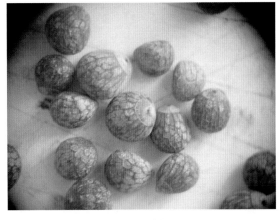

紫苏子放大

# 百部

【来源】 百部科植物直立百部 *Stemona sessilifolia*（Miq.）Miq.、蔓生百部 *Stemona japonica*（Bl.）Miq. 或 对 叶 百 部 *Stemona tuberosa* Lour. 的干燥块根。春、秋二季采挖，除去须根，洗净，置沸水中略烫或蒸至无白心，取出，晒干。

【产地】 主产于安徽、江苏、浙江、湖北等省。

【性状鉴别】

1.直立百部　呈纺锤形，上端较细长，皱缩弯曲，长 5 ~ 12cm，直径 0.5 ~ 1cm。表面黄白色或淡棕黄色，有不规则深纵沟，间或有横皱纹。质脆，易折断，断面平坦，角质样，淡黄棕色或黄白色，皮部较宽，中柱扁缩。气微，味甘、苦。

2.蔓生百部　两端稍狭细，表面多不规则皱褶和横皱纹。

3.对叶百部　呈长纺锤形或长条形，长 8 ~ 24cm，直径 0.8 ~ 2cm。表面浅黄棕色至灰棕色，具浅纵皱纹或不规则纵槽。质坚实，断面黄白色至暗棕色，中柱较大，髓部类白色。

【质量】 以条粗壮、质坚实者为佳。

【功效】 润肺下气止咳，杀虫灭虱。

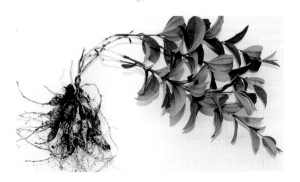

直立百部植物

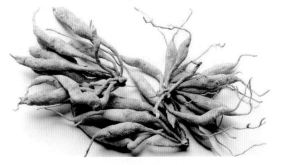

直立百部（鲜）

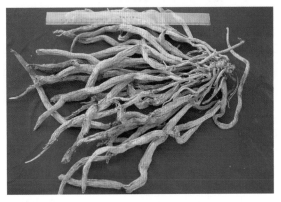

对叶百部

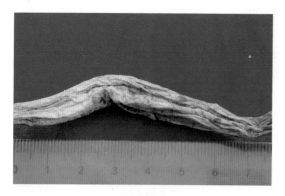

百部表面

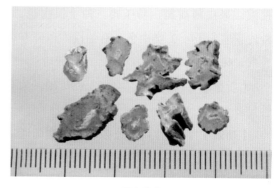

百部饮片

## 紫菀

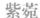

【来源】 菊科植物紫菀 *Aster tataricus* L. f. 的干燥根及根茎。春、秋二季采挖，除去有节的根茎（习称"母根"）和泥沙，编成辫状晒干，或直接晒干。

【产地】 主产于河北、安徽、河南、黑龙江等省。

【性状鉴别】 根茎呈不规则块状，大小不一，顶端有茎、叶的残基，质稍硬。根茎簇生多数细根，长 3～15cm，直径 0.1～0.3cm，多编成辫状；表面紫红色或灰红色，有纵皱纹；质较柔韧。气微香，味甜、微苦。

【质量】 以根长、色紫、质柔韧、味甜者为佳。

【功效】 润肺下气，消痰止咳。

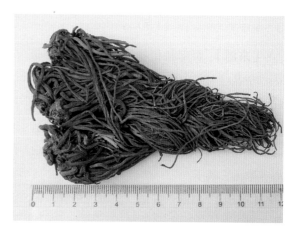

紫菀

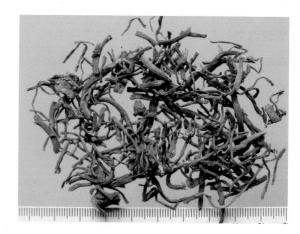

紫菀饮片

# 款冬花

【**来源**】 菊科植物款冬 *Tussilago farfara* L. 的干燥花蕾。12 月或地冻前当花尚未出土时采挖，除去花梗及泥沙，阴干。

【**产地**】 主产内蒙古、甘肃、山西、陕西等省区。

【**性状鉴别**】 呈长圆棒状。单生或 2 ～ 3 个基部连生，长 1 ～ 2.5cm，直径 0.5 ～ 1cm。上端较粗，下端渐细或带有短梗，外面被有多数鱼鳞状苞片。**苞片外表面紫红色或淡红色，内表面密被白色絮状茸毛**。体轻，撕开后可见白色茸毛。气香，味微苦而辛。

【**质量**】 以蕾大、色紫红鲜艳、无花梗者为佳。

【**功效**】 润肺下气，止咳化痰。

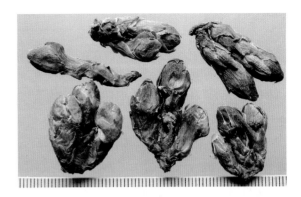

款冬花

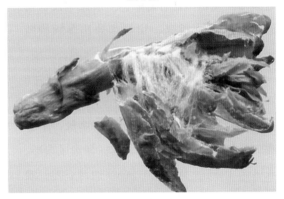

款冬花茸毛

# 桑白皮

【**来源**】 桑科植物桑 *Morus alba* L. 的干燥根皮。秋末叶落时至次春发芽前采挖根部，刮去黄棕色粗皮，纵向剖开，剥取根皮，晒干。

【**产地**】 全国大部分地区均产。

【**性状鉴别**】 呈扭曲的卷筒状、槽状或板片状，长短宽窄不一，厚 1 ～ 4mm。外表面白色或淡黄白色，较平坦，有的残留橙黄色或棕黄色鳞片状粗皮；内表面黄白色或灰黄色，有细纵纹。体轻，质韧，纤维性强，难折断，易纵向撕裂，撕裂时有粉尘飞扬。气微，味微甘。

【**质量**】 以色白、皮厚、质柔韧、粉性足者为佳。

【**功效**】 泻肺平喘，利水消肿。

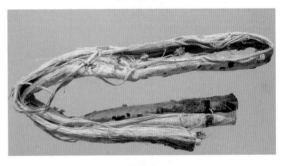

桑白皮

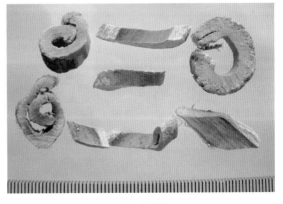

桑白皮饮片

# 马兜铃

【来源】 马兜铃科植物北马兜铃 *Aristolochia contorta* Bge. 或马兜铃 *Aristolochia debilis* Sieb. et Zucc. 的干燥成熟果实。秋季果实由绿变黄时采收，干燥。

【产地】 主产于河北、山东、陕西、浙江等省。

【性状鉴别】 呈卵圆形，长 3 ~ 7cm，直径 2 ~ 4cm。表面黄绿色、灰绿色或棕褐色，有纵棱线 12 条，由棱线分出多数横向平行的细脉纹。顶端平钝，基部有细长果梗。果皮轻而脆，易裂为 6 瓣，果梗也分裂为 6 条。果皮内表面平滑而带光泽，有较密的横向脉纹。果实分 6 室，每室种子多数，平叠整齐排列。种子扁平而薄，钝三角形或扇形，长 6 ~ 10mm，宽 8 ~ 12mm，边缘有翅，淡棕色。气特异，味微苦。

【质量】 以完整、色黄绿、种子充实者为佳。

【功效】 清肺降气，止咳平喘，清肠消痔。

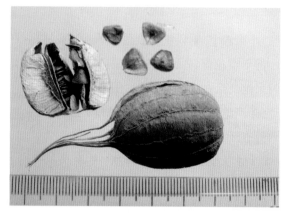

马兜铃

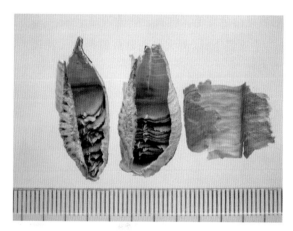

马兜铃剖面

# 枇杷叶

【来源】 蔷薇科植物枇杷 *Eriobotrya japonica*（Thunb.）Lindl. 的干燥叶。全年均可采收，晒至七八成干时，扎成小把，再晒干。

【产地】 华东、中南、西南及陕西、甘肃均产，广东及江苏产量较大。

【性状鉴别】 呈长圆形或倒卵形，长 12 ~ 30cm，宽 4 ~ 9cm。先端尖，基部楔形，边缘有疏锯齿，近基部全缘。上表面灰绿色、黄棕色或红棕色，较光滑；下表面密被黄色

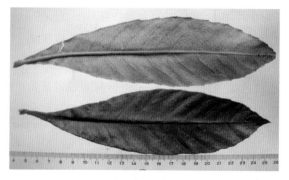

枇杷叶

绒毛，主脉于下表面显著突起，侧脉羽状；叶柄极短，被棕黄色绒毛。革质而脆，易折断。气微，味微苦。

【质量】 以叶完整、色绿、叶厚者为者。

【功效】 清肺止咳，降逆止呕。

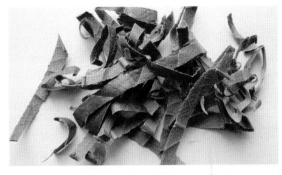

枇杷叶饮片

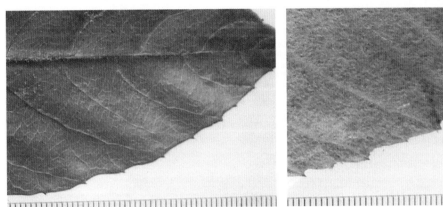

枇杷叶上表面

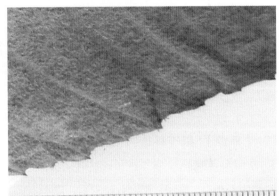

枇杷叶下表面

## 葶苈子

【来源】 十字花科植物播娘蒿 *Descuraini asophia*（L.）Webb ex prantl 或独行菜 *Lepidium apetalum* Willd. 的干燥成熟种子。前者习称"南葶苈子"，后者习称"北葶苈子"。夏季果实成熟时采割植株，晒干，搓出种子，除去杂质。

【产地】 播娘蒿主产于华东、中南等地区；独行菜以华北、东北为主要产区。

【性状鉴别】

1. 南葶苈子 呈长圆形略扁，长约 0.8～1.2mm，宽约 0.5mm。表面棕色或红棕色，微有光泽，具纵沟 2 条，其中 1 条较明显。一端钝圆，另端微凹或较平截，种脐类白色，位于凹入端或平截处。气微，味

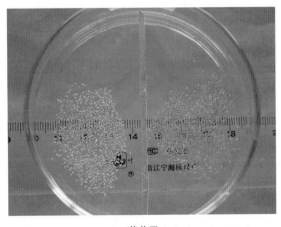

葶苈子

微辛、苦，略带黏性。

2.北葶苈子　呈扁卵形，长1～1.5mm，宽0.5～1mm。一端钝圆，另端尖而微凹，种脐位于凹入端。味微辛辣，黏性较强。

取本品少量，加水浸泡后，用放大镜观察，南葶苈子透明状黏液层薄，厚度约为种子宽度的1/5以下。北葶苈子透明状黏液层较厚，厚度可超过种子宽度的1/2以上。

【质量】　以颗粒均匀、饱满、色黄棕、无杂质者为佳。

【功效】　泻肺平喘，行水消肿。

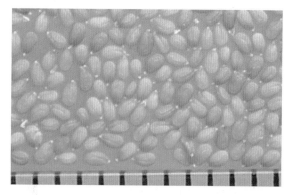

北葶苈子放大

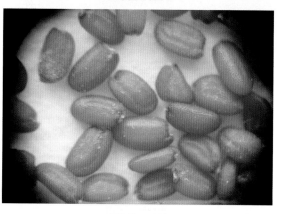

南葶苈子放大

# 白果

【来源】　银杏科植物银杏 *Ginkgo biloba* L. 的干燥成熟种子。秋季种子成熟时采收，除去肉质外种皮，洗净，稍蒸或略煮后，烘干。

【产地】　主产于广西、四川、河南、山东等省。

【性状鉴别】　略呈椭圆形，一端稍尖，另端钝，长1.5～2.5cm，宽1～2cm，厚约1cm。表面黄白色或淡棕黄色，平滑，具2～3条棱线。中种皮（壳）骨质，坚硬。内种皮膜质，种仁宽卵球形或椭圆形，一端淡棕色，另一端金黄色，横断面外层黄色，胶质样，内层淡黄色或淡绿色，粉性，中间有空隙。气微，味甘、微苦。

【质量】　以粒大、种仁饱满、断面淡黄者为佳。

【功效】　敛肺定喘，止带缩尿。

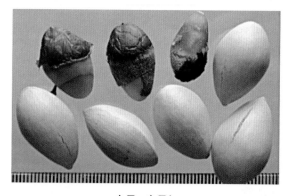

白果、白果仁

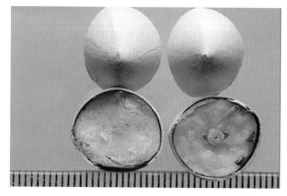

白果断面

## 洋金花

【来源】　茄科植物白花曼陀罗 *Datura metel* L. 的干燥花。4 ～ 11 月花初开时采收，晒干或低温干燥。

【产地】　全国大部分地区均产。

【性状鉴别】　多皱缩成条状，完整者长 9 ～ 15cm。花萼呈筒状，长为花冠的 2/5，灰绿色或灰黄色，先端 5 裂，基部具纵脉纹 5 条，表面微有茸毛；花冠呈喇叭状，淡黄色或黄棕色，先端 5 浅裂，裂片有短尖，短尖下有明显的纵脉纹 3 条，两裂片之间微凹；雄蕊 5，花丝贴生于花冠筒内，长为花冠的 3/4；雌蕊 1，柱头棒状。烘干品质柔韧，气特异；晒干品质脆，气微，味微苦。

【质量】　以朵大、黄棕色、不破碎者为佳。

【功效】　平喘止咳，解痉定痛。

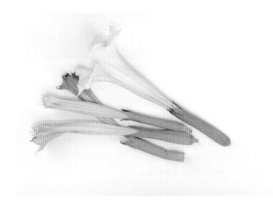

洋金花

## 罗汉果

【来源】　葫芦科植物罗汉果 *Siraitia Grosvenorii*（Swingle）C. Jeffrey ex A. M. Lu et Z. Y. Zhang 的干燥果实。秋季果实由嫩绿变深绿色时采收，晾数天后，低温干燥。

【产地】　主产于广西、广东、云南等省区。

【性状鉴别】　呈卵形、椭圆形或球形，长 4.5 ～ 8.5cm，直径 3.5 ～ 6cm。表面褐色、黄褐色或绿褐色，有深色斑块及黄色柔毛，有的具 6 ～ 11 条纵纹。顶端有花柱残痕，基部有果梗痕。体轻，质脆，果皮薄，易破。果瓤（中、内果皮）海绵状，浅棕色。种子扁圆形，多数，长约 1.5cm，宽约 1.2cm；浅红色至棕红色，两面中间微凹陷，四周有放射状沟纹，边缘有槽。气微，味甜。

【质量】　以个大、完整、摇之不响、色

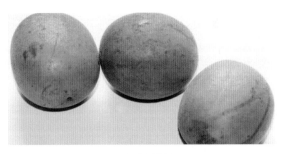

罗汉果（新）

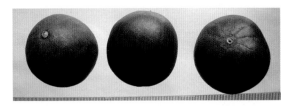

罗汉果

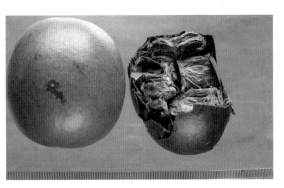

罗汉果种子

黄褐者为佳。

【功效】 清热润肺,利咽开音,滑肠通便。

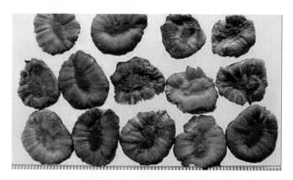

罗汉果剖面

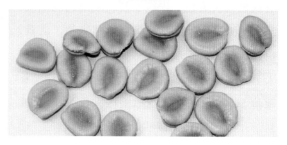

罗汉果种子(新)

# 项目十四　安神药的性状鉴定

## 任务一　重镇安神药的性状鉴定

### 朱砂

【来源】　硫化物类矿物辰砂族辰砂，主含硫化汞（HgS）。采挖后，选取纯净者，用磁铁吸尽含铁的杂质，再用水淘去杂石和泥沙。

【产地】　主产于湖南、贵州、四川、广西、云南等省区。朱砂昔以湖南辰州（今沅陵）产者为佳，故有"辰砂"之名。

【性状鉴别】　为粒状或块状集合体，呈颗粒状或块片状。鲜红色或暗红色，条痕红色至褐红色，具光泽。体重，质脆，片状者易破碎，粉末状者有闪烁的光泽。气微，味淡。

【质量】　以色鲜红、有光泽、半透明、体重、质脆、无杂质者为佳

【功效】　清心镇惊，安神，明目，解毒。

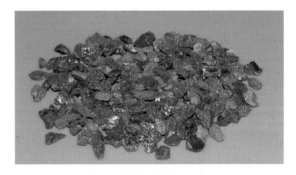

朱砂（天然）

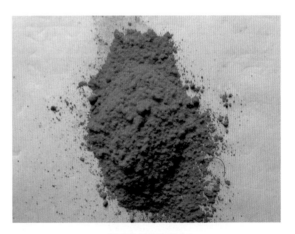

朱砂（天然）粉末

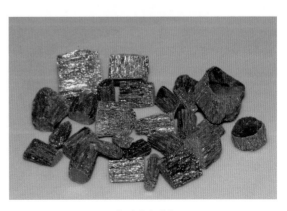

朱砂（合成）

# 磁石

【来源】 氯化物类矿物尖晶石族磁铁矿，主含四氧化三铁（$Fe_3O_4$）。采挖后，除去杂石。

【产地】 主产于河北、山东、辽宁等省。

【性状鉴别】 为块状集合体，呈不规则块状，或略带方形，多具棱角。灰黑色或棕褐色，条痕黑色，具金属光泽。体重，质坚硬，断面不整齐。具磁性。有土腥气，味淡。

【质量】 以铁黑色、有光泽、吸铁能力强者为佳。

【功效】 镇惊安神，平肝潜阳，聪耳明目，纳气平喘。

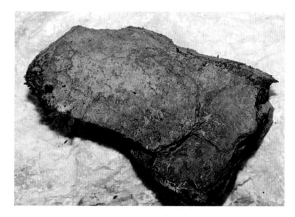

磁石（磁铁矿）

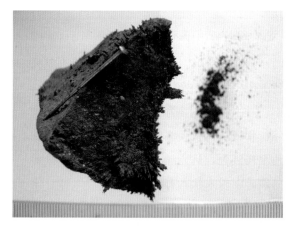

磁石及其粉末

## 任务二　养心安神药的性状鉴定

### 酸枣仁

【来源】　鼠李科植物酸枣 *Ziziphus jujuba* Mill. var. *spinosa*（Bunge）Hu ex H. F. Chou 的干燥成熟种子。秋末冬初采收成熟果实，除去果肉和核壳，收集种子，晒干。

【产地】　主产于河北、陕西、河南、山西等省。

【性状鉴别】　呈扁圆形或扁椭圆形，长5～9mm，宽5～7mm，厚约3mm。表面紫红色或紫褐色，平滑有光泽，有的有裂纹。有的两面均呈圆隆状凸起；有的一面较平坦，中间或有1条隆起的纵线纹；另一面稍突起。一端凹陷，可见线形种脐；另端有细小凸起的合点。种皮较脆，胚乳白色，子叶2，浅黄色，富油性。气微，味淡。

【质量】　以粒大、饱满、外皮红棕色者为佳。

【功效】　养心补肝，宁心安神，敛汗，生津。

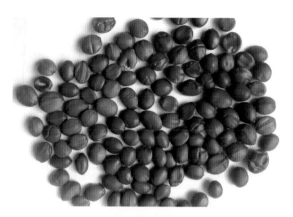

酸枣仁（新）

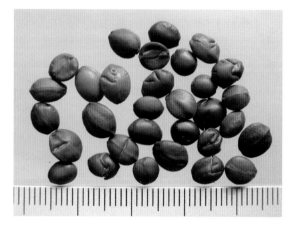

酸枣仁

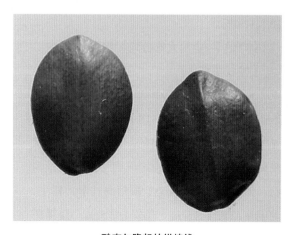

酸枣仁隆起的纵棱线

# 柏子仁

【来源】 柏科植物侧柏 *Platycladus orientalis*（L.）Franco 的干燥成熟种仁。秋、冬二季采收成熟种子，晒干，除去种皮，收集种仁。

【产地】 主产于山东、河南、陕西、河北等省。

【性状鉴别】 呈长卵形或长椭圆形，长 4 ~ 7mm，直径 1.5 ~ 3mm。表面黄白色或淡黄棕色，外包膜质内种皮，顶端略尖，有深褐色的小点，基部钝圆。质软，富油性。气微香，味淡。

【质量】 以种仁饱满、色黄白、油性大者为佳。

【功效】 养心安神，润肠通便，止汗。

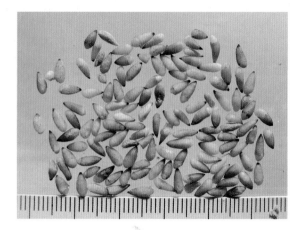

柏子仁

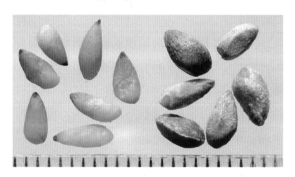

柏子仁左　壳柏子右

# 灵芝

【来源】 多孔菌科真菌赤芝 *Ganode rmalucidum*（Leyss. ex Fr.）Karst. 或紫芝 *Ganoderma sinense* Zhao, Xu et Zhang 的干燥子实体。全年采收，除去杂质，剪除附有朽木、泥沙或培养基的下端菌柄，阴干或在 40℃ ~50℃烘干。

【产地】 全国大部分地区均产。

【性状鉴别】

1.赤芝　外形呈伞状，菌盖肾形、半圆形或近圆形，直径 10~18cm，厚 1~2cm。皮壳坚硬，黄褐色至红褐色，有光泽，具环状棱纹和辐射状皱纹，边缘薄而平截，常稍内卷。菌肉白色至淡棕色。菌柄圆柱形，侧生，少偏生，长 7~15cm，直径 1~3.5cm，红褐色至紫褐色，光亮。孢子细小，黄褐色。气微

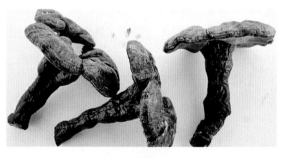

灵芝

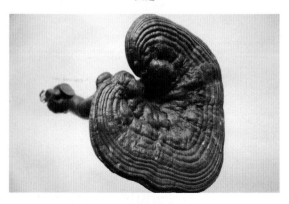

赤芝菌盖

香，味苦涩。

2. **紫芝**　皮壳紫黑色，有漆样光泽。菌肉锈褐色。菌柄长17~23cm。

3. **栽培品**　子实体较粗壮、肥厚，直径12~22cm，厚1.5~4cm。皮壳外常被有大量粉尘样黄褐色孢子。

【质量】　以子实体粗壮肥厚、皮壳具光泽者为佳。

【功效】　补气安神，止咳平喘。

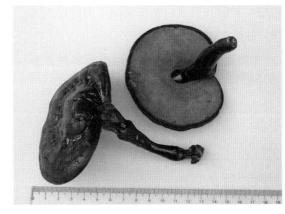
紫芝

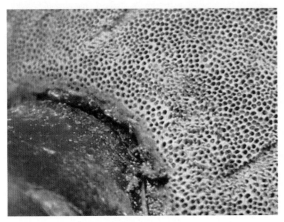
灵芝底面局部放大

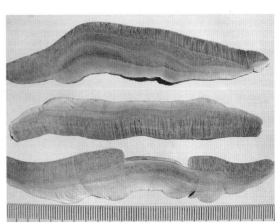
赤芝饮片

# 首乌藤

【来源】　蓼科植物何首乌*Polygonum multiflorum* Thunb. 的干燥藤茎。秋、冬二季采割，除去残叶，捆成把或趁鲜切段，干燥。

【产地】　主产于河南、湖北、广西、广东等省区。

【性状鉴别】　呈长圆柱形，稍扭曲，具分枝，长短不一，直径4～7mm。表面紫红色至紫褐色，粗糙，具扭曲的纵皱纹，节部略膨大，有侧枝痕，外皮菲薄，可剥离。质脆，易折断，断面皮部紫红色，木部黄白色或淡棕色，导管孔明显，髓部疏松，类白色。切断者呈圆柱形的段。外表面紫红色或紫褐色，切面皮部紫红色，木部黄白色或淡

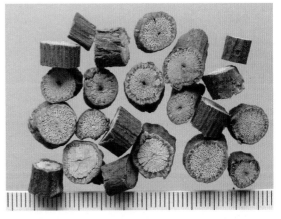
首乌藤饮片

棕色，导管孔明显，髓部疏松，类白色。气微，味微苦涩。

【质量】 以枝条粗壮、外皮紫褐色者为佳。

【功效】 养血安神，祛风通络。

# 合欢皮

【来源】 豆科植物合欢 *Albizia julibrissin* Durazz. 的干燥树皮。夏、秋二季剥取，晒干。

【产地】 主产于湖北、江苏、安徽、浙江等省。

【性状鉴别】 呈卷曲筒状或半筒状，长 40 ~ 80cm，厚 0.1 ~ 0.3cm。外表面灰棕色至灰褐色，稍有纵皱纹，有的成浅裂纹，密生明显的椭圆形横向皮孔，棕色或棕红色，偶有突起的横棱或较大的圆形枝痕，常附有地衣斑；内表面淡黄棕色或黄白色，平滑，有细密纵纹。质硬而脆，易折断。断面呈纤维性片状，淡黄棕色或黄白色。气微香，味淡、微涩、稍刺舌，而后喉头有不适感。

【质量】 以皮细嫩、皮孔明显者为佳。

【功效】 解郁安神，活血消肿。

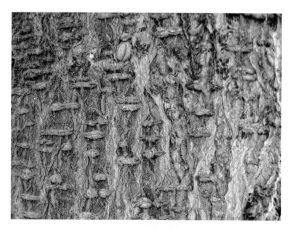

合欢皮外表面

# 合欢花

【来源】 豆科植物合欢 *Albizia julibrissin* Durazz 的干燥花序或花蕾。夏季花开放时择晴天采收或花蕾形成时采收，及时晒干。前者习称"合欢花"，后者习称"合欢米"。

【产地】 主产于湖北、江苏、浙江、安徽等省。

【性状鉴别】

1. 合欢花 头状花序，皱缩成团。总花梗长 3 ~ 4cm，有时与花序脱离，黄绿色，有纵纹，被稀疏毛茸。花全体密被毛茸，细

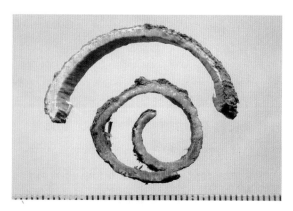

合欢皮饮片

长而弯曲，长 0.7 ~ 1cm，**淡黄色或黄褐色**，无花梗或几无花梗。花萼筒状，先端有 5 小齿；花冠筒长约为萼筒的 2 倍，先端 5 裂，裂片披针形；雄蕊多数，花丝细长，黄棕色至黄褐色。下部合生，上部分离，伸出花冠筒外。气微香，味淡。

2. 合欢米　棒槌状，长 2 ~ 6mm，膨大部分直径约 2mm，**淡黄色至黄褐色，全体被毛茸**，花梗极短或无。花萼筒状，先端有 5 小齿；花冠未开放；雄蕊多数，细长并弯曲，基部连合，包于花冠内。气微香，味淡。

【质量】　合欢花以花萼灰绿、花丝淡黄棕色、新货淡粉色、花柄梗短者为佳；合欢米以花蕾完整、灰绿色、花柄少者为佳。

【功效】　解郁安神。

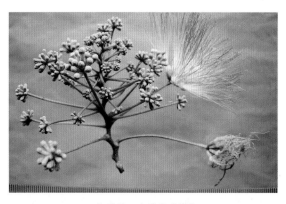

合欢花、合欢米（鲜）

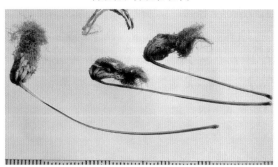

合欢花

# 远志

【来源】　远志科植物远志 *Polygala tenuifolia* Willd. 或卵叶远志 *Polygala sibirica* L. 的干燥根。春、秋二季采挖，除去须根及泥沙，晒干。

【产地】　主产于山西、陕西、吉林、河南等省。

【性状鉴别】　呈圆柱形，略弯曲，长 3 ~ 15cm，直径 0.3 ~ 0.8cm。表面灰黄色至灰棕色，有较密并深陷的横皱纹、纵皱纹及裂纹，老根的横皱纹较密更深陷，略呈结节状。质硬而脆，易折断，断面皮部棕黄色，木部黄白色，皮部易与木部剥离。气微，味苦、微辛，嚼之有刺喉感。

【质量】　以色灰黄、肉厚、木心小者为佳。

【功效】　安神益智，交通心肾，祛痰，消肿。

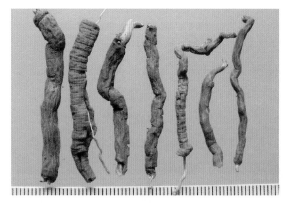

远志

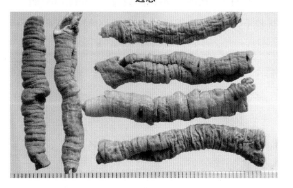

远志筒

# 项目十五　平肝息风药的性状鉴定

## 任务一　平抑肝阳药的性状鉴定

### 石决明

【来源】　鲍科动物杂色鲍 *Haliotis diversicolor* Reeve、皱纹盘鲍 *Haliotis discus hannai* Ino、羊鲍 *Haliotis ovina* Gmelin、澳洲鲍 *Haliotis ruber*（Leach）、耳鲍 *Haliotis asinina* Linnaeus 或白鲍 *Haliotis laevigata*（Donovan）的贝壳。夏、秋二季捕捉，去肉，洗净，干燥。

【产地】　主产广东、山东、福建等省。

【性状鉴别】

1. 杂色鲍　呈长卵圆形，内面观略呈耳形，长 7～9cm，宽 5～6cm，高约 2cm。表面暗红色，有多数不规则的螺肋和细密生长线，螺旋部小，体螺部大，从螺旋部顶处开始向右排列有 20 余个疣状突起，末端 6～9 个开孔，孔口与壳面平。内面光滑，具珍珠样彩色光泽。壳较厚，质坚硬，不易破碎。气微，味微咸。

2. 皱纹盘鲍　呈长椭圆形，长 8～12cm，宽 6～8cm，高 2～3cm。表面灰棕色，有多数粗糙而不规则的皱纹，生长线明显，常有苔藓类或石灰虫等附着物，末端 4～5 个开孔，孔口突出壳面，壳较薄。

3. 羊鲍　近圆形，长 4～8cm，宽 2.5～6cm，高 0.8～2cm。壳顶位于近中部而高于壳面，螺旋部与体螺部各占 1/2，从螺旋部边缘有 2 行整齐的突起，尤以上部较为明显，末端 4～5 个开孔，呈管状。

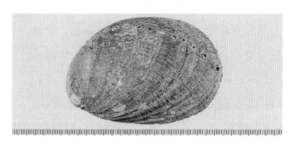

杂色鲍

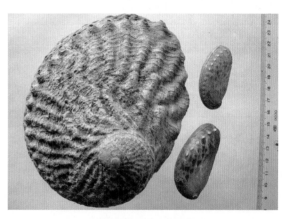

澳洲鲍、耳鲍外表面

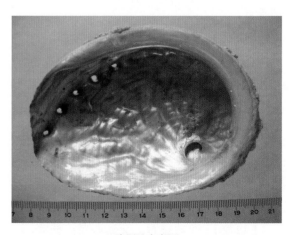

澳洲鲍内表面

4.澳洲鲍 呈扁平卵圆形，长 13 ~ 17cm，宽 11 ~ 14cm，高 3.5 ~ 6cm。表面砖红色，螺旋部约为壳面的 1/2，螺肋和生长线呈波状隆起，疣状突起 30 余个，末端 7 ~ 9 个开孔，孔口突出壳面。

5.耳鲍 狭长，略扭曲，呈耳状，长 5 ~ 8cm，宽 2.5 ~ 3.5cm，高约 1cm。表面光滑，具翠绿色、紫色及褐色等多种颜色形成的斑纹，螺旋部小，体螺部大，末端 5 ~ 7 个开孔，孔口与壳平，多为椭圆形，壳薄，质较脆。

6.白鲍 呈卵圆形，长 11 ~ 14cm，宽 8.5 ~ 11cm，高 3 ~ 6.5cm。表面砖红色，光滑，壳顶高于壳面，生长线颇为明显，螺旋部约为壳面的 1/3，疣状突起 30 余个，末端 9 个开孔，孔口与壳平。

【质量】 均以壳厚，内面光彩鲜艳者为佳。

【功效】 平肝潜阳，清肝明目。

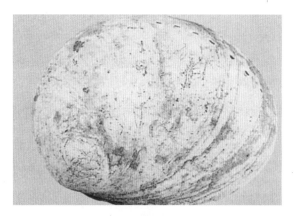

白鲍

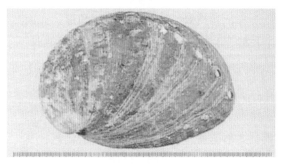

皱纹盘鲍

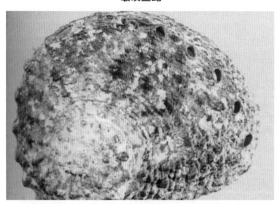

羊鲍

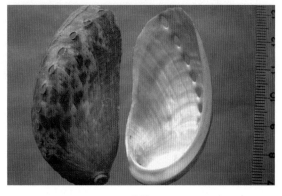

耳鲍

# 珍珠母

【来源】 蚌科动物三角帆蚌 *Hyriopsis cumingii*（Lea）、褶纹冠蚌 *Cristaria plicata*（Leach）或珍珠贝科动物马氏珍珠贝 *Pteria martensii*（Dunker）的贝壳。去肉，洗净，干燥。

【产地】 主产于江苏、浙江、广西、广东等省区。

【性状鉴别】

1.三角帆蚌 略呈不等边四角形。壳面生长轮呈同心环状排列。后背缘向上突起，形成大的三角形帆状后翼。壳内面外套痕明显；前闭壳肌痕呈卵圆形，后闭壳肌痕略呈三角形。左右壳均具两枚拟主齿，左壳具两枚长条形侧齿，右壳具一枚长条形侧齿；具光泽。质坚硬。气微腥，味淡。

2.褶纹冠蚌 呈不等边三角形。后背缘向上伸展成大形的冠。壳内面外套痕略明显；前闭壳肌痕大呈楔形，后闭壳肌痕呈不规则卵圆形，在后侧齿下方有与壳面相应的纵肋和凹沟。左、右壳均具一枚短而略粗后侧齿和一枚细弱的前侧齿，均无拟主齿。

3.马氏珍珠贝 呈斜四方形，后耳大，前耳小，背缘平直，腹缘圆，生长线极细密，成片状。闭壳肌痕大，长圆形。具一凸起的长形主齿。

【质量】 以色白、珍珠层厚、内面有光泽者为佳。

【功效】 平肝潜阳，安神定惊，明目退翳。

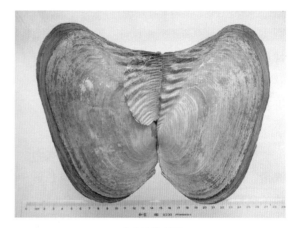

珍珠母外表面

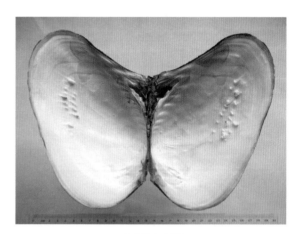

珍珠母内表面

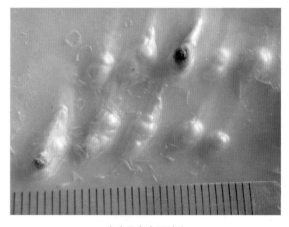

珍珠母内表面放大

# 牡蛎

【来源】 牡蛎科动物长牡蛎 *Ostrea gigas* Thunberg、大连湾牡蛎 *Ostrea talienwhanensis* Crosse 或近江牡蛎 *Ostrea rivularis* Gould 的贝壳。全年均可采收，去肉，洗净，晒干。

【产地】 长牡蛎主产山东以北至东北沿海。大连湾牡蛎主产辽宁、河北、山东沿海。近江牡蛎产地较广，北起东北、南至广东沿海及海南省均产。

【性状鉴别】

1. 长牡蛎　呈长片状，背腹缘几平行，长 10 ~ 50cm，高 4 ~ 15cm。右壳较小，鳞片坚厚，层状或层纹状排列。壳外面平坦或具数个凹陷，淡紫色、灰白色或黄褐色；内面瓷白色，壳顶二侧无小齿。左壳凹陷深，鳞片较右壳粗大，壳顶附着面小。质硬，断面层状，洁白。气微，味微咸。

2. 大连湾牡蛎　呈类三角形，背腹缘呈八字形。右壳外面淡黄色，具疏松的同心鳞片，鳞片起伏成波浪状，内面白色。左壳同心鳞片坚厚，自壳顶部放射肋数个，明显，内面凹下呈盒状，铰合面小。

3. 近江牡蛎　呈圆形、卵圆形或三角形等。右壳外面稍不平，有灰、紫、棕、黄等色，环生同心鳞片，幼体者鳞片薄而脆，多年生长后鳞片层层相叠，内面白色，边缘有的淡紫色。

【质量】 以个大、整齐、内面光洁、色白者为佳。

【功效】 重镇安神，潜阳补阴，软坚散结。

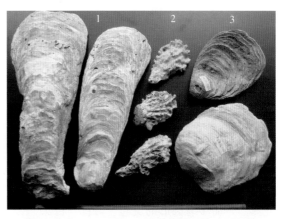

牡蛎外表面　1. 长牡蛎　2. 大连湾牡蛎　3. 近江牡蛎

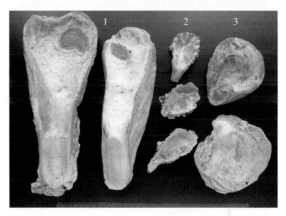

牡蛎内表面　1. 长牡蛎　2. 大连湾牡蛎　3. 近江牡蛎

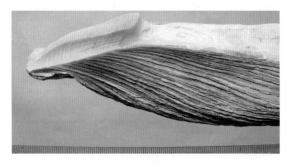

牡蛎层纹

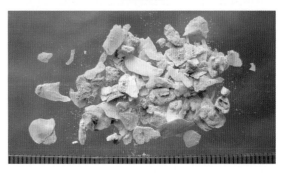

牡蛎饮片

# 赭石

【来源】 氧化物类矿物刚玉族赤铁矿，主含三氧化二铁（$Fe_2O_3$）。采挖后，除去杂石。

【产地】 主产于山西、河北、广东等省。

【性状鉴别】 为鲕状、豆状、肾状集合体，多呈不规则的扁平块状。暗棕红色或灰黑色，条痕樱桃红色或红棕色，有的有金属光泽。一面多有圆形的突起，习称"钉头"；另一面与突起相对应处有同样大小的凹窝。体重，质硬，砸碎后断面显层叠状。气微，味淡。

【质量】 以色棕红、有钉头、断面层叠状者为佳。

【功效】 平肝潜阳、重镇降逆、凉血止血。

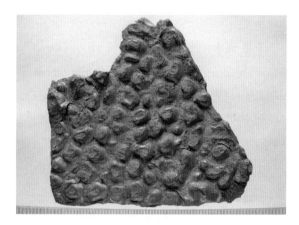

赭石（钉头）

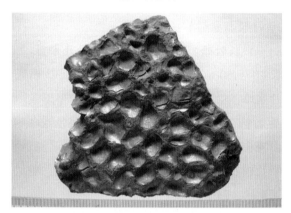

赭石（凹窝）

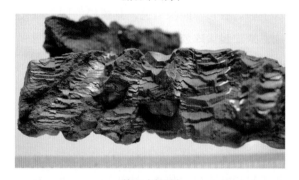

赭石（断面）

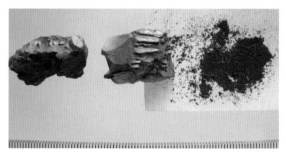

赭石粉末

## 蒺藜

【来源】 蒺藜科植物蒺藜 *Tribulus terrestris* L. 的干燥成熟果实。秋季果实成熟时采割植株，晒干，打下果实，除去杂质。

【产地】 主产于河南、河北、山东、山西等省。

【性状鉴别】 由 5 个分果瓣组成，呈放射状排列，直径 7 ~ 12mm。常裂为单一的分果瓣，分果瓣呈斧状，长 3 ~ 6mm；背部黄绿色，隆起，有纵棱及多数小刺，并有对称的长刺和短刺各 1 对，两侧面粗糙，有网纹，灰白色。质坚硬。气微，味苦、辛。

【质量】 以粒大、饱满坚实、色黄绿者为佳。

【功效】 平肝解郁，活血祛风，明目，止痒。

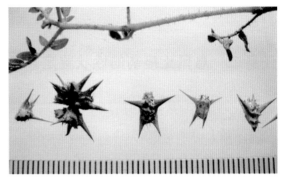

蒺藜

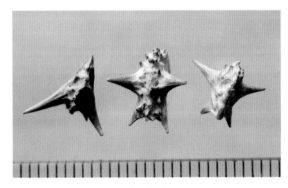

蒺藜放大

## 罗布麻叶

【来源】 夹竹桃科植物罗布麻 *Apocynum venetum* L. 的干燥叶。夏季采收，除去杂质，干燥。

【产地】 主产于内蒙古、甘肃、新疆等省区。

【性状鉴别】 多皱缩卷曲，有的破碎，完整叶片展平后呈椭圆状披针形或卵圆状披针形，长 2 ~ 5cm，宽 0.5 ~ 2cm。淡绿色或灰绿色，先端钝，有小芒尖，基部钝圆或楔形，边缘具细齿，常反卷，两面无毛，叶脉于下表面突起；叶柄细，长约 4mm。质脆。气微，味淡。

【质量】 以完整、色绿者为佳。

【功效】 平肝安神，清热利水。

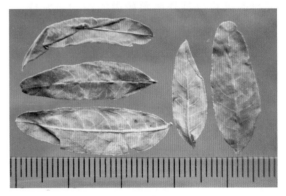

罗布麻叶

# 任务二　息风止痉药的性状鉴定

## 羚羊角

【来源】　牛科动物赛加羚羊 *Saiga tatarica* Linnaeus 的角。猎取后锯取其角，晒干。

【产地】　主产于俄罗斯。

【性状鉴别】　呈长圆锥形，略呈弓形弯曲，长 15 ~ 33 cm；类白色或黄白色，基部稍呈青灰色。嫩枝对光透视有"血丝"或紫黑色斑纹，光润如玉，无裂纹，老枝则有细纵裂纹。除尖端部分外，有 10 ~ 16 个隆起环脊，间距约 2cm，用手握之，四指正好嵌入凹处。角的基部横截面圆形，直径 3 ~ 4cm，内有坚硬质重的角柱，习称"骨塞"，骨塞长约占全角的 1/2 或 1/3，表面有突起的纵棱与其外面角鞘内的凹沟紧密嵌合，从横断面观，其结合部呈锯齿状。除去"骨塞"后，角的下半段成空洞，全角呈半透明，对光透视，上半段中央有一条隐约可辨的细孔道直通角尖，习称"通天眼"。质坚硬。气微，味淡。

【质量】　以质嫩、色白、光润、内含红色斑纹，无裂纹者为佳。

【功效】　平肝息风，清肝明目，散血解毒。

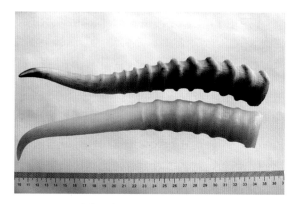

羚羊角真（上）、羚羊角假（下）

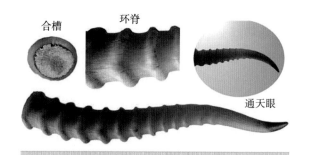

羚羊角

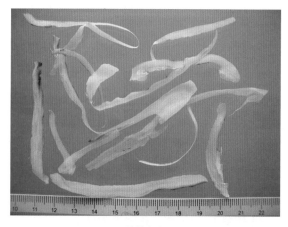

羚羊角丝

# 牛黄

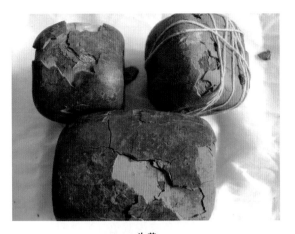

牛黄

【来源】 牛科动物牛 *Bostaurus domesticus* Gmelin 的干燥胆结石。宰牛时，如发现有牛黄，即滤去胆汁，将牛黄取出，除去外部薄膜，阴干。

【产地】 主产于北京、内蒙古、辽宁及甘肃等地。

【性状鉴别】 多呈卵形、类球形、三角形或四方形，大小不一，直径 0.6～3（4.5）cm，少数呈管状或碎片。表面黄红色至棕黄色，有的表面挂有一层黑色光亮的薄膜，习称"乌金衣"，有的粗糙，具疣状突起，有的具龟裂纹。体轻，质酥脆，易分层剥落，断面金黄色，可见细密的同心层纹，有的夹有白心。气清香，味苦而后甘，有清凉感，嚼之易碎，不粘牙。

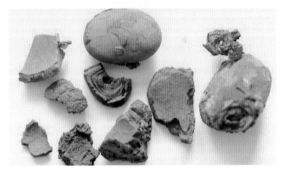

牛黄及断面

参考：(1) 取本品少量，加清水调和，涂于指甲上，能将指甲染成黄色，习称"挂甲"。

(2) 取本品少许，用水合氯醛试液装片，不加热，置显微镜下观察：不规则团块由多数黄棕色或棕红色小颗粒集成，遇水合氯醛液，色素迅速溶解，并显鲜明金黄色，久置后变绿色。

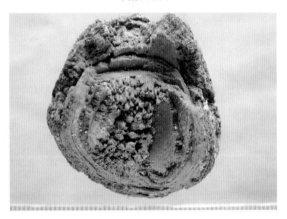

牛黄断面

【质量】 以完整、色棕黄、质松脆、断面层纹清晰而细腻者为佳。

【功效】 清心，豁痰，开窍，凉肝，息风，解毒。

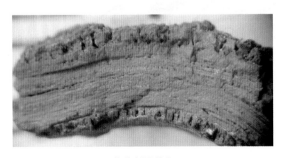

牛黄断面放大

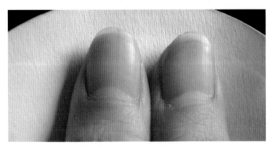

挂甲

## 珍珠

**【来源】** 珍珠贝科动物马氏珍珠贝 *Pteria martensii*（Dunker）、蚌科动物三角帆蚌 *Hyriopsis cumingii*（Lea）或褶纹冠蚌 *Cristaria plicata*（Leach）等双壳类动物受刺激形成的珍珠。自动物体内取出，洗净，干燥。

**【产地】** 主产于广东、广西等省区。

**【性状鉴别】** 呈类球形、长圆形、卵圆形或棒形，直径 1.5～8mm。表面类白色、浅粉红色、浅黄绿色或浅蓝色，半透明，光滑或微有凹凸，具特有的彩色光泽。质坚硬，破碎面显层纹。气微，味淡。

**【质量】** 以粒大、形圆、色白光亮，破开有层纹、无硬核者为佳。

参考：（1）本品粉末类白色。不规则碎块，半透明，具彩虹样光泽。表面显颗粒性，由数至十数薄层重叠，片层结构排列紧密，可见致密的成层线条或极细密的微波状纹理。其磨片具同心层纹。

（2）取本品粉末，加稀盐酸，即发生大量气泡，滤过，滤液显钙盐的鉴别反应。

（3）取本品，置紫外光灯（365nm）下观察，显浅蓝紫色或亮黄绿色荧光；通常环周部分较明亮。

**【功效】** 安神定惊，明目消翳，解毒生肌，润肤祛斑。

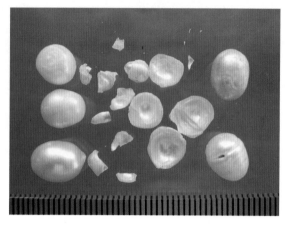

珍珠及断面

## 钩藤

**【来源】** 茜草科植物钩藤 *Uncaria rhynchophylla*（Miq.）Miq.ex Havil.、大叶钩藤 *U. macrophylla* Wall.、毛钩藤 *U. hirsuta* Havil.、华钩藤 *U. sinensis*（Oliv.）Havil. 或无柄果钩藤 *U. sessilifructus* Roxb. 的干燥带钩茎枝。秋、冬二季采收，去叶，切段，晒干。

**【产地】** 主产于广西、广东、湖南、江

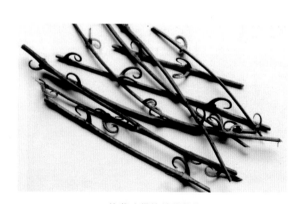

钩藤（带钩的茎枝）

西等省区。

【性状鉴别】　茎枝呈圆柱形或类方柱形，长 2 ~ 3cm，直径 0.2 ~ 0.5cm。表面红棕色至紫红色者具细纵纹，光滑无毛，黄绿色至灰褐色者有的可见白色点状皮孔，被黄褐色柔毛。多数枝节上对生两个向下弯曲的钩（不育花序梗），或仅一侧有钩，另一侧为突起的疤痕；钩略扁或稍圆，先端细尖，基部较阔；钩基部的枝上可见叶柄脱落后的窝点状痕迹和环状的托叶痕。质坚韧，断面黄棕色，皮部纤维性，髓部黄白色或中空。气微，味淡。

【质量】　以双钩、茎细、钩结实、光滑、色紫红、无枯枝者为佳。

【功效】　息风定惊，清热平肝。

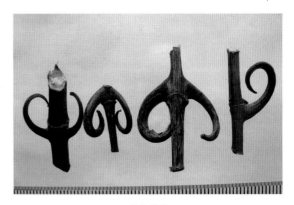

钩藤饮片

## 天麻

【来源】　兰科植物天麻 *Gastrodia elata* Bl. 的干燥块茎。立冬后至次年清明前采挖，立即洗净，蒸透，敞开低温干燥。

【产地】　主产于四川、云南、贵州等省。

【性状鉴别】　呈椭圆形或长条形，略扁，皱缩而稍弯曲，长 3 ~ 15cm，宽 1.5 ~ 6cm，厚 0.5 ~ 2cm。表面黄白色至淡黄棕色，有纵皱纹及由潜伏芽排列而成的横环纹多轮，有时可见棕褐色菌索。顶端有红棕色至深棕色鹦嘴状的芽或残留茎基；另端有圆脐形疤痕。质坚硬，不易折断，断面较平坦，黄白色至淡棕色，角质样。气微，味甘。

【质量】　以质地坚实、沉重，有鹦哥嘴，断面明亮，无空心者（冬麻）为佳。

【功效】　息风止痉，平抑肝阳，祛风通络。

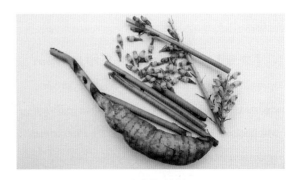

天麻全株（鲜）

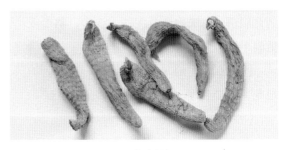

天麻（新）

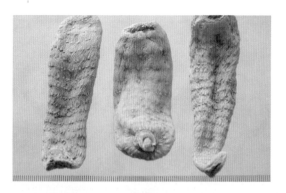

天麻

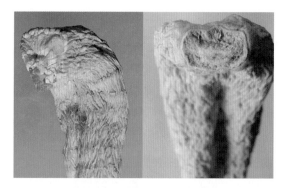

顶端的芽、横环纹　圆脐形疤痕

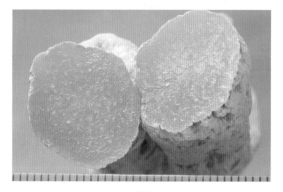

天麻横断面

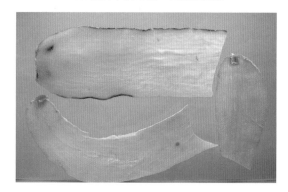

天麻饮片

# 地龙

【来源】 钜蚓科动物参环毛蚓 *Pheretima aspergillum*（E. Perrier）、通俗环毛蚓 *Pheretima vulgaris* Chen、威廉环毛蚓 *Pheretima guillelmi*（Michaelsen）或 栉盲环毛蚓 *Pheretima pectinifera* Michaelsen 的干燥体。前一种习称"广地龙"，后三种习称"沪地龙"。广地龙春季至秋季捕捉，沪地龙夏季捕捉，及时剖开腹部，除去内脏及泥沙，洗净，晒干或低温干燥。

【产地】 广地龙主产于广东、广西。沪地龙主产于上海、江苏、浙江。

【性状鉴别】

1. 广地龙　呈长条状薄片，弯曲，边缘略卷，长 15～20cm，宽 1～2cm。全体具环节，背部棕褐色至紫灰色，腹部浅黄棕色；第 14～16 环节为生殖带，习称"白颈"，

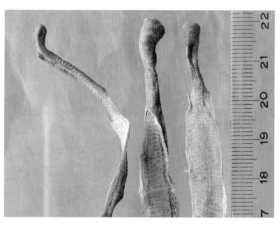

地龙

较光亮。体前端稍尖，尾端钝圆，刚毛圈粗糙而硬，色稍浅。雄生殖孔在第 18 环节腹侧刚毛圈一小孔突上，外缘有数环绕的浅皮褶，内侧刚毛圈隆起，前面两边有横排（一排或二排）小乳突，每边 10 ~ 20 个不等。受精囊孔 2 对，位于 7/8 至 8/9 环节间一椭圆形突起上，约占节周 5/11。**体轻，略呈革质，不易折断。气腥，味微咸。**

2. 沪地龙　长 8 ~ 15cm，宽 0.5 ~ 1.5cm。**全体具环节，背部棕褐色至黄褐色，腹部浅黄棕色；第 14 ~ 16 环节为生殖带，较光亮。**第 18 环节有一对雄生殖孔。通俗环毛蚓的雄交配腔能全部翻出，呈花菜状或阴茎状；威廉环毛蚓的雄交配腔孔呈纵向裂缝状；栉盲环毛蚓的雄生殖孔内侧有 1 或多个小乳突。受精囊孔 3 对，在 6/7 至 8/9 环节间。

【质量】　以条大、肉厚、洁净者为佳。

【功效】　清热定惊，通络，平喘，利尿。

# 全蝎

【来源】　钳蝎科动物东亚钳蝎 *Buthus martensii* Karsch 的干燥体。春末至秋初捕捉，除去泥沙，置沸水或沸盐水中煮至全身僵硬捞出，置通风处阴干。

【产地】　主产于河南、山东、河北、安徽、湖北等省。

【性状鉴别】　头胸部与前腹部呈扁平长椭圆形，后腹部呈尾状，皱缩弯曲，完整者体长约 6cm。头胸部呈绿褐色，前面有 1 对短小的螯肢和 1 对较长大的钳状脚须，形似蟹螯，背面覆有梯形背甲，腹面有足 4 对，均为 7 节，末端各具 2 爪钩；前腹部由 7 节组成，第 7 节色深，背甲上有 5 条隆脊线。

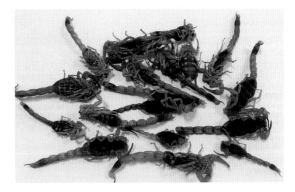

全蝎

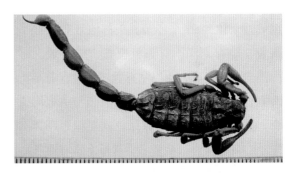

全蝎背面

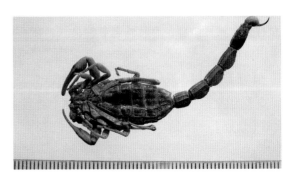

全蝎腹面

背面绿褐色，后腹部棕黄色，6节，节上均有纵沟，末节有锐钩状毒刺，毒刺下方无距。气微腥，味咸。

**【质量】** 以身干、完整，色黄褐，腹中无泥土和杂物、盐霜少者为佳。

**【功效】** 息风镇痉，通络止痛，攻毒散结。

# 蜈蚣

**【来源】** 蜈蚣科动物少棘巨蜈蚣 *Scolopendra subspinipes mutilans* L. Koch 的干燥体。春、夏二季捕捉，用竹片插入头尾，绷直，干燥。

**【产地】** 主产于江苏、浙江、安徽、湖北等省。

**【性状鉴别】** 呈扁平长条形，长9～15cm，宽0.5～1cm。由头部和躯干部组成，全体共22个环节。头部暗红色或红褐色，略有光泽，有头板覆盖，头板近圆形，前端稍突出，两侧贴有颚肢一对，前端两侧有触角一对。躯干部第一背板与头板同色，其余20个背板为棕绿色或墨绿色，具光泽，自第四背板至第二十背板上常有两条纵沟线；腹部淡黄色或棕黄色，皱缩；自第二节起，每节两侧有步足一对；步足黄色或红褐色，偶有黄白色，呈弯钩形，最末一对步足尾状，故又称尾足，易脱落。质脆，断面有裂隙。气微腥，有特殊刺鼻的臭气，味辛、微咸。

**【质量】** 以条长、头红，身黑绿色，头足全者为佳。

**【功效】** 息风镇痉，通络止痛，攻毒散结。

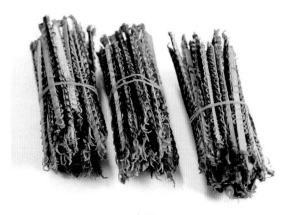

蜈蚣

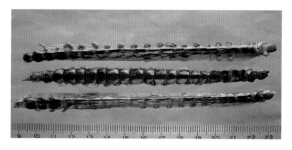

蜈蚣放大

## 僵蚕

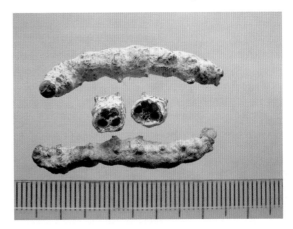

僵蚕

【来源】　蚕娥科昆虫家蚕 *Bombyx mori* Linnaeus. 4 ~ 5 龄的幼虫感染（或人工接种）白僵菌 *Beauveria bassiana*（Bals.）Vuillant 而致死的干燥体。多于春、秋季生产，将感染白僵菌病死的蚕干燥。

【产地】　主产于江苏、浙江、四川等省。

【性状鉴别】　略呈圆柱形，多弯曲皱缩。长 2 ~ 5cm，直径 0.5 ~ 0.7cm。表面灰黄色，被有白色粉霜状的气生菌丝和分生孢子。头部较圆，足 8 对，体节明显，尾部略呈二分歧状。质硬而脆，易折断，断面平坦，外层白色，中间有亮棕色或亮黑色的丝腺环 4 个。气微腥，味微咸。

【质量】　以条粗、质硬、色白、断面光亮者为佳。

【功效】　息风止痉，祛风止痛，化痰散结。

# 项目十六 开窍药的性状鉴定

## 麝香

【来源】 鹿科动物林麝 Moschus berezovskii Flerov、马麝 Moschus sifanicus Przewalski 或原麝 Moschus moschiferus Linnaeus 成熟雄体香囊中的干燥分泌物。野麝多在冬季至次春猎取，猎获后，割取香囊，阴干，习称"毛壳麝香"；剖开香囊，除去囊壳，习称"麝香仁"。家麝直接从其香囊中取出麝香仁，阴干或用干燥器密闭干燥。

【产地】 主产于西藏、四川、云南、青海等省。

【性状鉴别】

1. 毛壳麝香 为扁圆形或类椭圆形的囊状体，直径 3 ~ 7cm，厚 2 ~ 4cm。开口面的皮革质，棕褐色，略平，密生白色或灰棕色短毛，从两侧围绕中心排列，中间有 1 小囊孔。另一面为棕褐色略带紫色的皮膜，微皱缩，偶显肌肉纤维，略有弹性，剖开后可见中层皮膜呈棕褐色或灰褐色，半透明，内层皮膜呈棕色，内含颗粒状、粉末状的麝香仁和少量细毛及脱落的内层皮膜（习称"银皮"）。

2. 麝香仁 野生者质软，油润，疏松；其中不规则圆球形或颗粒状者习称"当门子"，表面多呈紫黑色，油润光亮，微有麻纹，断面深棕色或黄棕色；粉末状者多呈棕褐色或黄棕色，并有少量脱落的内层皮膜和细毛。饲养者呈颗粒状、短条形或不规则的团块；表面不平，紫黑色或深棕色，显油

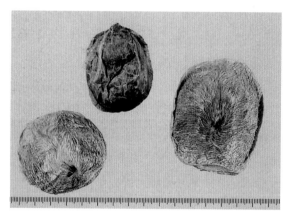

毛壳麝香

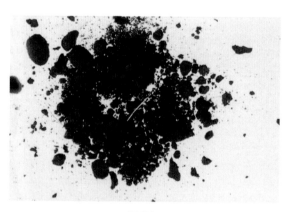

麝香仁

性，微有光泽，并有少量毛和脱落的内层皮膜。气香浓烈而特异，味微辣、微苦带咸。

参考：（1）取毛壳麝香用特制槽针从囊孔插入，转动槽针，撮取麝香仁，立即检视，槽内的麝香仁应有逐渐膨胀高出槽面的现象，习称"冒槽"。麝香仁油润，颗粒疏松，无锐角，香气浓烈。不应有纤维等异物或异常气味。

（2）取麝香仁粉末少量，置手掌中，加水润湿，用手搓之能成团，再用手指轻揉即散，不应粘手、染手、顶指或结块。

（3）取麝香仁少量，撒于炽热的坩埚中灼烧，初则迸裂，随即融化膨胀起泡似珠，香气浓烈四溢，应无毛、肉焦臭，无火焰或火星出现。灰化后，残渣呈白色或灰白色。

（4）麝香仁粉末棕褐色或黄棕色。为无数不定形颗粒状物集成的半透明或透明团块，淡黄色或淡棕色；团块中包埋或散在有方形、柱状、八面体或不规则的晶体；并可见圆形油滴，偶见毛及内皮层膜组织。

【质量】　毛壳麝香以饱满、皮薄、有弹性、无皮肉附着、香气浓烈者为佳。麝香仁以颗粒紫黑、粉末色棕褐、质柔油润、香气浓烈者为佳。

【功效】　开窍醒神，活血通经，消肿止痛。

## 冰片（合成龙脑）

【来源】　冰片（合成龙脑）为樟脑、松节油等化学原料经化学合成而得的结晶状物。

【产地】　主产于广东、广西、云南等省区。

【性状鉴别】　为无色透明或白色半透明的片状松脆结晶；气清香，味辛、凉；具挥发性，点燃发生浓烟，并有带光的火焰。本品在乙醇、三氯甲烷或乙醚中易溶，在水中

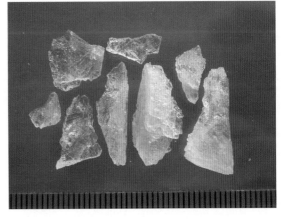

冰片

几乎不溶。

【质量】 以片大质薄、色洁白、气清香纯正者为佳。

【功效】 开窍醒神，清热止痛。

## 安息香

【来源】 安息香科植物白花树 *Styrax tonkinensis* (Pierre) Craib ex Hart. 的干燥树脂。树干经自然损伤或于夏、秋二季割裂树干，收集流出的树脂，阴干。

【产地】 主产于泰国。

【性状鉴别】 不规则的小块，稍扁平，常黏结成团块。表面橙黄色，具蜡样光泽（自然出脂）；或为不规则的圆柱状、扁平块状。表面灰白色至淡黄白色（人工割脂）。质脆，易碎，断面平坦，白色，放置后逐渐变为淡黄棕色至红棕色。加热则软化熔融。气芳香，味微辛，嚼之有沙粒感。

【质量】 以表面橙黄色、断面乳白色、显油润、香气浓郁着为佳。

【功效】 开窍醒神，行气活血，止痛。

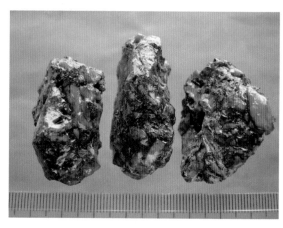

安息香

## 石菖蒲

【来源】 天南星科植物石菖蒲 *Acorus tatarinowii* Schott 的干燥根茎。秋、冬二季采挖，除去须根及泥沙，晒干。

【产地】 主产于四川、江苏、浙江、湖南等省。

【性状鉴别】 呈扁圆柱形，多弯曲，常有分枝，长 3 ~ 20cm，直径 0.3 ~ 1cm。表面棕褐色或灰棕色，粗糙，有疏密不匀的环节，节间长 0.2 ~ 0.8cm，具细纵纹，一面残留须根或圆点状根痕；叶痕呈三角形，左右

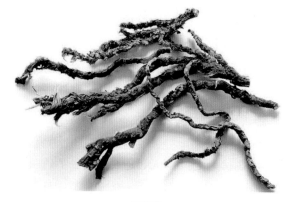

石菖蒲

交互排列，有的其上有毛鳞状的叶基残余。质硬，断面纤维性，类白色或微红色，内皮层环明显，可见多数维管束小点及棕色油细胞。气芳香，味苦、微辛。

【质量】 以条粗、断面类白色、香气浓者为佳。

【功效】 开窍豁痰，醒神益智，化湿开胃。

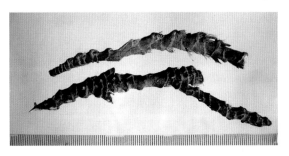

石菖蒲放大

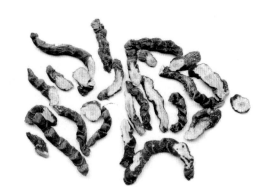

石菖蒲饮片

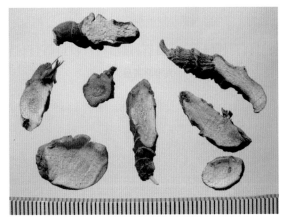

石菖蒲饮片放大

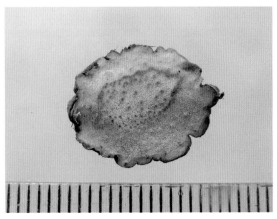

石菖蒲横切面放大

# 九节菖蒲

**【来源】** 毛茛科植物阿尔泰银莲花 *Anemone altaica* Fisch. ex C. A. Mey. 的根茎。夏季采挖，除去泥沙及须根，干燥。

**【产地】** 主产于陕西、河南、山西、四川等省。

**【性状鉴别】** 呈长纺锤形，稍弯曲，长1～4cm，直径3～5mm。表面棕黄色至暗棕色，具多数半环状突起的节，其上有鳞叶痕，斜向交互排列，节上有1～3个突起的根痕。质硬脆，易折断，断面平坦，色白，有粉性，可见淡黄色小点（维管束）6～12个，排列成断续的环。气微，味微酸稍麻舌。

**【质量】** 以表面黄棕色，断面白色者为佳。

**【功效】** 开窍除痰，安神醒脾。

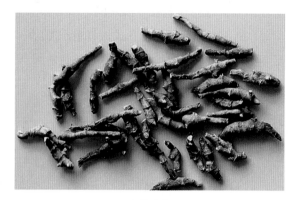

九节菖蒲

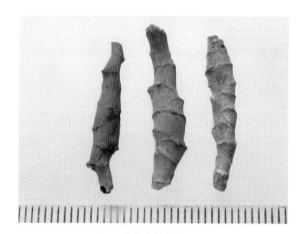

九节菖蒲放大

# 项目十七　补虚药的性状鉴定

## 任务一　补气药的性状鉴定

### 人参

【来源】　五加科植物人参 *Panax ginseng* C. A. Mey. 的干燥根及根茎。多于秋季采挖，洗净经晒干或烘干。栽培的俗称"园参"；播种在山林野生状态下自然生长的称"林下山参"，习称"籽海"。

【产地】　主产于吉林、辽宁、黑龙江。

【性状鉴别】

主根呈纺锤形或圆柱形，长 3~15 cm，直径 1~2 cm。表面灰黄色，上部或全体有疏浅断续的粗横纹及明显的纵皱，下部有支根 2~3 条，并着生多数细长的须根，须根上常有不明显的细小疣状突起。根茎（芦头）长 1~4 cm，直径 0.3~1.5 cm，多拘挛而弯曲，具不定根（芋）和稀疏的凹窝状茎痕（芦碗）。质较硬，断面淡黄白色，显粉性，形成层环纹棕黄色，皮部有黄棕色的点状树脂道及放射状裂隙。香气特异，味微苦、甘。

或主根多与根茎近等长或较短，呈圆柱形、菱角形或人字形，长 1~6cm。表面灰黄色，具纵皱纹，上部或中下部有环纹。支根多为 2~3 条，须根少而细长，清晰不乱，有较明显的疣状突起。根茎细长，少数粗短，中上部具稀疏或密集而深陷的茎痕。不定根较多，多下垂。

【质量】　以支大、切面淡黄白、点状树

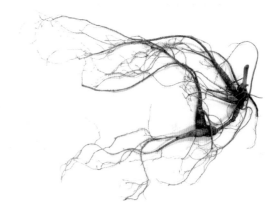

山参形体 1

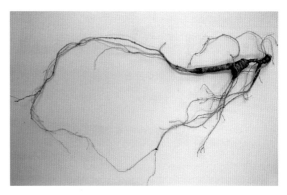

山参形体 2

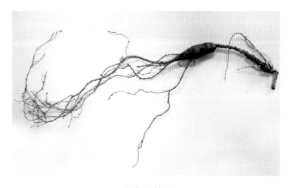

山参形体 3

脂道多者为佳。

【**功效**】 大补元气，复脉固脱，补脾益肺，安神益智。

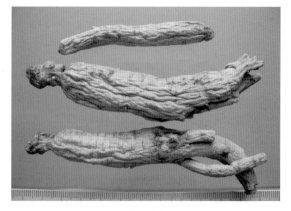

生晒园参

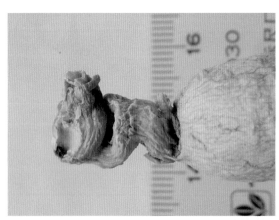

园参芦碗

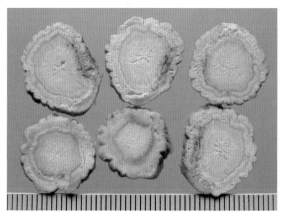

人参饮片

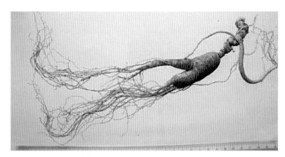

林下参

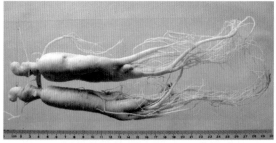

鲜人参

# 红参

【来源】 五加科植物人参 *Panax ginseng* C. A. Mey. 的栽培品经蒸制后的干燥根和根茎。秋季采挖，洗净，蒸制后，干燥。

【产地】 主产于吉林、辽宁、黑龙江等省。

【性状鉴别】 主根呈纺锤形、圆柱形或扁方柱形，长 3~10cm，直径 1~2cm。表面半透明，红棕色，偶有不透明的暗黄褐色斑块，具纵沟、皱纹及细根痕；上部有时具断续的不明显环纹；下部有 2 ~ 3 条扭曲交叉的支根，并带弯曲的须根或仅具须根残迹，根茎（芦头）长 1~2cm，上有数个凹窝状茎痕（芦碗），有的带有 1~2 个完整或折断的不定根(芋)。质硬而脆，断面平坦，角质样。气微香而特异，味甘、微苦。

【质量】 以身长、条粗、色红、气味浓者为佳。

【功效】 大补元气，复脉固脱，益气摄血。

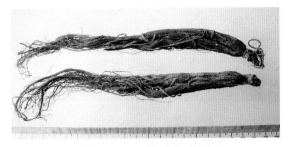

红参（全须）

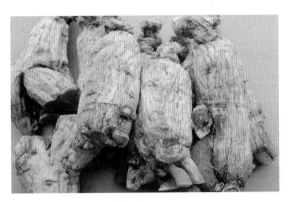

红参（去须）带皮

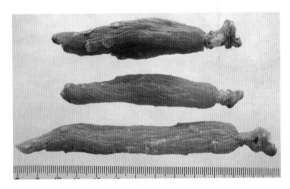

红参（去须）

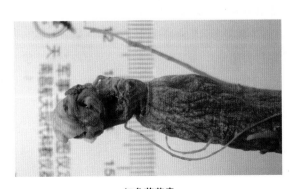

红参芦芋肩

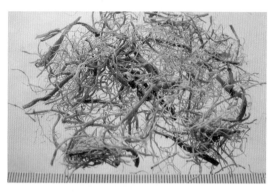

红参须（混须）

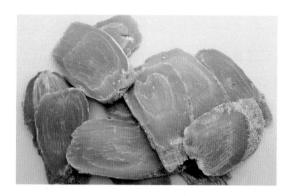

红参饮片

# 西洋参

【来源】 五加科植物西洋参 *Panax quinquefolium* L. 的干燥根。均系栽培品，秋季采挖，洗净，晒干或低温干燥。

【产地】 原产于美国、加拿大，我国有栽培。

【性状鉴别】 呈纺锤形、圆柱形或圆锥形，长 3~12cm，直径 0.8~2cm。表面浅黄褐色或黄白色，可见横向环纹和线形皮孔状突起，并有细密浅纵皱纹和须根痕。主根中下部有一至数条侧根，多已折断。有的上端有根茎（芦头），环节明显，茎痕（芦碗）圆形或半圆形，具不定根（芋）或已折断。体重，质坚实，不易折断，断面平坦，浅黄白色，略显粉性，皮部可见黄棕色点状树脂道，形成层环纹棕黄色，木部略呈放射状纹理。气微而特异，味微苦、甘。

【质量】 以表面横纹紧密、气清香、味浓者为佳。

【功效】 补气养阴，清热生津。

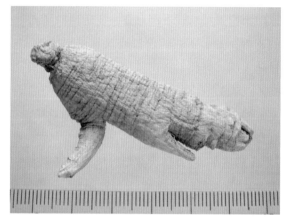

西洋参

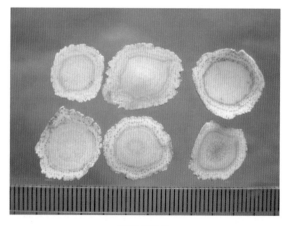

西洋参饮片

## 太子参

【来源】　石竹科植物孩儿参 *Pseudostellaria heterophylla*（Miq.）Pax ex Pax et Hoffm. 的干燥块根。夏季茎叶大部分枯萎时采挖，洗净，除去须根，置沸水中略烫后晒干或直接晒干。

【产地】　主产于江苏、山东、安徽等省。

【性状鉴别】　呈细长纺锤形或细长条形，稍弯曲，长 3 ~ 10cm，直径 0.2 ~ 0.6cm。表面黄白色，较光滑，微有纵皱纹，凹陷处有须根痕。顶端有茎痕。质硬而脆，断面平坦，淡黄白色，角质样；或类白色，有粉性。气微，味微甘。

【质量】　以肥厚、黄白色、无须根者为佳。

【功效】　益气健脾，生津润肺。

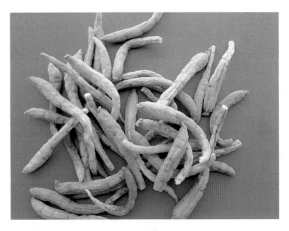

太子参

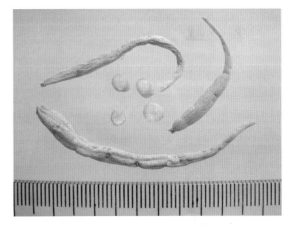

太子参及断面

## 党参

【来源】　桔梗科植物党参 *Codonopsis pilosula*（Franch.）Nannf.、素花党参 *Codonopsis pilosula* Nannf. var. *modesta*（Nannf.）L. T. Shen 或川党参 *Codonopsistangshen* Oliv. 的干燥根。秋季采挖，洗净，晒干。

【产地】　主产于山西、陕西、甘肃、四川等省。

【性状鉴别】

1. 党参　呈长圆柱形，稍弯曲，长 10 ~ 35cm，直径 0.4 ~ 2cm。表面黄棕色至灰棕色，根头部有多数疣状突起的茎痕及芽

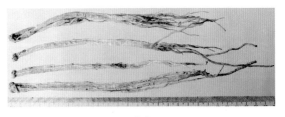

党参

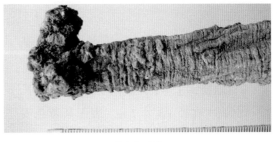

党参根头部

（习称"狮子盘头"），每个茎痕的顶端呈凹下的圆点状；根头下有致密的环状横纹，向下渐稀疏，有的达全长的一半，栽培品环状横纹少或无；全体有纵皱纹和散在的横长皮孔样突起，支根断落处常有黑褐色胶状物。质稍硬或略带韧性，断面稍平坦，有裂隙或放射状纹理，皮部淡黄白色至淡棕色，木部淡黄色。有特殊香气，味微甜。

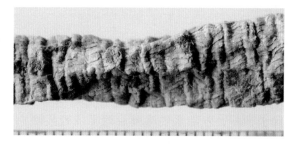

党参表面黑褐色胶状物

2. 素花党参（西党参）　长 10 ～ 35cm，直径 0.5 ～ 2.5cm。表面黄白色至灰黄色，根头下致密的环状横纹常达全长的一半以上。断面裂隙较多，皮部灰白色至淡棕色。

3. 川党参　长 10 ～ 45cm，直径 0.5 ～ 2cm。表面灰黄色至黄棕色，有明显不规则的纵沟。质较软而结实，断面裂隙较少，皮部黄白色。

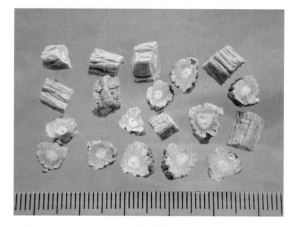

党参饮片

【质量】　以根条肥大粗壮、肉质柔润、香气浓、甜味重、嚼之无渣者为佳。

【功效】　健脾益肺，养血生津。

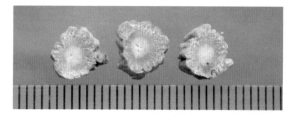

党参断面放大

# 白术

【来源】　菊科植物 *Atractylodes macrocephala* Koidz. 的干燥根茎。冬季下部叶枯黄、上部叶变脆时采挖，除去泥沙，烘干或晒干，再除须根。

【产地】　主产于浙江、安徽、湖北、湖南等省。

【性状鉴别】　为不规则的肥厚团块，长 3 ～ 13cm，直径 1.5 ～ 7cm。表面灰黄色或灰棕色，有瘤状突起及断续的纵皱和沟纹，

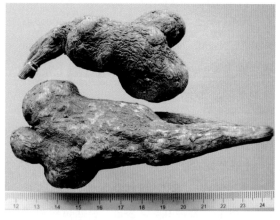

白术

并有须根痕，顶端有残留茎基和芽痕。质坚硬不易折断，断面不平坦，黄白色至淡棕色，有棕黄色的点状油室散在；烘干者断面角质样，色较深或有裂隙。气清香，味甘、微辛，嚼之略带黏性。

【质量】　以质坚实、断面黄白色、香气浓者为佳。

【功效】　健脾益气，燥湿利水，止汗安胎。

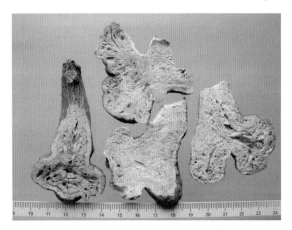

白术饮片

# 黄芪

【来源】　豆科植物蒙古黄芪 *Astragalus membranaceus*（Fisch.）Bge.var. *mongholicus*（Bge.）Hsiao 或膜荚黄芪 *Astragalus membranaceus*（Fisch.）Bge. 的干燥根。春、秋二季采挖，除去须根及根头，晒干。

【产地】　主产于山西、内蒙古、陕西等省区。

【性状鉴别】　呈圆柱形，有的有分枝，上端较粗，长 30 ~ 90cm，直径 1 ~ 3.5cm。表面淡棕黄色或淡棕褐色，有不整齐的纵皱纹或纵沟。质硬而韧，不易折断，断面纤维性强，并显粉性，皮部黄白色，木部淡黄色，有放射状纹理及裂隙，老根中心偶呈枯朽状，黑褐色或呈空洞。气微，味微甜，嚼之微有豆腥味。

【质量】　以条粗长、质韧、断面色黄白、味甜、粉性足者为佳。

【功效】　补气升阳，固表止汗，利水消肿，生津养血，行滞通痹，托毒排脓，敛疮生肌。

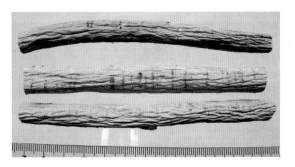

黄芪（切去头尾）

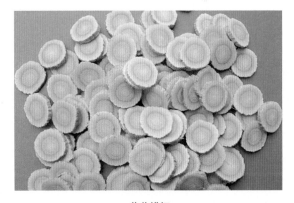

黄芪横切

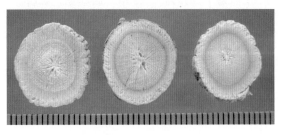

黄芪饮片横切面放大

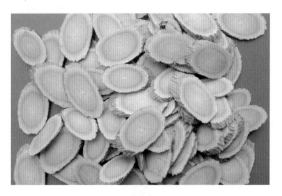

黄芪斜切

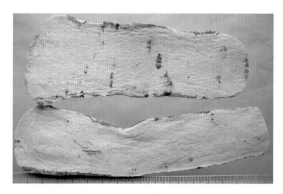

黄芪刨片

# 山药

【来源】 薯蓣科植物薯蓣 *Dioscorea opposita* Thunb. 的干燥根茎。冬季茎叶枯萎后采挖，切去根头，洗净，除去外皮和须根，干燥（称"毛山药"），或趁鲜切厚片，干燥；也有选择肥大顺直的干燥山药，置清水中，浸至无干心，闷透，切齐两端，用木板搓成圆柱状，晒干，打光，习称"光山药"。

【产地】 主产于河南、山西等省。

【性状鉴别】 略呈圆柱形，弯曲而稍扁，长 15～30cm，直径 1.5～6cm。表面黄白色或淡黄色，有纵沟、纵皱纹及须根痕，偶有浅棕色外皮残留。体重，质坚实，不易折断，断面白色，粉性。气微，味淡、微酸，嚼之发黏。光山药呈圆柱形，两端平齐，长 9～18cm，直径 1.5～3cm。表面光滑，白色或黄白色。

【质量】 以身长、条粗、质坚实、粉性足、色洁白者为佳。

【功效】 补脾养胃，生津益肺，补肾涩精。

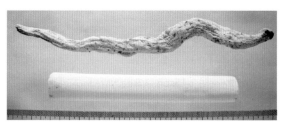

毛山药（上）、光山药（下）

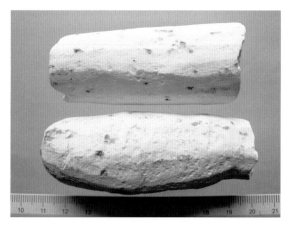

山药个

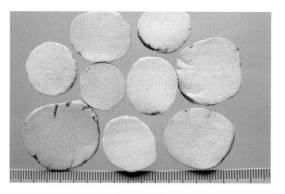

山药横切片

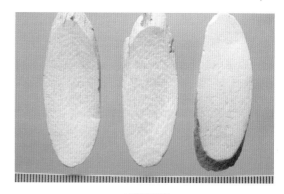

山药斜切片

# 白扁豆

【来源】　豆科植物扁豆 *Dolichos lablab* L. 的干燥成熟种子。秋、冬二季采收成熟果实，晒干，取出种子，再晒干。

【产地】　全国大部分地区均产。

【性状鉴别】　呈扁椭圆形或扁卵圆形，长 8～13mm，宽 6～9mm，厚约 7mm。表面淡黄白色或淡黄色，平滑，略有光泽，一侧边缘有隆起的白色眉状种阜。质坚硬。种皮薄而脆，子叶 2，肥厚，黄白色。气微，味淡，嚼之有豆腥气。

【质量】　以粒大饱满、色白而有光泽者为佳。

【功效】　健脾化湿，和中消暑。

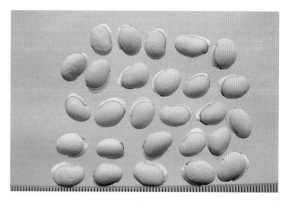

白扁豆

# 大枣

【来源】　鼠李科植物枣 *Ziziphus jujuba* Mill. 的干燥成熟果实。秋季果实成熟时采收，晒干。

【产地】　主产于河北、河南、山东、山西等省。

【性状鉴别】　呈椭圆形或球形，长 2～3.5cm，直径 1.5～2.5cm。表面暗红色，略带光泽，有不规则皱纹。基部凹陷，有短

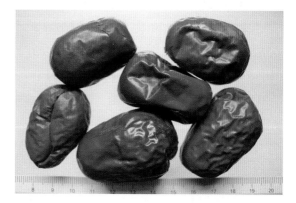

大枣

果梗。外果皮薄，中果皮棕黄色或淡褐色，肉质，柔软，富糖性而油润。果核纺锤形，两端锐尖，质坚硬。气微香，味甜。

【质量】 以个大、色紫红、油润者为佳。

【功效】 补中益气，养血安神。

## 蜂蜜

【来源】 蜜蜂科昆虫中华蜜蜂 *Apis cerana* Fabricius 或意大利蜂 *APis mellifera Linnaeus* 所酿的蜜。春至秋季采收，滤过。

【产地】 全国大部分地区均产。

【性状鉴别】 为半透明、带光泽、浓稠的液体，白色至淡黄色或橘黄色至黄褐色，放久或遇冷渐有白色颗粒状结晶析出。气芳香，味极甜。

参考：取本品 2g，加水 10ml，加热煮沸，放冷，加碘试液 1 滴，不得显蓝色、绿色或红褐色。

【质量】 以浓稠似凝脂、气芳香、味甜而纯正者为佳。

【功效】 补中，润燥，止痛，解毒；外用生肌敛疮。

## 甘草

【来源】 豆科植物甘草 *Glycyrrhiza uralensis* Fisch.、胀果甘草 *Glycyrrhiza inflata* Bat. 或光果甘草 *Glycyrrhiza glabra* L. 的干燥根和根茎。春、秋二季采挖，除去须根，晒干。

【产地】 主产于内蒙古、山西、甘肃等省区。

【性状鉴别】

1. 甘草 根呈圆柱形，长 25～100cm，

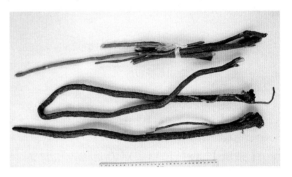

甘草

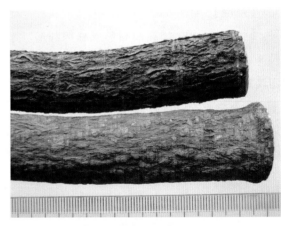

甘草表面

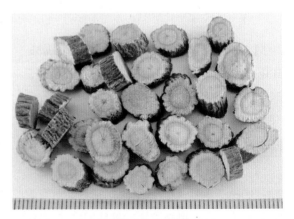

甘草饮片（无硫）

直径 0.6 ~ 3.5cm。外皮松紧不一。表面红棕色或灰棕色，具显著的纵皱纹、沟纹、皮孔及稀疏的细根痕。质坚实，断面略显纤维性，黄白色，粉性，形成层环明显，射线放射状，有的有裂隙。根茎呈圆柱形，表面有芽痕，断面中部有髓。气微，味甜而特殊。

2. 胀果甘草　根和根茎木质粗壮，有的分枝，外皮粗糙，多灰棕色或灰褐色。质坚硬，木质纤维多，粉性小。根茎不定芽多而粗大。

3. 光果甘草　根和根茎质地较坚实，有的分枝，外皮不粗糙，多灰棕色，皮孔细而不明显。

【质量】　以条粗、皮红棕色、粉性大、甜味浓者为佳。

【功效】　补脾益气，清热解毒，祛痰止咳，缓急止痛，调和诸药。

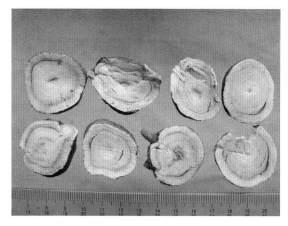

甘草饮片放大

# 红景天

【来源】　景天科植物大花红景天 *Rhodiola crenulata*（Hook. f. et Thoms.）H. Ohba 的干燥根和根茎。秋季花茎凋枯后采挖，除去粗皮，洗净，晒干。

【产地】　主产于西藏、去南、青海等省区。

【性状鉴别】　根茎呈圆柱形，粗短，略弯曲，少数有分枝，长 5 ~ 20cm，直径 2.9 ~ 4.5cm。表面棕色或褐色，粗糙有褶皱，剥开外表皮有一层膜质黄色表皮且具粉红色花纹；宿存部分老花茎，花茎基部被三角形或卵形膜质鳞片；节间不规则，断面粉红色至紫红色，有一环纹，质轻，疏松。主根呈圆柱形，粗短，长约 20cm，上部直径约 1.5cm，侧根长 10 ~ 30cm；断面橙红色

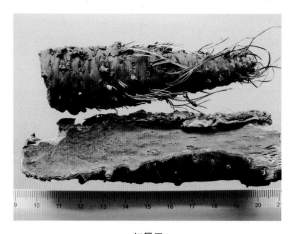

红景天

或紫红色，有时具裂隙。气芳香，味微苦涩、后甜。

【质量】 以切面粉红色、气芳香者为佳。

【功效】 益气活血，通脉平喘。

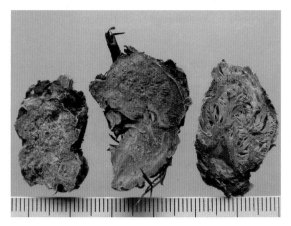

红景天饮片

# 任务二　补阳药的性状鉴定

## 鹿茸（梅花鹿）

【来源】　鹿科动物梅花鹿 *Cervus nippon* Temminck 雄鹿未骨化密生茸毛的幼角。习称"花鹿茸"夏、秋二季锯取鹿茸，经加工后，阴干或烘干。

【产地】　主产于吉林、辽宁、黑龙江等省。

【性状鉴别】

1. 二杠　呈圆柱状，具一个分枝，主枝习称"大挺"，长 17～20cm，锯口直径 4～5cm，离锯口约 1cm 处分出侧枝，习称"门庄"，长 9～15cm，直径较大挺略细。外皮红棕色或棕色，多光润，表面密生红黄色或棕黄色细茸毛，上端较密，下端较疏；分岔间具 1 条灰黑色筋脉，皮茸紧贴。锯口黄白色，外围无骨质，中部密布细孔。体轻。气微腥，味微咸。

2. 三岔　具二个分枝，大挺长 23～33cm，直径较二杠细，略呈弓形，微扁，枝端略尖，下部多有纵棱筋及突起疙瘩；皮红黄色，茸毛较稀而粗。

3. 二茬茸　与二杠相似，但挺长而不圆或下粗上细，下部有纵棱筋。皮灰黄色，茸毛较粗糙，锯口外围多已骨化。体较重。无腥气。

【质量】　以粗壮挺圆、质嫩、有油润光泽者为优。

【功效】　壮肾阳，益精血，强筋骨，调冲任，托疮毒。

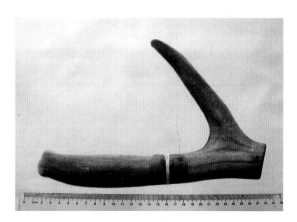

花二杠

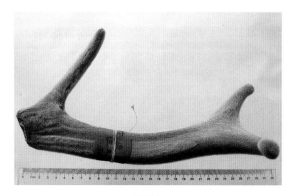

花三岔

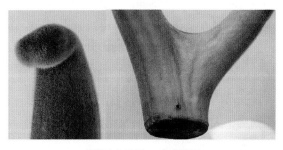

花茸大挺顶端、花茸基部

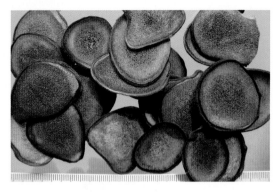

花鹿茸饮片

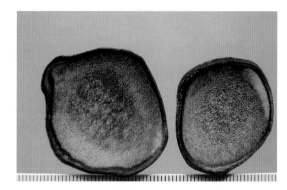

花鹿茸饮片放大

# 鹿茸（马鹿茸）

【来源】 鹿科动物梅花鹿 Cervus nippon Temminck 或马鹿 Cervus elaphus Linnaeus 的雄鹿未骨化密生茸毛的幼角。习称"马鹿茸"。夏、秋二季锯取鹿茸，经加工后，阴干或烘干。侧枝一个者习称"单门"，二个者习称"莲花"，三个者习称"三岔"，四个者习称"四岔"或更多。

【产地】 马鹿野生或人工饲养，主产于黑龙江、吉林、内蒙古等省区的，习称"东马鹿茸"；主产于新疆、青海、甘肃、四川等省区的，习称"西马鹿茸"。

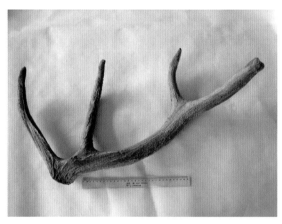

马三岔

【性状鉴别】

1. 东马鹿茸 "单门" 大挺长 25～27cm，直径约 3cm。外皮灰黑色，茸毛灰褐色或灰黄色，锯口面外皮较厚，灰黑色，中部密布细孔，质嫩；"莲花"大挺长可达 33cm，下部有棱筋，锯口面蜂窝状小孔稍大；"三岔"皮色深，质较老；"四岔"茸毛粗而稀，大挺下部具棱筋及疙瘩，分枝顶端多无毛，习称"捻头"。

2. 西马鹿茸 大挺多不圆，顶端圆扁不一，30～100cm。表面有棱，多抽缩干瘪，分枝较长且弯曲，茸毛粗长，灰色或黑灰色。锯口色较深，常见骨质。气腥臭，味咸。

【质量】 马鹿茸以饱满、体轻、茸毛灰白、柔顺而不乱、下部无棱线和骨豆者为佳。

【功效】 壮肾阳，益精血，强筋骨，调冲任，托疮毒。

# 鹿角

【来源】 鹿科动物马鹿 *Cervus elaphus* Linnaeus 或梅花鹿 *Cervus nippon* Temminck 已骨化的角或锯茸后翌年春季脱落的角基，分别习称"马鹿角"、"梅花鹿角"、"鹿角脱盘"。多于春季拾取，除去泥沙，风干。

【产地】 主产于黑龙江、内蒙古、新疆等省区。

【性状鉴别】

1. 马鹿角 呈分枝状，通常分成 4 ~ 6 枝，全长 50 ~ 120cm。主枝弯曲，直径 3 ~ 6cm。基部盘状，上具不规则瘤状突起，习称"珍珠盘"，周边常有稀疏细小的孔洞。侧枝多向一面伸展，第一枝与珍珠盘相距较近，与主干几成直角或钝角伸出，第二枝靠近第一枝伸出，习称"坐地分枝"；第二枝与第三枝相距较远。表面灰褐色或灰黄色，有光泽，角尖平滑，中、下部常具疣状突起，习称"骨钉"，并具长短不等的断续纵棱，习称"苦瓜棱"。质坚硬，断面外圈骨质，灰白色或微带淡褐色，中部多呈灰褐色或青灰色，具蜂窝状孔。气微，味微咸。

2. 梅花鹿角 通常分成 3 ~ 4 枝，全长 30 ~ 60cm，直径 2.5 ~ 5cm。侧枝多向两旁伸展，第一枝与珍珠盘相距较近，第二枝与第一枝相距较远，主枝末端分成两小枝。表面黄棕色或灰棕色，枝端灰白色。枝端以下

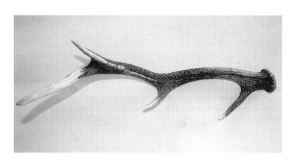

梅花鹿角

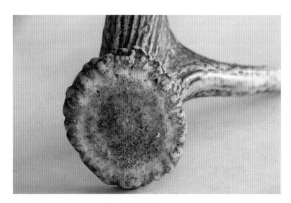

花鹿角基部

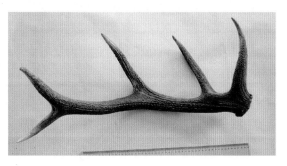

马鹿角

具明显骨钉，纵向排成"苦瓜棱"，顶部灰白色或灰黄色，有光泽。

3. 鹿角脱盘　呈盔状或扁盔状，直径3～6cm（珍珠盘直径4.5～6.5cm），高1.5～4cm。表面灰褐色或灰黄色，有光泽。底面平，蜂窝状，多呈黄白色或黄棕色。珍珠盘周边常有稀疏细小的孔洞。上面略平或呈不规则的半球形。质坚硬，断面外圈骨质，灰白色或类白色。

【质量】　以粗壮、坚实、有光泽者为佳。

【功效】　温肾阳，强筋骨，行血消肿。

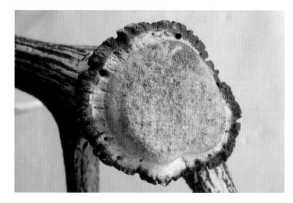

马鹿角基部

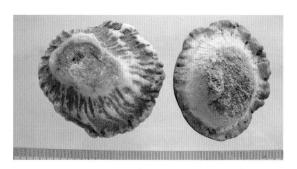

鹿角脱盘

# 鹿角霜

【来源】　鹿角去胶质的角块。春、秋二季生产，将骨化角熬去胶质，取出角块，干燥。

【产地】　主产于黑龙江、内蒙古、新疆等省区。

【性状鉴别】　呈长圆柱形或不规则的块状，大小不一。表面灰白色，显粉性，常具纵棱，偶见灰色或灰棕色斑点。体轻，质酥，断面外层较致密，白色或灰白色，内层有蜂窝状小孔，灰褐色或灰黄色，有吸湿性。气微，味淡，嚼之有粘牙感。

【质量】　以块状、色灰白、质酥松者为佳。

【功效】　温肾助阳，收敛止血。

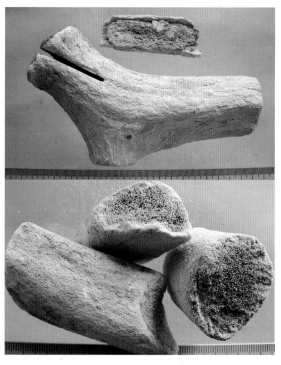

鹿角霜

# 淫羊藿

【来源】　小檗科植物淫羊 *Epimedium brevicornum* Maxim.、箭叶淫羊藿 *Epimedium sagittatum*（Sieb. et Zucc.）Maxim.、柔毛淫羊藿 *Epimedium pubescens* Maxim、巫山淫羊藿 *Epimedium wushanense* T. S. Ying、或朝鲜淫羊藿 *Epimedium koreanum* Nakai 的干燥地上部分。夏、秋季茎叶茂盛时采割，除去粗梗及杂质，晒干或阴干。

【产地】　主产于山西、湖北、四川、辽宁等省。

【性状鉴别】

1. 淫羊藿　三出复叶；小叶片卵圆形，长 3 ~ 8cm，宽 2 ~ 6cm；先端微尖，顶生小叶基部心形，两侧小叶较小，偏心形，外侧较大，呈耳状，边缘具黄色刺毛状细锯齿；上表面黄绿色，下表面灰绿色，主脉 7 ~ 9 条，基部有稀疏细长毛，细脉两面突起，网脉明显；小叶柄长 1 ~ 5cm。叶片近革质。气微，味微苦。

2. 箭叶淫羊藿　三出复叶，小叶片长卵形至卵状披针形，长 4 ~ 12cm，宽 2.5 ~ 5cm；先端渐尖，两侧小叶基部明显偏斜，外侧呈箭形。下表面疏被粗短伏毛或近无毛。叶片革质。

3. 柔毛淫羊藿　叶下表面及叶柄密被绒毛状柔毛。

4. 朝鲜淫羊藿　小叶较大，长 4 ~ 10cm，宽 3.5 ~ 7cm，先端长尖。叶片较薄。

【质量】　以色青绿、叶整齐不破碎者为佳。

【功效】　补肾阳，强筋骨，祛风湿。

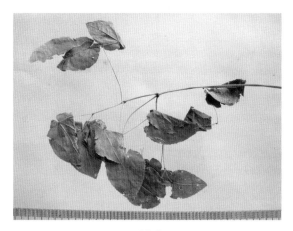

淫羊藿

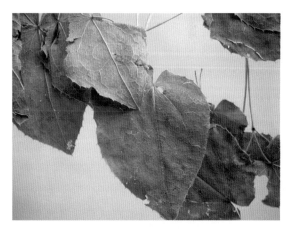

淫羊藿叶放大

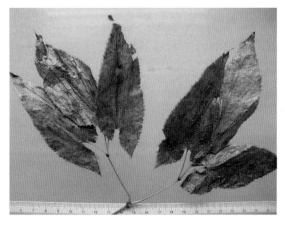

箭叶淫羊藿

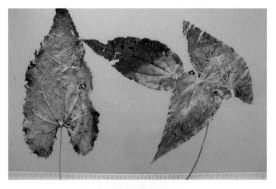

柔毛淫羊藿

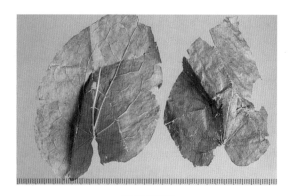

朝鲜淫羊藿

# 巴戟天

【来源】 茜草科植物巴戟天 *Morinda officinalis* How 的干燥根。全年均可采挖，洗净，除去须根，晒至六七成干，轻轻捶扁，晒干。

【产地】 主产于广东、广西、福建等省区。

【性状鉴别】

扁圆柱形，略弯曲，长短不等，直径 0.5～2cm。表面灰黄色或暗灰色，具纵纹及横裂纹（注：巴戟天趁鲜抽心后表面会出现密集的横环纹），有的皮部横向断离露出木部。质韧，**断面皮部厚，紫色或淡紫色，易与木部剥离**；木部坚硬，黄棕色或黄白色，直径 1～5mm。气微，味甘而微涩。

【质量】 以条粗、肉厚紫黑色而油润者为佳。

【功效】 补肾阳，强筋骨，祛风湿。

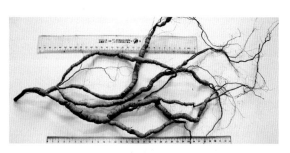

巴戟天（鲜）

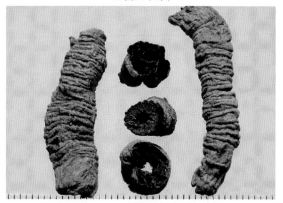

巴戟天抽心

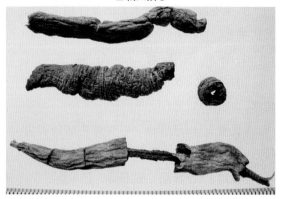

巴戟天未抽心

## 仙茅

【来源】　石蒜科植物仙茅 *Curculigo orchioides* Gaertn. 的干燥根茎。秋、冬二季采挖，除去根头和须根，洗净，干燥。

【产地】　主产于四川、云南、贵州、广西等省区。

【性状鉴别】

呈圆柱形，略弯曲，长 3 ~ 10cm，直径 0.4 ~ 1.2cm。表面棕色至褐色，粗糙，有细孔状的须根痕和横皱纹。质硬而脆，易折断，断面不平坦，灰白色至棕褐色，近中心处色较深。气微香，味微苦、辛。

【质量】　以条长、质坚、表面色棕者为佳。

【功效】　补肾阳，强筋骨，祛寒湿。

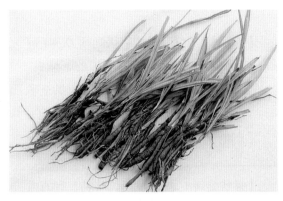

仙茅原植物

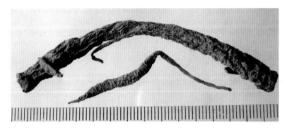

仙茅

## 杜仲

【来源】　杜仲科植物杜仲 *Eucommia ulmoides* Oliv. 的干燥树皮。4 ~ 6 月剥取，刮去粗皮，堆置"发汗"至内皮呈紫褐色，晒干。

【产地】　主产于湖北、四川、贵州、云南等省。

【性状鉴别】　呈板片状或两边稍向内卷，大小不一，厚 3 ~ 7mm。外表面淡棕色或灰褐色，有明显的皱纹或纵裂槽纹，有的树皮较薄，未去粗皮，可见明显的皮孔。内表面暗紫色，光滑。质脆，易折断，断面有细密、银白色、富弹性的橡胶丝相连。气微，味稍苦。

【质量】　以皮厚、断面丝多、内表面紫褐色者为佳。

【功效】　补肝肾，强筋骨，安胎。

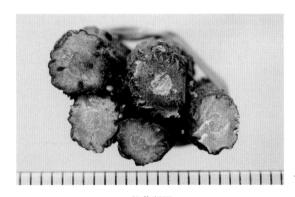

仙茅断面

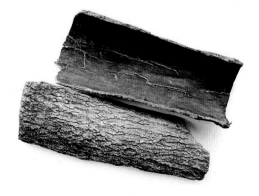

杜仲

## 续断

【来源】 川续断科植物川续断 *Dipsacus asperoides* C. Y. Cheng et T. M. Ai 的干燥根。秋季采挖，除去根头和须根，用微火烘至半干，堆置"发汗"至内部变绿色时，再烘干。

【产地】 主产于湖北、四川、湖南等省。

【性状鉴别】 呈圆柱形，略扁，有的微弯曲，长 5～15cm，直径 0.5～2cm。表面灰褐色或黄褐色，有稍扭曲或明显扭曲的纵皱及沟纹，可见横裂的皮孔样斑痕及少数须根痕。质软，久置后变硬，易折断，断面不平坦，皮部墨绿色或棕色，外缘褐色或淡褐色，木部黄褐色，导管束呈放射状排列。气微香，味苦、微甜而后涩。

【质量】 以条粗、质软、皮部墨绿色者为佳。

【功效】 补肝肾，强筋骨，续折伤，止崩漏。

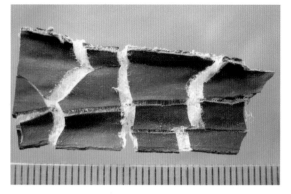

杜仲内表面

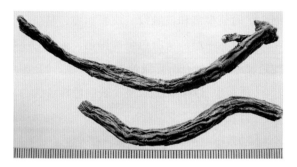

续断

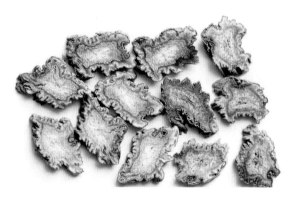

续断饮片

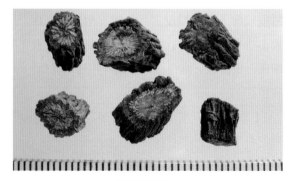

续断饮片放大

# 肉苁蓉

【来源】 列当科植物肉苁蓉 *Cistanche deserticola* Y. C. Ma 或管花肉苁蓉 *Cistanche tubulosa*（Schrenk）Wight 的干燥带鳞叶的肉质茎。春季苗刚出土时或秋季冻土之前采挖，除去茎尖。切段，晒干。

【产地】 主产于内蒙古、新疆、陕西、甘肃等省区。

【性状鉴别】

1. 肉苁蓉 呈扁圆柱形，稍弯曲，长3 ~ 15cm，直径2 ~ 8cm。表面棕褐色或灰棕色，密被覆瓦状排列的肉质鳞叶，通常鳞叶先端已断。体重，质硬，微有柔性，不易折断，断面棕褐色，有淡棕色点状维管束，排列成波状环纹。气微，味甜、微苦。

2. 管花肉苁蓉 呈类纺锤形、扁纺锤形或扁柱形，稍弯曲，长5 ~ 25cm，直径2.5 ~ 9cm。表面棕褐色至黑褐色。断面颗粒状，灰棕色至灰褐色，散生点状维管束。

【质量】 以条粗壮、色棕褐、质柔润者为佳。

【功效】 补肾阳，益精血，润肠通便。

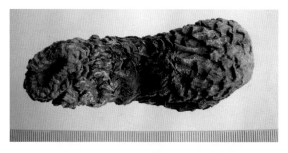

肉苁蓉

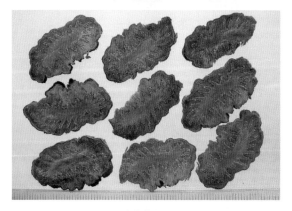

肉苁蓉断面

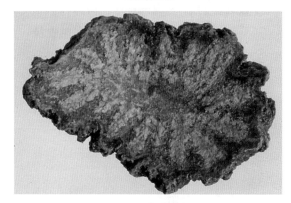

肉苁蓉饮片放大

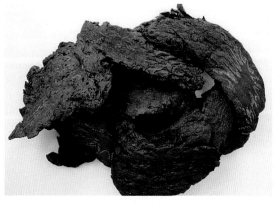

酒苁蓉

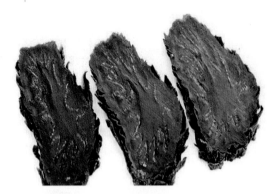

酒苁蓉饮片放大

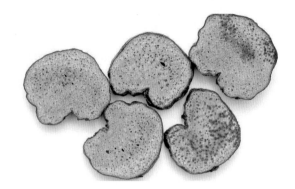

管花肉苁蓉

# 锁阳

【来源】 锁阳科植物锁阳 *Cynomorium songaricum* Rupr. 的干燥肉质茎。春季采挖，除去花序，切段，晒干。

【产地】 主产于内蒙古、宁夏、甘肃、新疆等省区。

【性状鉴别】 呈扁圆柱形，微弯曲，长5 ~ 15cm，直径1.5 ~ 5cm。表面棕色或棕褐色，粗糙，具明显纵沟和不规则凹陷，有的残存三角形的黑棕色鳞片。体重，质硬，难折断，断面浅棕色或棕褐色，有黄色三角状维管束。气微，味甘而涩。

【质量】 以条粗壮、色红棕、质油润者为佳。

【功效】 补肾阳，益精血，润肠通便。

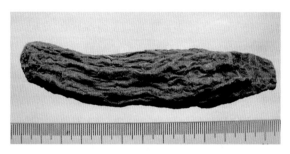

锁阳

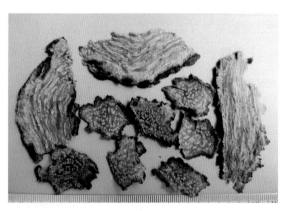

锁阳饮片

## 补骨脂

【来源】　豆科植物补骨脂 *Psoralea corylifolia* L. 的干燥成熟果实。秋季果实成熟时采收果序，晒干，搓出果实，除去杂质。

【产地】　主产于四川、河南、安徽、陕西等省。

【性状鉴别】　呈肾形，略扁，长 3 ~ 5mm，宽 2 ~ 4mm，厚约 1.5mm。表面黑色、黑褐色或灰褐色，具细微网状皱纹。顶端圆钝，有一小突起，凹侧有果梗痕。质硬。果皮薄，与种子不易分离；种子 1 枚，子叶 2，黄白色，有油性。气香，味辛、微苦。

【质量】　以粒粒大饱满、色黑褐者为佳。

【功效】　温肾助阳，纳气平喘，温脾止泻；外用消风祛斑。

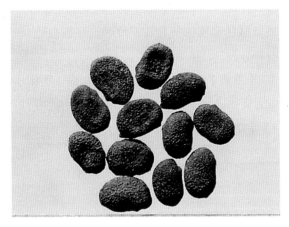

补骨脂

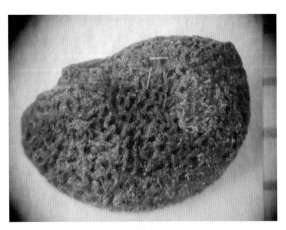

补骨脂放大

## 益智

【来源】　姜科植物益智 *Alpinia oxyphylla* Miq. 的干燥成熟果实。夏、秋间果实由绿变红时采收，晒干或低温干燥。

【产地】　主产于云南、广西、贵州等省区。

【性状鉴别】　呈椭圆形，两端略尖，长 1.2 ~ 2cm，直径 1 ~ 1.3cm。表面棕色或灰棕色，有纵向凹凸不平的突起棱线 13 ~ 20 条，顶端有花被残基，基部常残存果梗。果皮薄而稍韧，与种子紧贴，种子集结成团，中有隔膜将种子团分为 3 瓣，每瓣有种子 6 ~ 11 粒。种子呈不规则的扁圆形，略有钝

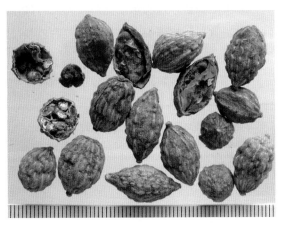

益智

棱，直径约 3mm，表面灰褐色或灰黄色，外被淡棕色膜质的假种皮；质硬，胚乳白色。有特异香气，味辛、微苦。

【质量】 以个大、饱满、色红棕、气味浓者为佳。

【功效】 暖肾固精缩尿，温脾止泻摄唾。

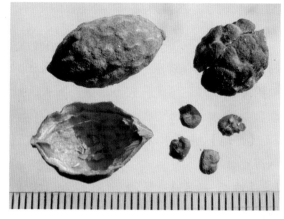

益智果皮、种子放大

# 菟丝子

【来源】 旋花科植物南方菟丝子 *CuscutaAustralis* R.Br. 或菟丝子 *Cuscuta chinensis* Lam. 的干燥成熟种子。秋季果实成熟时采收植株，晒干，打下种子，除去杂质。

【产地】 全国大部分地区均产。

【性状鉴别】 呈类球形，直径 1～2mm。表面灰棕色至棕褐色，粗糙，种脐线形或扁圆形。质坚实，不易以指甲压碎。气微，味淡。

取本品少量，加沸水浸泡后，表面有黏性；加热煮至种皮破裂时，可露出黄白色卷旋状的胚，形如吐丝。

【质量】 以颗粒饱满、无泥尘杂质者为佳。

【功效】 补益肝肾，固精缩尿，安胎，明目，止泻；外用消风祛斑。

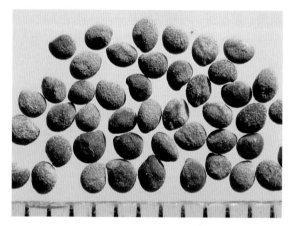

菟丝子

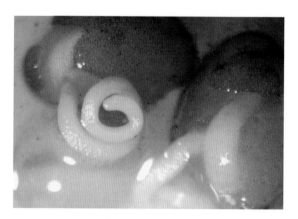

菟丝子水浸"吐丝"

# 沙苑子

【来源】 豆科植物扁茎黄芪 *Astragalus complanatus* R. Br. 的干燥成熟种子。秋末冬初果实成熟尚未开裂时采割植株，晒干，打下种子，除去杂质，晒干。

【产地】 主产于陕西、河北，辽宁、山西等省。

【性状鉴别】 略呈肾形而稍扁，长 2 ~ 2.5mm，宽 1.5 ~ 2mm，厚约 1mm。表面光滑，褐绿色或灰褐色，边缘一侧微凹处具圆形种脐。质坚硬，不易破碎。子叶 2，淡黄色，胚根弯曲，长约 1mm。气微，味淡，嚼之有豆腥味。

【质量】 以粒大、饱满、绿褐色者为佳。

【功效】 补肾助阳，固精缩尿，养肝明目。

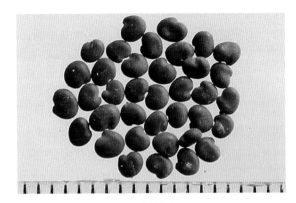

沙苑子

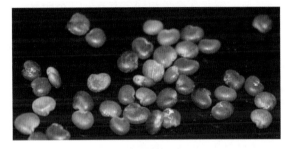

沙苑子

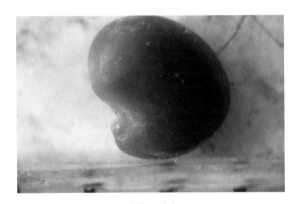

沙苑子放大

# 蛤蚧

【来源】 壁虎科动物蛤蚧 *Gekko gecko* Linnaeus 的干燥体。全年均可捕捉，除去内脏，拭净，用竹片撑开，使全体扁平顺直，低温干燥。

【产地】 主产于广西、广东、云南。

【性状鉴别】 呈扁片状，头颈部及躯干部长 9 ~ 18cm，头颈部约占三分之一，腹背部宽 6 ~ 11cm，尾长 6 ~ 12cm。头略呈

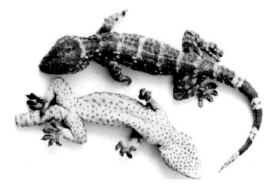

蛤蚧动物体

扁三角状，两眼多凹陷成窟窿，口内有细齿，生于颚的边缘，无异型大齿。吻部半圆形，吻鳞不切鼻孔，与鼻鳞相连，上鼻鳞左右各 1 片，上唇鳞 12 ~ 14 对，下唇鳞（包括颊鳞）21 片。腹背部呈椭圆形，腹薄。背部呈灰黑色或银灰色，有黄白色、灰绿色或橙红色斑点散在或密集成不显著的斑纹，脊椎骨和两侧肋骨突起。四足均具 5 趾；趾间仅具蹼迹，足趾底有吸盘。尾细而坚实，微现骨节，与背部颜色相同，有 6 ~ 7 个明显的银灰色环带，有的再生尾较原生尾短，且银灰色环带不明显。全身密被圆形或多角形微有光泽的细鳞。气腥，味微咸。

【质量】 以体大，尾全，不破碎者为佳。

【功效】 补肺益肾，纳气定喘，助阳益精。

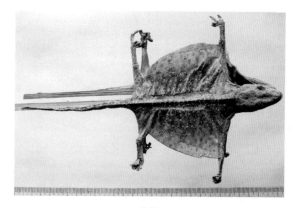

蛤蚧

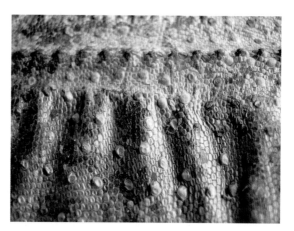

蛤蚧背部

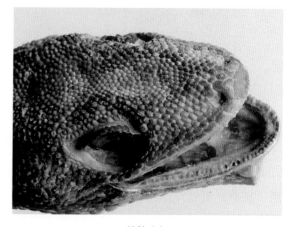

蛤蚧头部

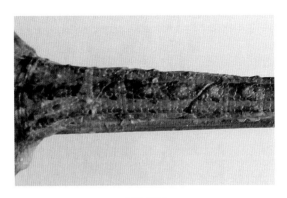

蛤蚧尾部

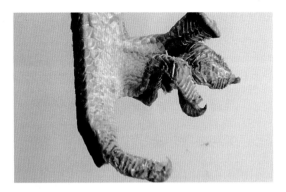

蛤蚧足

# 冬虫夏草

【来源】  麦角菌科真菌冬虫夏草菌 *Cordyceps sinensis*（Berk.）Sacc. 寄生在蝙蝠蛾科昆虫幼虫上的子座和幼虫尸体的干燥复合体。夏初子座出土、孢子未发散时挖取，晒至六七成干，除去似纤维状的附着物及杂质，晒干或低温干燥。

【产地】  主产于四川、青海、西藏、云南等省区。

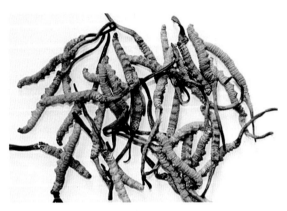

冬虫夏草

【性状鉴别】  由虫体与从虫头部长出的真菌子座相连而成。虫体似蚕，长 3~5cm，粗 0.3~0.8 cm；表面深黄色至黄棕色，有环纹 20~30 个，近头部的环纹较细；头部红棕色；足 8 对，中部 4 对较明显；质脆，易折断，断面略平坦，淡黄白色。子座细长圆柱形，长 4~7cm，直径约 0.3 cm；表面深棕色至棕褐色，有细纵皱纹，上部稍膨大；质柔韧，断面类白色。气微腥，味微苦。

【质量】  以虫体色泽黄亮，丰满肥大，断面黄白色，子座短小者为佳。

【功效】  补肾益肺，止血化痰。

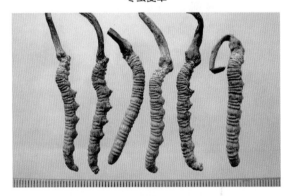

冬虫夏草放大

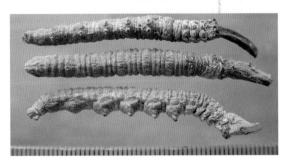

冬虫夏草的腹面、背面、侧面

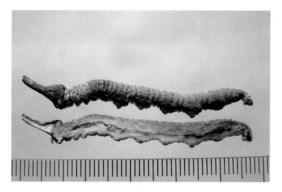

冬虫夏草纵剖面

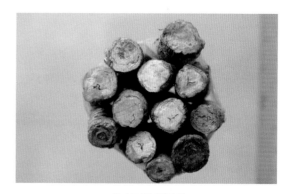

冬虫夏草横切面

# 胡芦巴

【来源】 豆科植物胡芦巴 *Trigonella foenumgraecum* L. 的干燥成熟种子。夏季果实成熟时采割植株，晒干，打下种子，除去杂质。

【产地】 主产于河南、安徽、四川等省。

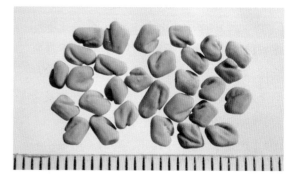

胡芦巴

【性状鉴别】 略呈斜方形或矩形，长3～4mm，宽2～3mm，厚约2mm。表面黄绿色或黄棕色，平滑，两侧各具一深斜沟，相交处有点状种脐。质坚硬，不易破碎。种皮薄，胚乳呈半透明状，具黏性；子叶2，淡黄色，胚根弯曲，肥大而长。气香，味微苦。

【质量】 以粒大，饱满，无杂质者为佳。

【功效】 温肾助阳，祛寒止痛。

# 韭菜子

【来源】　百合科植物韭菜 *Allium tuberosum* Rottl. 的干燥成熟种子。秋季果实成熟时采收果序，晒干，搓出种子，除去杂质。

【产地】　全国各地均产。

【性状鉴别】　呈半圆形或半卵圆形，略扁，长 2 ~ 4mm，宽 1.5 ~ 3mm。表面黑色，一面突起，粗糙，有细密的网状皱纹，另一面微凹，皱纹不甚明显。顶端钝，基部稍尖，有点状突起的种脐。质硬。气特异，味微辛。

【质量】　以粒饱满、色黑者为佳。

【功效】　温补肝肾，壮阳固精。

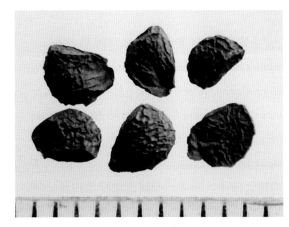

韭菜子放大

# 紫石英

【来源】　氟化物类矿物萤石族萤石，主含氟化钙（$CaF_2$）。采挖后，除去杂石。

【产地】　主产于浙江、江苏、甘肃等省。

【性状鉴别】　为块状或粒状集合体。呈不规则块状，具棱角。紫色或绿色，深浅不均，条痕白色。半透明至透明，有玻璃样光泽。表面常有裂纹。质坚脆，易击碎。气微，味淡。

【质量】　以色紫、质坚、具玻璃光泽者为佳。

【功效】　温肾暖宫，镇心安神，温肺平喘。

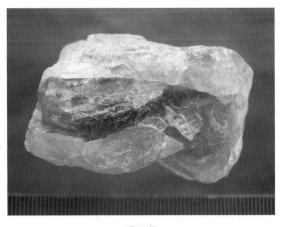

紫石英

# 海马

【来源】 海龙科动物线纹海马 *Hippocampus kelloggi* Jordan et Snyder、刺海马 *Hippocampus histrix* Kaup、大海马 *Hippocampus kuda* Bleeker、三斑海马 *Hippocampus trimaculatus* Leach 或小海马（海蛆）*Hippocampus japonicus* Kaup 的干燥体。夏、秋二季捕捞，洗净，晒干；或除去皮膜及内脏，晒干。

【产地】 主产于广东、福建、台湾等沿海省。

【性状鉴别】

1. 线纹海马　呈扁长形而弯曲，体长约30cm。表面黄白色。头略似马头，有冠状突起，具管状长吻，口小，无牙，两眼深陷。躯干部七棱形，尾部四棱形，渐细卷曲，体上有瓦楞形的节纹并具短棘。体轻，骨质，坚硬。气微腥，味微咸。

2. 刺海马　体长 15～20 cm。头部及体上环节间的棘细而尖。

3. 大海马　体长 20～30cm。黑褐色。

4. 三斑海马　体侧背部第 1、4、7 节的短棘基部各有 1 黑斑。

5. 小海马（海蛆）　体形小，长 7～10cm。黑褐色。节纹和短棘均较细小。

【质量】 均以体大、色白、头尾齐全者为佳。

【功效】 温肾壮阳，散结消肿。

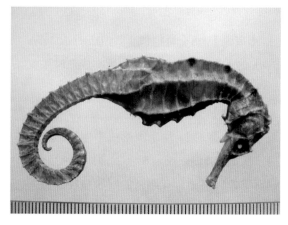

三斑海马

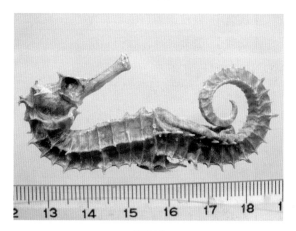

刺海马

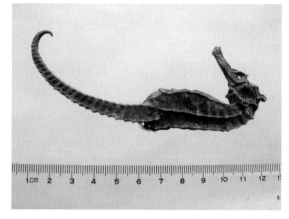

大海马

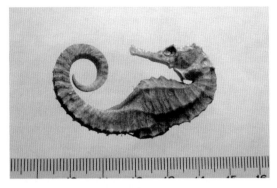

小海马

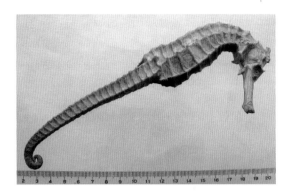

线纹海马

# 海龙

【来源】 海龙科动物刁海龙 *Solenognathus hardwickii* (Gray)、拟海龙 *Syngnathoides biaculeatus* (Bloch) 或尖海龙 *Syngnathus acus* Linnaeus 的干燥体。多于夏、秋二季捕捞，刁海龙、拟海龙除去皮膜及内脏，洗净，晒干；尖海龙直接洗净，晒干。

【产地】 主产于广东、福建、山东等省。

【性状鉴别】

1. 刁海龙 体狭长侧扁，全长 30～50cm。表面黄白色或灰褐色。头部具管状长吻，口小，无牙，两眼圆而深陷，头部与体轴略呈钝角。躯干部宽 3cm，五棱形，尾部前方六棱形，后方渐细，四棱形，尾端卷曲。背棱两侧各有 1 列灰黑色斑点状色带。全体被以具花纹的骨环和细横纹，各骨环内有突起粒状棘。胸鳍短宽，背鳍较长，有的不明显，无尾鳍。骨质，坚硬。气微腥，味微咸。

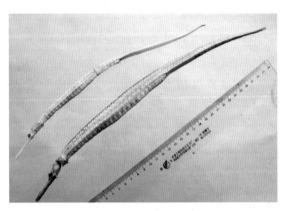

刁海龙

2. 拟海龙 体长平扁，躯干部略呈四棱形，全长 20～22cm。表面灰黄色。头部常与体轴成一直线。

3. 尖海龙 体细长，呈鞭状，全长 10～30cm，未去皮膜。表面黄褐色。有的

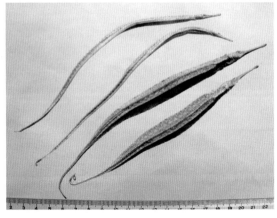

尖海龙、拟海龙

腹面可见育儿囊，有尾鳍。质较脆弱，易撕裂。

**【质量】** 以条大、色黄白、头尾齐全者为佳。

**【功效】** 温肾壮阳，散结消肿。

## 哈蟆油

**【来源】** 蛙科动物中国林蛙 *Rana temporaria chensinensis* David 雌蛙的输卵管，经采制干燥而得。

**【产地】** 主产于吉林、辽宁、黑龙江等省。

**【性状鉴别】** 呈不规则块状，弯曲而重叠，长 1.5 ~ 2cm，厚 1.5 ~ 5mm。表面黄白色，呈脂肪样光泽，偶有带灰白色薄膜状干皮。摸之有滑腻感，在温水中浸泡体积可膨胀。气腥，味微甘，嚼之有黏滑感。

**【质量】** 以色黄白、有光泽、片大肥厚、表面不带皮膜者为佳。

**【功效】** 补肾益精，养阴润肺。

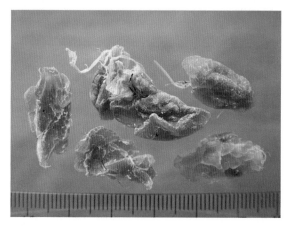

哈蟆油

## 任务三 补血药的性状鉴定

### 当归

【来源】 伞形科植物当归 Angelica Sinensis（Oliv.）Diels. 的干燥根。秋末采挖，除去须根及泥沙，待水分稍蒸发后，捆成小把，上棚，用烟火慢慢熏干。

【产地】 主产于甘肃岷县。

【性状鉴别】 略呈圆柱形，下部有支根3～5条或更多，长15～25cm。表面黄棕色至棕褐色，具纵皱纹及横长皮孔样突起。根头（归头）直径1.5～4cm，具环纹，上端圆钝，有紫色或黄绿色的茎及叶鞘的残基；主根（归身）表面凹凸不平；支根（归尾）直径0.3～1cm，上粗下细，多扭曲，有少数须根痕。质柔韧，断面黄白色或淡黄棕色，皮部厚，有裂隙及多数棕色点状分泌腔，木部色较淡，形成层环黄棕色。有浓郁的香气，味甘、辛、微苦。

【质量】 以油润、断面黄白色、香气浓、味甘者为佳。

【功效】 补血活血，调经止痛，润肠通便。

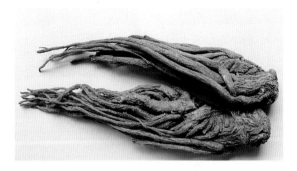

当归

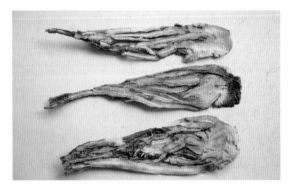

当归纵切片

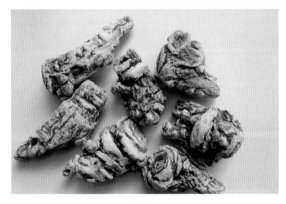

当归身

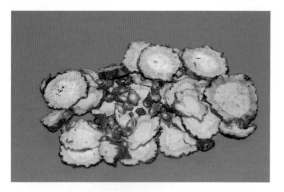

当归整根横切片

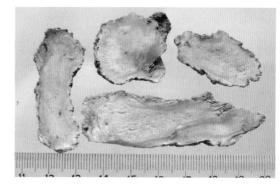

当归饮片

# 熟地黄

【来源】 生地黄的炮制加工品。

【产地】 主产于河南、山西等省。

【性状鉴别】 为不规则的块片、碎块，大小、厚薄不一。表面乌黑色，有光泽，黏性大。质柔软而带韧性，不易折断，断面乌黑色，有光泽。气微，味甜。

【质量】 以块大、色黑、质柔、味甜者为佳。

【功效】 补血滋阴，益精填髓。

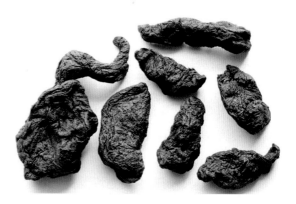

熟地黄

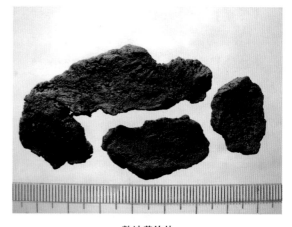

熟地黄饮片

# 白芍

【来源】　毛茛科植物芍药 *Paeonia lactiflora* Pall. 的干燥根。夏、秋二季采挖，洗净，除去头尾及细根，置沸水中煮后除去外皮或去皮后再煮，晒干。

【产地】　主产于安徽、浙江、四川、山东等省。

【性状鉴别】　呈圆柱形，平直或稍弯曲，两端平截，长 5 ~ 18cm，直径 1 ~ 2.5cm。表面类白色或淡棕红色，光洁或有纵皱纹及细根痕，偶有残存的棕褐色外皮；质坚实，不易折断，断面较平坦，类白色或微带棕红色，形成层环明显，射线放射状。气微，味微苦、酸。

【质量】　以质坚实黄白色。粉性足为佳。

【功效】　养血调经，敛阴止汗，柔肝止痛，平抑肝阳。

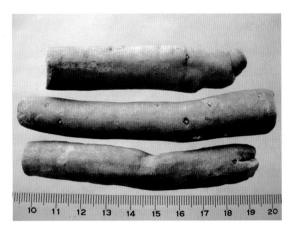

白芍

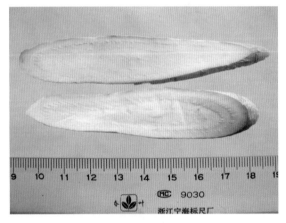

白芍饮片斜切

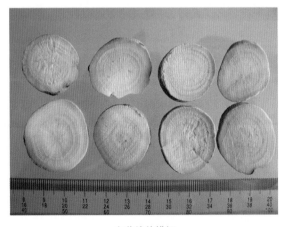

白芍饮片横切

# 阿胶

【来源】 马科动物驴 *Equus asinus* L. 的干燥皮或鲜皮经煎煮、浓缩制成的固体胶。制法：将驴皮漂泡去毛，切块洗净，分次水煎，滤过，合并滤液，浓缩（可分别加入适量的黄酒、冰糖及豆油）至稠膏状，冷凝，切块，晾干，即得。

【产地】 主产于山东。

【性状鉴别】 呈长方形块、方形块或丁状。黑褐色，有光泽。质硬而脆，断面光亮，碎片对光照视呈棕色半透明状。气微，味微甘。

【质量】 以色乌黑、光亮、透明、无腥气者为佳。

【功效】 补血滋阴，润燥，止血。

相关知识：

1. 药典规定：阿胶须测水分（不得过15.0%）、总灰分（不得过1.0%）、重金属（不得过百万分之三十）、砷盐（不得过百万分之三）、水不溶物（不得过2.0%）、挥发性碱性物质（不得过0.10g）、总氮（N）量（不得少于13.0%）等项指标，故仅凭性状不能确定阿胶质量。

2. 中药市场上有以其他胶类冒充阿胶者，性状与阿胶相似，须按药典做理化鉴定区别真伪。

3. 阿胶珠是阿胶炮制品，制法：取阿胶，烘软，切成丁，用蛤粉烫至成圆球状，质地疏脆，内无溏心，味甜。

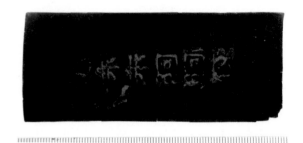

阿胶

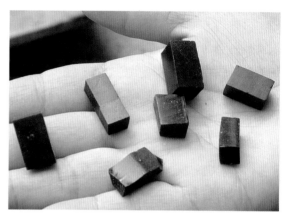

阿胶丁

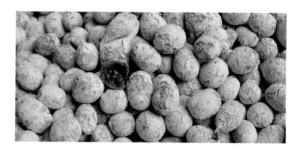

阿胶珠带溏心

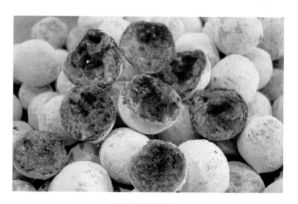

阿胶珠无溏心

## 龙眼肉

【来源】　无患子科植物龙眼 *Dimocarpus longan* Lour. 的假种皮。夏、秋二季采收成熟果实，干燥，除去壳、核，晒至干爽不黏。

【产地】　主产于福建、广东、广西、四川等省区。

【性状鉴别】

为纵向破裂的不规则薄片，或成囊状，长约 1.5cm，宽 2 ~ 4cm，厚约 0.1cm。棕黄色至棕褐色，半透明。外表面皱缩不平，内表面光亮而有细纵皱纹。薄片者质柔润，囊状者质稍硬。气微香，味甜。

【质量】　以肉厚、干爽、色棕褐、味甜浓者为佳。

【功效】　补益心脾，养血安神。

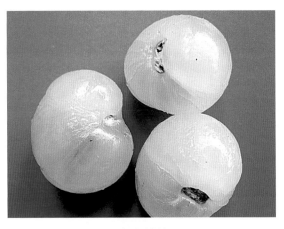

龙眼（鲜）

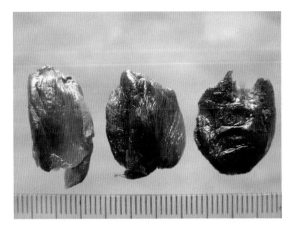

龙眼肉

## 何首乌

【来源】　蓼科植物何首乌 *Polygonum multiflorum* Thunb. 的干燥块根。秋、冬二季叶枯萎时采挖，削去两端，洗净，个大的切成块，干燥。

【产地】　主产于河南、湖北、广西、广东等省区。

【性状鉴别】　呈团块状或不规则纺锤形，长 6 ~ 15cm，直径 4 ~ 12cm。表面红棕色或红褐色，皱缩不平，有浅沟，并有横长皮孔样突起和细根痕。体重，质坚实，不易折断，断面浅黄棕色或浅红棕色，显粉

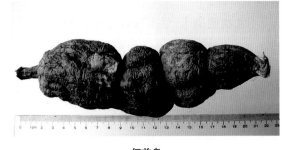

何首乌

性，皮部有 4 ～ 11 个类圆形异型维管束环列，形成云锦状花纹，中央木部较大，有的呈木心。气微，味微苦而甘涩。

【质量】 以切面有云锦状花纹、粉性足者为佳。

【功效】 解毒，消痈，截疟，润肠通便。

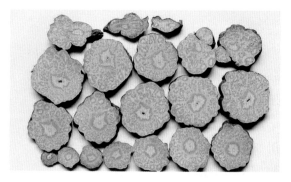

何首乌断面（鲜）

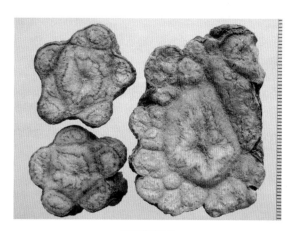

何首乌断面

## 制何首乌

【来源】 为何首乌的炮制加工品，用炖法或蒸法加工而成。

【产地】 主产于河南、湖北、广西、广东等省区。

【性状鉴别】 呈不规则皱缩状的块片，厚约 1cm。表面黑褐色或棕褐色，凹凸不平。质坚硬，断面角质样，棕褐色或黑色。气微，味微甘而苦涩。

【功效】 补肝肾，益精血，乌须发，强筋骨，化浊降脂。

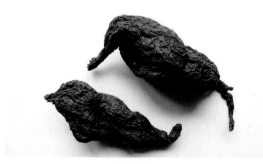

制何首乌

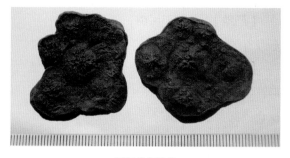

制何首乌饮片

## 任务四　补阴药的性状鉴定

### 南沙参

【来源】　桔梗科植物轮叶沙参 *Adenophora traphylla*（Thunb.）Fisch. 或沙参 *Adenophora stricta* Miq. 的干燥根。春、秋二季采挖，除去须根，洗后趁鲜刮去粗皮，洗净，干燥。

【产地】　主产于安徽、江苏、浙江等省。

【性状鉴别】　呈圆锥形或圆柱形，略弯曲，长 7～27cm，直径 0.8～3cm。表面黄白色或淡棕黄色，凹陷处常有残留粗皮，上部多有深陷横纹，呈断续的环状，下部有纵纹和纵沟。顶端具 1 或 2 个根茎。体轻，质松泡，易折断，断面不平坦，黄白色，多裂隙。气微，味微甘。

【质量】　以条粗长、表面色白者为佳。

【功效】　养阴清肺，益胃生津，化痰，益气。

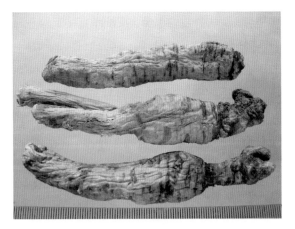

南沙参

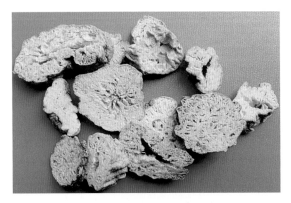

南沙参饮片（新）

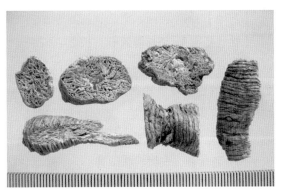

南沙参饮片

# 北沙参

【来源】 伞形科植物珊瑚菜 *Glehnia littoralis* Fr. Schmidt ex Miq. 的干燥根。夏、秋二季采挖，除去须根，洗净，稍晾，置沸水中烫后，除去外皮，干燥。或洗净直接干燥。

【产地】 主产于山东、河北、辽宁、江苏等省。

【性状鉴别】 呈细长圆柱形，偶有分枝，长 15 ~ 45cm，直径 0.4 ~ 1.2cm。表面淡黄白色，略粗糙，偶有残存外皮，不去外皮的表面黄棕色。全体有细纵皱纹及纵沟，并有棕黄色点状细根痕；顶端常留有黄棕色根茎残基；上端稍细，中部略粗，下部渐细。质脆，易折断，断面皮部浅黄白色，木部黄色。气特异，味微甘。

【质量】 以条细长、质坚、味甘者为佳。

【功效】 养阴清肺，益胃生津。

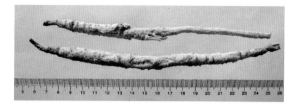

北沙参

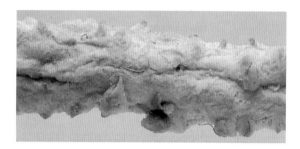

北沙参表面放大

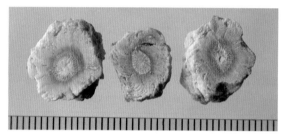

北沙参饮片

# 百合

【来源】 百合科植物卷丹 *Lilium lancifolium* Thunb.、百合 *L. brownii* F.E.Brown var.*viridulum* Baker. 或细叶百合 *L. pumilum* DC. 的干燥肉质鳞叶。秋季采挖，洗净，剥取鳞叶，置沸水中略烫，干燥。

【产地】 主产湖南、湖北、江苏等省。

【性状鉴别】 呈长椭圆形，长 2 ~ 5cm，宽 1 ~ 2cm，中部厚 1.3 ~ 4mm。表面类白色、淡棕黄色或微带紫色，有数条纵直平行的白色维管束。顶端稍尖，基部较宽，边缘薄，微波状，略向内弯曲。质硬而脆，断面较平坦，角质样。气微，味微苦。

【质量】 以鳞叶均匀、肉厚、质硬、筋少、色白、味微苦者为佳。

【功效】 养阴润肺，清心安神。

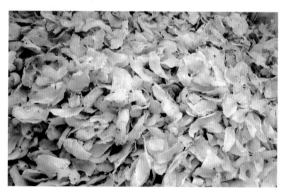

百合

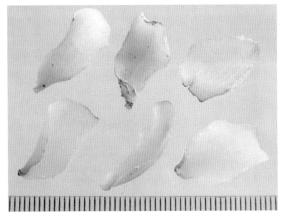

百合放大

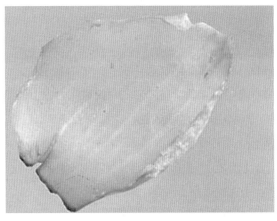

百合平行脉纹

# 麦冬

【来源】 百合科植物麦冬 Ophiopogon japonicus（Thunb.）Ker GawL. 的干燥块根。夏季采挖，洗净，反复晒、堆置，至七八成干，除去须根，干燥。

【产地】 主产浙江、四川绵阳地区三台县者称"川麦冬"。

【性状鉴别】 呈纺锤形，两端略尖，长1.5～3cm，直径0.3～0.6cm。表面黄白色或淡黄色，有细纵纹。质柔韧，断面黄白色，半透明，中柱细小。气微香，味甘、微苦。

【质量】 以肥大、淡黄白色、半透明、质柔者为佳。

【功效】 养阴生津，润肺清心。

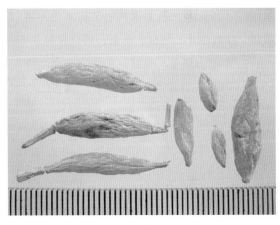

麦冬

# 山麦冬

【来源】 百合科植物湖北麦冬 Liriope spicata（Thunb.）Lour. var. prolifera Y. T. Ma. 或短葶山麦冬 L. muscari（Decne.）Baily. 的干燥块根。夏初采挖，洗净，反复暴晒、堆置，至近干，除去须根，干燥。

【产地】 主产于湖北、福建等省。

【性状鉴别】

1. 湖北麦冬 呈纺锤形，两端略尖，长 1.2 ～ 3cm，直径 0.4 ～ 0.7cm。表面淡黄色至棕黄色，具不规则纵皱纹。质柔韧，干后质硬脆，易折断，**断面淡黄色至棕黄色，角质样，中柱细小**。气微，味甜，嚼之发黏。

2. 短葶山麦冬 稍扁，长 2 ～ 5cm，直径 0.3 ～ 0.8cm，具粗纵纹。味甘、微苦。

【功效】 养阴生津，润肺清心。

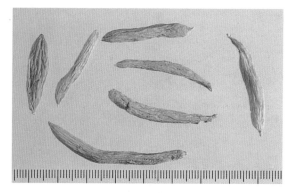

短葶山麦冬

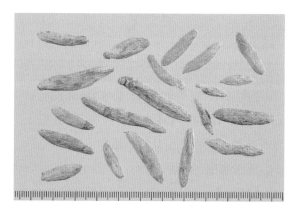

湖北麦冬

# 天冬

【来源】 为百合科植物天冬 Asparagus chinchinensis（Lour.）Merr. 的干燥块根。秋、冬二季采挖，洗净，除去茎基和须根，置沸水中煮或蒸至透心，趁热除去外皮，洗净，干燥。（又名"天门冬"）

【产地】 主产于贵州、四川、广西、浙江等省区。

【性状鉴别】 呈长纺锤形，略弯曲，长 5 ～ 18cm，直径 0.5 ～ 2cm。表面黄白色至淡黄棕色，半透明，光滑或具深浅不等的纵皱纹，偶有残存的灰棕色外皮。质硬或柔润，有黏性，断面角质样，中柱黄白色。气微，味甜、微苦。

【质量】 以条长、粗壮、黄白色、半透明者为佳。

【功效】 养阴润燥，清肺生津。

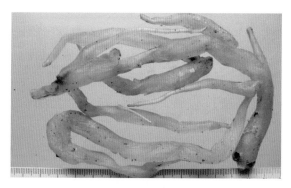

天冬（新）

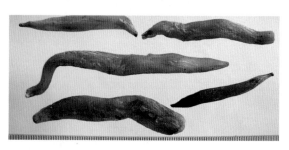

天冬

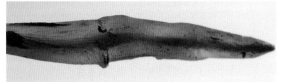

天冬对光透光

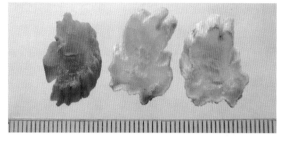

天冬饮片

# 石斛

【来源】　兰科植物金钗石斛 *Dendrobium nobile* Lindl. 鼓槌石斛 *Dendrobium chrysotorum* Lindl. 或流苏石斛 *Dendrobium fimbriatum* Hook 的栽培品及其同属植物近似种的新鲜或干燥茎。全年均可采收，鲜用者除去根和泥沙；干用着采收后，除去杂质，用开水略烫或烘软，再边搓边烘晒，至叶鞘搓茎，干燥。

【产地】　主产于广西、贵州、云南、湖北等省区。

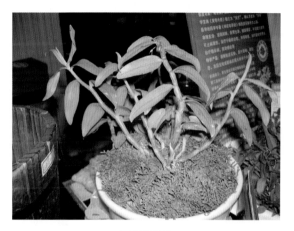

石斛原植物

【性状鉴别】

1. 鲜石斛　呈圆柱形或扁圆柱形，长约 30cm，直径 0.4 ~ 1.2cm。表面黄绿色，光滑或有纵纹，节明显，色较深，节上有膜质叶鞘。肉质多汁，易折断。气微，味微苦而回甜，嚼之有黏性。

2. 金钗石斛　呈扁圆柱形，长 20 ~ 40cm，直径 0.4 ~ 0.6cm，节间长 2.5 ~ 3cm。表面金黄色或黄中带绿色，有深纵沟。质硬而脆，断面较平坦而疏松。气微，味苦。

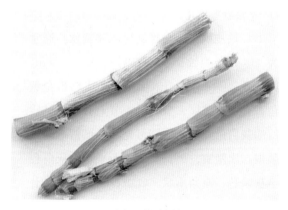

金钗石斛（鲜）

3. 鼓槌石斛　呈粗纺锤形，中部直径 1 ~ 3cm。具 3 ~ 7 节。表面光滑，金黄色，有明显凸起的棱。质轻而松脆，断面海绵状。气微，味淡，嚼之有黏性。

4. 流苏石斛等　呈长圆柱形，长 20 ~

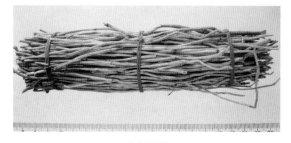

金钗石斛

150cm，直径 0.4 ~ 1.2cm，节明显，节间长
2 ~ 6cm。表面黄色至暗黄色，有深纵槽。
质疏松，断面平坦或呈纤维性。味淡或微苦，
嚼之有黏性。

【质量】 干品以色金黄、有光泽、质柔
韧者为佳。鲜石斛以青绿色、肥满多汁、嚼
之发黏者为佳。

【功效】 益胃生津，滋阴清热。

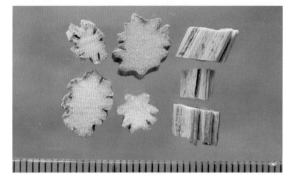

石斛饮片

# 铁皮石斛

【来源】 兰科植物铁皮石斛 *Dendrobium
officinale* Kimura et Migo 的干燥茎。11 月至
翌年 3 月采收，除去杂质，剪去部分须根，
边加热边扭成螺旋形或弹簧状，烘干；或切
成段，干燥或低温烘干，前者习称"铁皮枫
斗"（耳环石斛）；后者习称"铁皮石斛"。

【产地】 主产于广西、贵州、云南、湖
北等省区。

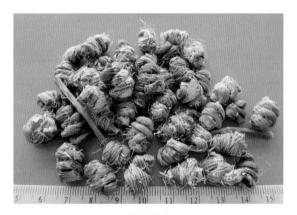

铁皮枫斗

【性状鉴别】

1. 铁皮枫斗 呈螺旋形或弹簧状。通常
为 2 ~ 6 个旋纹，茎拉直后长 3.5 ~ 8cm，
直径 0.2 ~ 0.4cm。表面黄绿色或略带金黄
色，有细纵皱纹，节明显，节上有时可见残
留的灰白色叶鞘；一端可见茎基部留下的短
须根。质坚实，易折断，断面平坦，灰白色
至灰绿色，略角质状。气微，味淡，嚼之有
黏性。

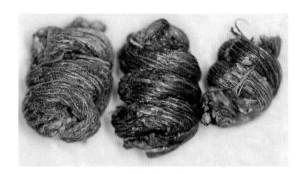

铁皮枫斗放大

2. 铁皮石斛 呈圆柱形的段，长短不
等。

【功效】 益胃生津，滋阴清热。

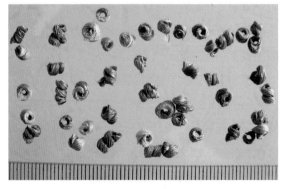

铁皮枫斗黏液多嚼后无渣

# 枸杞子

【来源】　茄科植物宁夏枸杞 *Lycium barbarum* L. 的干燥成熟果实。夏、秋二季果实呈红色时采收，热风烘干，除去果梗。或晾至皮皱后，晒干，除去果梗。

【产地】　主产于宁夏、甘肃、青海、新疆等省区。

【性状鉴别】　呈类纺锤形或椭圆形，长6～20mm，直径3～10mm。表面红色或暗红色，顶端有小突起状的花柱痕，基部有白色的果梗痕。果皮柔韧，皱缩；果肉肉质，柔润。种子20～50粒，类肾形，扁而翘，长1.5～1.9mm，宽1～1.7mm，表面浅黄色或棕黄色。气微，味甜。

【质量】　以粒大、色红、肉厚、质柔润、味甜者为佳。

【功效】　滋补肝肾，益精明目。

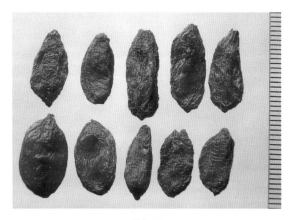

枸杞子

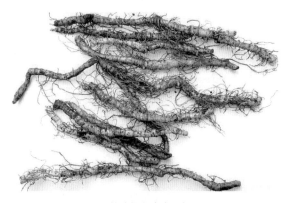

玉竹（鲜）未去须根

# 玉竹

【来源】　百合科植物玉竹 *Polygonatumodoratum*（Mill.）Druce 的干燥根茎。秋季采挖，除去须根，洗净，晒至柔软后，反复揉搓、晾晒至无硬心，晒干；或蒸透后，揉至半透明，晒干。

【产地】　主产于湖南、河南、江苏、浙江等省。

【性状鉴别】　呈长圆柱形，略扁，少有分枝，长4～18cm，直径0.3～1.6cm。表面黄白色或淡黄棕色，半透明，具纵皱纹和微隆起的环节，有白色圆点状的须根痕和圆盘状茎痕。质硬而脆或稍软，易折断；断面角质样或显颗粒性。气微，味甘，嚼之发黏。

【质量】　以条长、肥壮、色黄者为佳。

【功效】　养阴润燥，生津止渴。

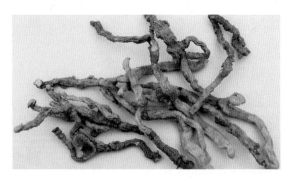

玉竹

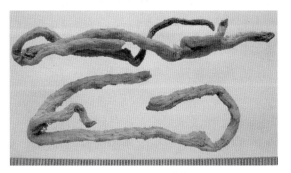

玉竹放大

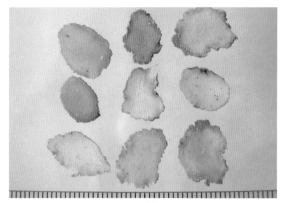

玉竹饮片横切

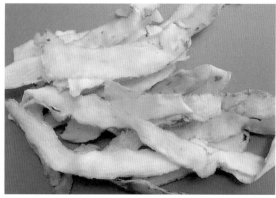

玉竹饮片纵切

# 黄精

【来源】 百合科植物滇黄精 *Polygonatum kingianum* Coll.et Hemsl.、黄精 *Polygonatumsibiricum* Red. 或多花黄精 *Polygonatumcyrtonema* Hua 的干燥根茎。按形状不同，习称"大黄精""鸡头黄精""姜形黄精"。春、秋二季采挖，除去须根，洗净，置沸水中略烫或蒸至透心，干燥。

【产地】 主产于贵州、湖南、湖北、四川等省。

【性状鉴别】

1. 大黄精 呈肥厚肉质的结节块状，结节长可达 10cm 以上，宽 3～6cm，厚 2～3cm。表面淡黄色至黄棕色，具环节，有皱纹及须根痕，结节上侧茎痕呈圆盘状，圆周凹入，中部突出。质硬而韧，不易折断，断面角质，淡黄色至黄棕色。气微，味甜，嚼之有黏性。

2. 鸡头黄精 呈结节状弯柱形，长 3～10cm，直径 0.5～1.5cm。结节长 2～4cm，略呈圆锥形，常有分枝。表面黄白色或灰黄色，半透明，有纵皱纹，茎痕圆形，直径 5～8mm。

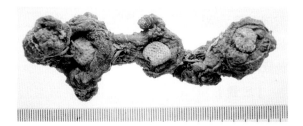

姜形黄精上面

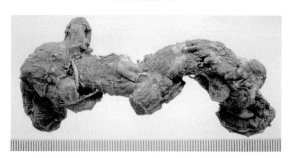

姜形黄精下面

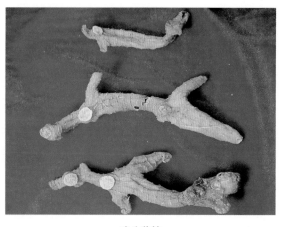

鸡头黄精

3. 姜形黄精　呈长条结节块状，长短不等，常数个块状结节相连。表面灰黄色或黄褐色，粗糙，结节上侧有突出的圆盘状茎痕，直径 0.8 ~ 1.5cm。

【质量】　以块大、色黄、味甜者为佳。

【功效】　补气养阴，健脾润肺，益肾。

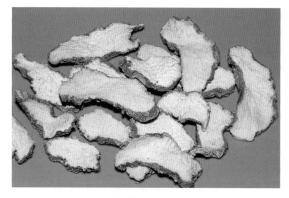

黄精饮片（未烫）

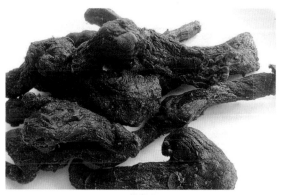

酒黄精

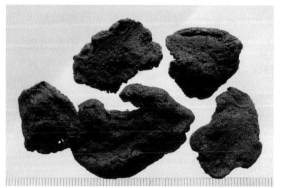

酒黄精饮片

# 墨旱莲

【来源】　菊科植物鳢肠 *Eclipta prostrata* L. 的干燥地上部分。花开时采割，晒干。

【产地】　主产于江苏、湖南、湖北、江西等省。

【性状鉴别】　全体被白色茸毛。茎呈圆柱形，有纵棱，直径 2 ~ 5mm；表面绿褐色或墨绿色。叶对生，近无柄，叶片皱缩卷曲或破碎，完整者展平后呈长披针形，全缘或具浅齿，墨绿色。头状花序直径 2 ~ 6mm。瘦果椭圆形而扁，长 2 ~ 3mm，棕色或浅褐色。气微，味微咸。

【质量】　以茎长，墨绿色，带叶者为佳。

【功效】　滋补肝肾，凉血止血。

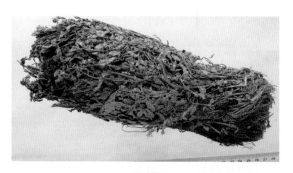

墨旱莲

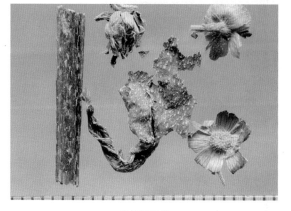

墨旱莲饮片

# 女贞子

【来源】 木犀科植物女贞 *Ligustrum lucidum* Ait. 的干燥成熟果实。冬季果实成熟时采收，除去枝叶，稍蒸或置沸水中略烫后，干燥；或直接干燥。

【产地】 主产于浙江、江苏、湖南、江西等省。

【性状鉴别】 呈卵形、椭圆形或肾形，长 6 ~ 8.5mm，直径 3.5 ~ 5.5mm。表面黑紫色或灰黑色，皱缩不平，基部有果梗痕或具宿萼及短梗。体轻。外果皮薄，中果皮较松软，易剥离，内果皮木质，黄棕色，具纵棱，破开后种子通常为 1 粒，肾形，紫黑色，油性。气微，味甘、微苦涩。

【质量】 以粒大、饱满、色黑紫、质坚实者为佳。

【功效】 滋补肝肾，明目乌发。

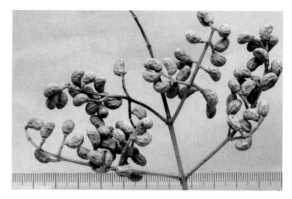

女贞子（鲜）

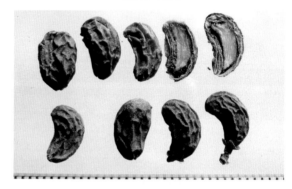

女贞子

# 桑椹

【来源】 桑科植物桑 *Morus alba* L. 的干燥果穗。4 ~ 6 月果实变红时采收，晒干，或略蒸后晒干。

【产地】 主产于四川、江苏、浙江、山东等省。

【性状鉴别】 为聚花果，由多数小瘦果集合而成，呈长圆形，长 1 ~ 2cm，直径 0.5 ~ 0.8cm。黄棕色、棕红色或暗紫色，有短果序梗。小瘦果卵圆形，稍扁，长约 2mm，宽约 1mm，外具肉质花被片 4 枚。气微，味微酸而甜。

【质量】 以个大、肉厚、色紫红者为佳。

【功效】 滋阴补血，生津润燥。

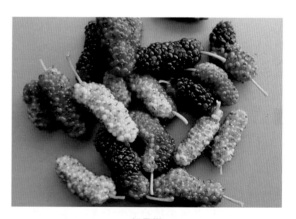

鲜桑椹

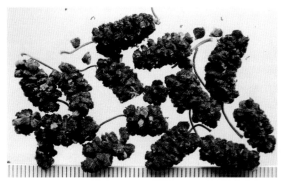

桑椹

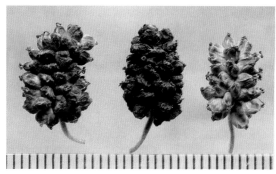

桑椹放大

## 黑芝麻

【来源】 脂麻科植物脂麻 *Sesamum indicum* L. 的干燥成熟种子。秋季果实成熟时采割植株，晒干，打下种子，除去杂质，再晒干。

【产地】 主产于山东、河南、湖北、四川等省。

【性状鉴别】 呈扁卵圆形，长约 3mm，宽约 2mm。表面黑色，平滑或有网状皱纹。尖端有棕色点状种脐。种皮薄，子叶 2，白色，富油性。气微，味甘，有油香气。

【质量】 以黑色、饱满、味浓香者为佳。

【功效】 补肝肾，益精血，润肠燥。

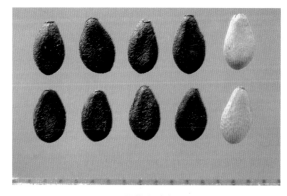

黑芝麻放大

## 龟甲

【来源】 龟科动物乌龟 *Chinemys reevesii*（Gray）的背甲及腹甲。全年均可捕捉，以秋、冬二季为多，捕捉后杀死，或用沸水烫死，剥取背甲及腹甲，除去残肉，晒干。

【产地】 主产于江苏、浙江、安徽、湖北等省。

【性状鉴别】 背甲及腹甲由甲桥相连，背甲稍长于腹甲，与腹甲常分离。背甲呈长椭

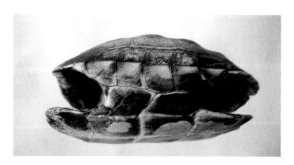

龟甲侧面

圆形拱状，长 7.5 ～ 22cm，宽 6 ～ 18cm；外表面棕褐色或黑褐色，脊棱 3 条；颈盾 1 块，前窄后宽；椎盾 5 块，第 1 椎盾长大于宽或近相等，第 2 ～ 4 椎盾宽大于长；肋盾两侧对称，各 4 块；缘盾每侧 11 块；臀盾 2 块。腹甲呈板片状，近长方椭圆形，长 6.4 ～ 21cm，宽 5.5 ～ 17cm；外表面淡黄棕色至棕黑色，盾片 12 块，每块常具紫褐色放射状纹理，腹盾、胸盾和股盾中缝均长，喉盾、肛盾次之，肱盾中缝最短；内表面黄白色至灰白色，有的略带血迹或残肉，除净后可见骨板 9 块，呈锯齿状嵌接；前端钝圆或平截，后端具三角形缺刻，两侧残存呈翼状向斜上方弯曲的甲桥。质坚硬。气微腥，味微咸。

【质量】 以块大、无残肉、有油性者为佳。商品分血板和烫板两种，以血板质优。

【功效】 滋阴潜阳，益肾强骨，养血补心，固经止崩。

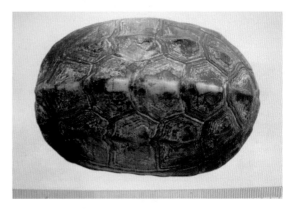

龟甲背甲

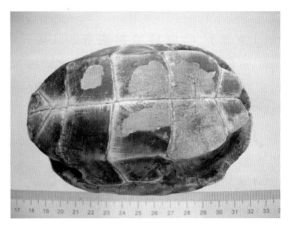

龟甲腹甲

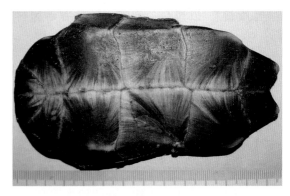

龟甲腹甲新

# 鳖甲

【来源】　鳖科动物鳖 *Trionyx sinensis* Wiegmann 的背甲。全年均可捕捉，以秋、冬二季为多，捕捉后杀死，置沸水中烫至背甲上的硬皮能剥落时，取出，剥取背甲，除去残肉，晒干。

【产地】　主产于湖北、安徽、湖南、江苏等省。

【性状鉴别】　呈椭圆形或卵圆形，背面隆起，长 10 ~ 15cm，宽 9 ~ 14cm。外表面黑褐色或墨绿色，略有光泽，具细网状皱纹和灰黄色或灰白色斑点，中间有一条纵棱，两侧各有左右对称的横凹纹 8 条，外皮脱落后，可见锯齿状嵌接缝。内表面类白色，中部有突起的脊椎骨，颈骨向内卷曲，两侧各有肋骨 8 条，伸出边缘。质坚硬。气微腥，味淡。

【质量】　以个大，无残肉、有油性者为佳。

【功效】　滋阴潜阳，退热除蒸，软坚散结。

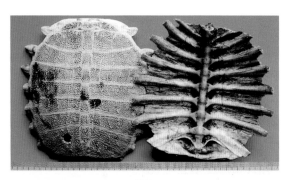

鳖甲

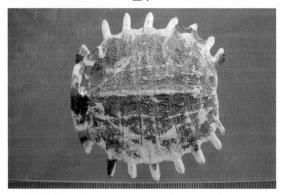

鳖甲外表面

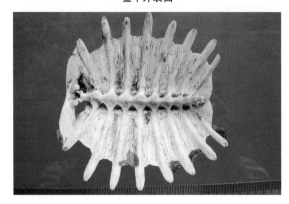

鳖甲内表面

# 楮实子

【来源】 桑科植物构树 *Broussonetia papyrifera*（L.）Vent. 的干燥成熟果实。秋季果实成熟时采收，洗净，晒干，除去灰白色膜状宿萼及杂质。

【产地】 多野生，主产于河南、湖北、湖南、山西、甘肃等省。

【性状鉴别】 略呈球形或卵圆形，稍扁，直径约 1.5mm。表面红棕色，有网状皱纹或颗粒状突起，一侧有棱，一侧有凹沟，有的具果梗。质硬而脆，易压碎。胚乳类白色，富油性。气微，味淡。

【质量】 以色红、饱满、无杂质者为佳。

【功效】 补肾清肝，明目，利尿。

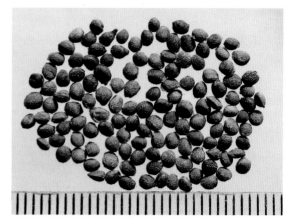

楮实子

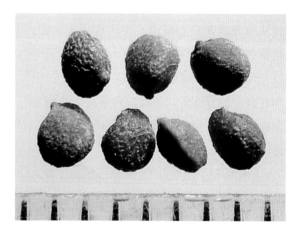

楮实子放大

# 项目十八　收涩药的性状鉴定

## 任务一　固表止汗药的性状鉴定

### 麻黄根

【来源】　麻黄科植物草麻黄 *Ephedra sinica* Stapf 或中麻黄 *Ephedra intermedia* Schrenk et C. A. Mey. 的干燥根和根茎。秋末采挖，除去残茎、须根和泥沙，干燥。

【产地】　主产于甘肃、内蒙古、山西、河北等省区。

【性状鉴别】　呈圆柱形，略弯曲，长8～25cm，直径0.5～1.5cm。表面红棕色或灰棕色，有纵皱纹和支根痕。外皮粗糙，易成片状剥落。根茎具节，节间长0.7～2cm，表面有横长突起的皮孔。体轻，质硬而脆，断面皮部黄白色，木部淡黄色或黄色，射线放射状，中心有髓。气微，味微苦。

【质量】　以质硬外皮红棕色、切面色黄白者为佳。

【功效】　固表止汗。

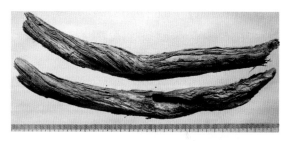

麻黄根

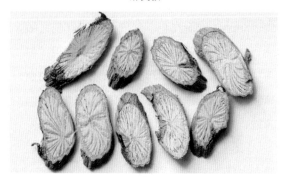

麻黄根饮片（新）

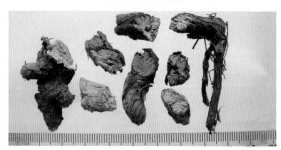

麻黄根饮片

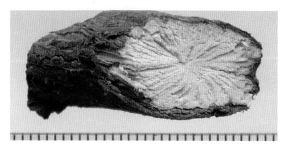

麻黄根断面放大

## 任务二  敛肺涩肠药的性状鉴定

### 五味子

【来源】 木兰科植物五味子 *Schisandra Chinensis*（Turcz.）Baill 的干燥成熟果实。习称"北五味子"。秋季果实成熟时采摘，晒干或蒸后晒干，除去果梗和杂质。

【产地】 主产辽宁、黑龙江、吉林等省。

【性状鉴别】

呈不规则的球形或扁球形，直径5～8mm。表面红色、紫红色或暗红色，皱缩，显油润；有的表面呈黑红色或出现"白霜"。果肉柔软，种子1～2，肾形，表面棕黄色，有光泽，种皮薄而脆。果肉气微，味酸；种子破碎后，有香气，味辛、微苦。

【质量】 以粒大、果皮紫红、肉厚、柔润者为佳。

【功效】 收敛固涩，益气生津，补肾宁心。

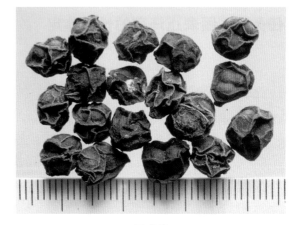

五味子

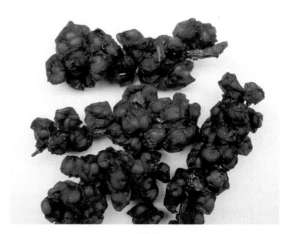

五味子果序

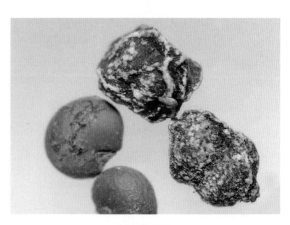

五味子起霜

## 南五味子

【**来源**】 木兰科植物华中五味子 *Schisandra sphenanthera* Rehd. et Wils. 的干燥成熟果实。秋季果实成熟时采摘，晒干，除去果梗和杂质。

【**产地**】 主产于湖北、河南、陕西、山西等省。

【**性状鉴别**】 呈球形或扁球形，直径 4～6mm。表面棕红色至暗棕色，干瘪，皱缩，果肉常紧贴于种子上。种子1～2，肾形，表面棕黄色，有光泽，种皮薄而脆。果肉气微，味微酸。

【**功效**】 收敛固涩，益气生津，补肾宁心。

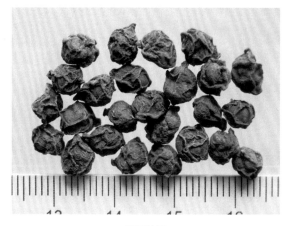

南五味子

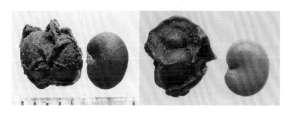

南五味子（左）、北五味子（右）

## 乌梅

【**来源**】 蔷薇科植物梅 *Prunus mume* (Sieh.) Sieb. et Zucc. 的干燥近成熟果实。夏季果实近成熟时采收，低温烘干后闷至色变黑。

【**产地**】 主产于四川、浙江、福建、云南等省。

【**性状鉴别**】 呈类球形或扁球形，直径 1.5～3cm。表面乌黑色或棕黑色，皱缩不平，基部有圆形果梗痕。果核坚硬，**椭圆形**，棕黄色，表面有凹点；种子扁卵形，淡黄色。气微，味极酸。

【**质量**】 以个大、外皮乌黑、肉厚核小、柔润、味极酸者为佳。

【**功效**】 敛肺，涩肠，生津，安蛔。

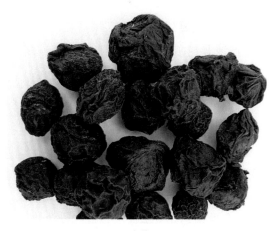

乌梅

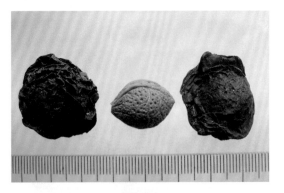

乌梅放大

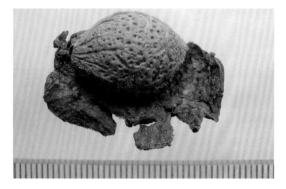

乌梅肉、核

# 五倍子

**【来源】** 为漆树科植物盐肤木 *Rhus chinensis* Mill.、青麸杨 *Rhus potaninii* Maxim. 或红麸杨 *Rhus punjabensis* Stew. var. *sinica*（Diels）Rehd. et Wils. 叶上的虫瘿，主要由五倍子蚜 *Melaphis chinensis*（Bell）Baker 寄生而形成。秋季采摘，置沸水中略煮或蒸至表面呈灰色，杀死蚜虫，取出，干燥。按外形不同，分为"肚倍"和"角倍"。

**【产地】** 主产于四川、贵州、陕西、湖北等省。

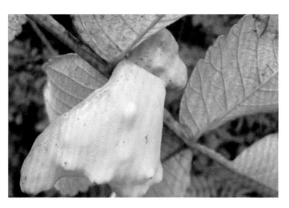

五倍子（鲜）

**【性状鉴别】**

1. 肚倍　呈长圆形或纺锤形囊状，长 2.5 ~ 9cm，直径 1.5 ~ 4cm。表面灰褐色或灰棕色，微有柔毛。质硬而脆，易破碎，断面角质样，有光泽，壁厚 0.2 ~ 0.3cm，内壁平滑，有黑褐色死蚜虫及灰色粉状排泄物。气特异，味涩。

2. 角倍　呈菱形，具不规则的钝角状分枝，柔毛较明显，壁较薄。

**【质量】** 以个大、完整、壁厚、色灰褐者为佳。

**【功效】** 敛肺降火，涩肠止泻，敛汗，止血，收湿敛疮。

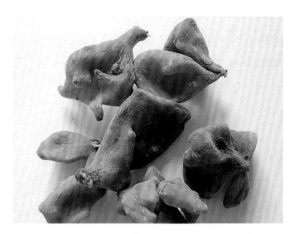

五倍子（新）

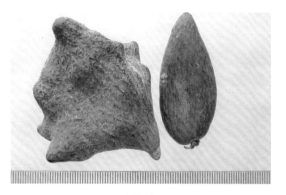

五倍子

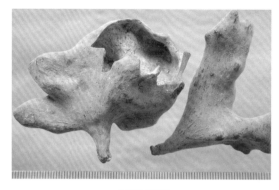

五倍子断面

# 罂粟壳

【来源】 罂粟科植物罂粟 *Papaver somniferum* L. 的干燥成熟果壳。秋季将成熟果实或已割取浆汁后的成熟果实摘下，破开，除去种子和枝梗，干燥。

【产地】 由国家指定农场栽培。

【性状鉴别】 呈椭圆形或瓶状卵形，多已破碎成片状，直径1.5 ~ 5cm，长3 ~ 7cm。外表面黄白色、浅棕色至淡紫色，平滑，略有光泽，无割痕或有纵向或横向的割痕；顶端有6 ~ 14条放射状排列呈圆盘状的残留柱头；基部有短柄。内表面淡黄色，微有光泽；有纵向排列的假隔膜，棕黄色，上面密布略突起的棕褐色小点。体轻，质脆。气微清香，味微苦。

【质量】 以个大、黄白色、壳皮厚者为佳。

【功效】 敛肺，涩肠，止痛。

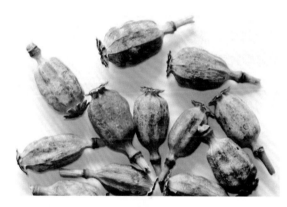

罂粟壳

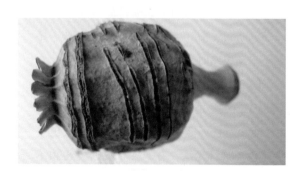

罂粟壳外表面

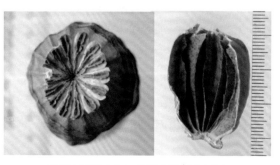

罂粟壳顶端（左）、罂粟壳纵剖面（右）

## 石榴皮

【来源】 石榴科植物石榴 *Punica granatum* L. 的干燥果皮。秋季果实成熟后收集果皮，晒干。

【产地】 全国大部分地区均生产。

【性状鉴别】 呈不规则的片状或瓢状，大小不一，厚 1.5 ~ 3mm。外表面红棕色、棕黄色或暗棕色，略有光泽，粗糙，有多数疣状突起。有的有突起的筒状宿萼及粗短果梗或果梗痕。内表面黄色或红棕色，有隆起呈网状的果蒂残痕。质硬而脆，断面黄色，略显颗粒状。气微，味苦涩。

【质量】 以身干、个大、皮厚、色红棕者为佳。

【功效】 涩肠止泻，止血，驱虫。

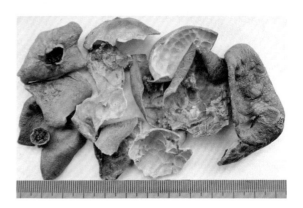

石榴皮

## 诃子

【来源】 使君子科植物诃子 *Terminalia chebula* Retz. 或绒毛诃子 *Terminalia chebula* Retz. var.*tomentella* Kurt. 的干燥成熟果实。秋、冬二季果实成熟时采收，除去杂质，晒干。

【产地】 云南、广东、广西等省区。

【性状鉴别】 长圆形或卵圆形，长 2 ~ 4cm，直径 2 ~ 2.5cm。表面黄棕色或暗棕色，略具光泽，有 5 ~ 6 条纵棱线和不规则的皱纹，基部有圆形果梗痕。质坚实。果肉厚 0.2 ~ 0.4cm，黄棕色或黄褐色。果核长 1.5 ~ 2.5cm，直径 1 ~ 1.5cm，浅黄色，粗糙，坚硬。种子狭长纺锤形，长约 1cm，直径 0.2 ~ 0.4cm，种皮黄棕色，子叶 2，白色，相互重叠卷旋。气微，味酸涩后甜。

【质量】 以肉厚、质坚、表面黄棕色者为佳。

【功效】 涩肠止泻，敛肺止咳，降火利咽。

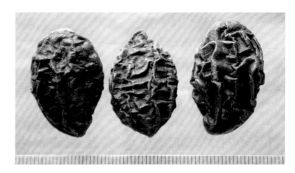

诃子

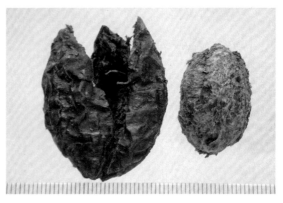

诃子果肉、果核

## 肉豆蔻

【来源】 肉豆蔻科植物肉豆蔻 *Myristica fragrans* Houtt. 的干燥种仁。

【产地】 主产于马来西亚、印度尼西亚、斯里兰卡。

【性状鉴别】 呈卵圆形或椭圆形，长 2～3cm，直径 1.5～2.5cm。表面灰棕色或灰黄色，有时外被白粉（石灰粉末）。全体有浅色纵行沟纹及不规则网状沟纹。种脐位于宽端，呈浅色圆形突起，合点呈暗凹陷。种脊呈纵沟状，连接两端。质坚，断面显棕黄色相杂的大理石花纹，宽端可见干燥皱缩的胚，富油性。气香浓烈，味辛。

【质量】 以个大、体重、质坚实、香气强烈者为佳。

【功效】 温中行气，涩肠止泻。

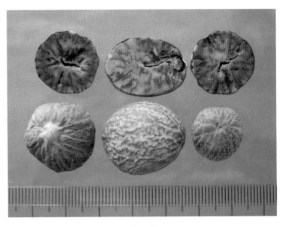

肉豆蔻

## 赤石脂

【来源】 硅酸盐类矿物多水高岭石族多水高龄石，主含四水硅酸铝 $[Al_4(Si_4O_{10})(OH)_8 \cdot 4H_2O]$。采挖后，除去杂石。

【产地】 主产于河南、江苏、陕西等省。

【性状鉴别】 为块状集合体，呈不规则的块状。粉红色、红色至紫红色，或有红白相间的花纹。质软，易碎，断面有的具蜡样光泽。吸水性强。具黏土气，味淡，嚼之无沙粒感。

【质量】 以色红、光滑细腻、吸水力强者为佳。

【功效】 涩肠，止血，生肌敛疮。

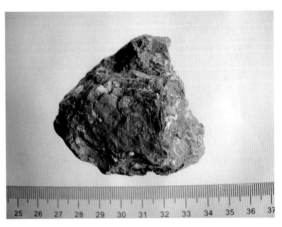

赤石脂

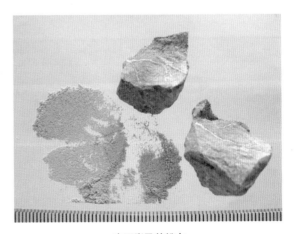

赤石脂及其粉末

## 禹余粮

**【来源】** 氢氧化物类矿物褐铁矿，主含碱式氧化铁 [FeO·(OH)]。采挖后，除去杂石。

**【产地】** 主产于河南、江苏、浙江、四川等省。

**【性状鉴别】** 为块状集合体，呈不规则的斜方块状，长 5~10cm，厚 1~3cm。表面红棕色、灰棕色或浅棕色，多凹凸不平或附有黄色粉末。断面多显深棕色与淡棕色或浅黄色相间的层纹，各层硬度不同，质松部分指甲可划动。体重，质硬。气微，味淡，嚼之无砂粒感。

**【质量】** 以灰棕色或红棕色相间、断面显层纹者为为佳。

**【功效】** 涩肠止泻，收敛止血。

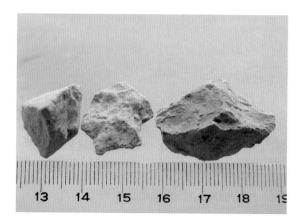

禹余粮

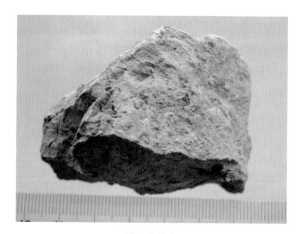

禹余粮放大

## 任务三　固精缩尿止带药的性状鉴定

### 山茱萸

【来源】　山茱萸科植物山茱萸 *Cornus officinalis* Sieb. et Zucc. 的干燥成熟果肉。秋末冬初果皮变红时采收果实，用文火烘或置沸水中略烫后，及时除去果核，干燥。

【产地】　主产于浙江、河南、安徽、陕西等省。

【性状鉴别】　呈不规则的片状或囊状，长 1 ~ 1.5cm，宽 0.5 ~ 1cm。表面紫红色至紫黑色，皱缩，有光泽。顶端有的有圆形宿萼痕，基部有果梗痕。质柔软。气微，味酸、涩、微苦。

【质量】　以个大肉厚、质油润柔软、色紫红为佳。

【功效】　补益肝肾，收涩固脱。

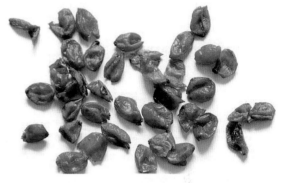
山茱萸（新）

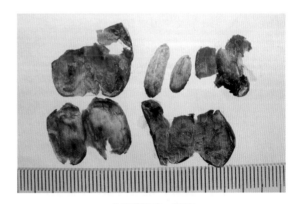
山茱萸果肉、果核

### 覆盆子

【来源】　蔷薇科植物华东覆盆子 *Rubus chingii* Hu 的干燥果实。夏初果实由绿变绿黄时采收，除去梗、叶，置沸水中略烫或略蒸，取出，干燥。

【产地】　主产于浙江、湖北、福建、四川等省。

【性状鉴别】　为聚合果，由多数小核果聚合而成，呈圆锥形或扁圆锥形，高 0.6 ~ 1.3cm，直径 0.5 ~ 1.2cm。表面黄绿色或淡棕色，顶端钝圆，基部中心凹入。宿

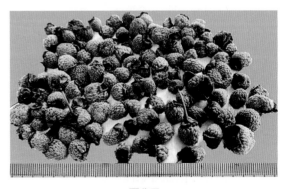
覆盆子

萼棕褐色，下有果梗痕。小果易剥落，每个小果呈半月形，背面密被灰白色茸毛，两侧有明显的网纹，腹部有突起的棱线。体轻，质硬。气微，味微酸涩。

【质量】 以个大饱满、色黄绿、味酸者为佳。

【功效】 益肾固精缩尿，养肝明目。

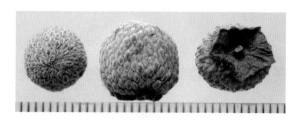

覆盆子放大

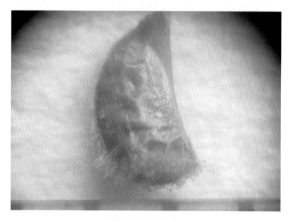

覆盆子小核果放大

# 桑螵蛸

【来源】 螳螂科昆虫大刀螂 *Tenodera sinensis* Saussure、小刀螂 *Statilia maculata* （Thunberg）或巨斧螳螂 *Hierodula patellifera* （Serville）的干燥卵鞘。以上三种分别习称"团螵蛸"、"长螵蛸"及"黑螵蛸"。深秋至次春采收，除去杂质，蒸至虫卵死后，干燥。

【产地】 全国大部分地区均产。

【性状鉴别】

1. 团螵蛸略 呈圆柱形或半圆形，由多层膜状薄片叠成，长2.5~4cm，宽2~3cm。表面浅黄褐色，上面带状隆起不明显，底面平坦或有凹沟。体轻，质松而韧，横断面可见外层为海绵状，内层为许多放射状排列的小室，室内各有一细小椭圆形卵，深棕色，有光泽。气微腥，味淡或微咸。

2. 长螵蛸 略呈长条形，一端较细，长2.5~5cm，宽1~1.5cm。表面灰黄色，上面带状隆起明显，带的两侧各有一条暗棕色浅沟和斜向纹理。质硬而脆。

3. 黑螵蛸 略呈平行四边形，长2~4cm，宽1.5~2cm。表面灰褐色，上面带状隆起明显，两侧有斜向纹理，近尾端微向上翘。质硬而韧。

【质量】 以体轻、色黄卵未孵化者为佳。

【功效】 固精缩尿，补肾助阳。

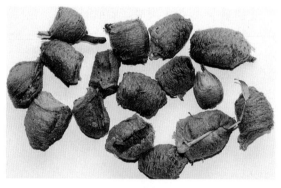

桑螵蛸

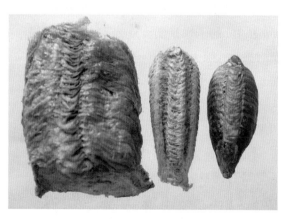

团螵蛸、长螵蛸、黑螵蛸

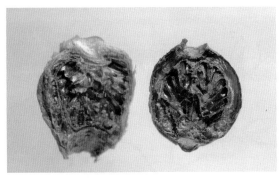

桑螵蛸横切面

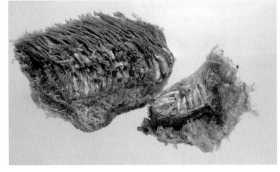

桑螵蛸纵剖面

## 海螵蛸

【来源】 乌贼科动物无针乌贼 Sepiella maindroni de Rochebrune 或 金 乌 贼 Sepia esculenta Hoyle 的干燥内壳。收集乌贼鱼的骨状内壳，洗净，干燥。

【产地】 主产于广东、福建、浙江、山东等省。

【性状鉴别】

1. 无针乌贼 呈扁长椭圆形，中间厚，边缘薄，长 9～14cm，宽 2.5～3.5cm，厚约 1.3cm。背面有磁白色脊状隆起，两侧略显微红色，有不甚明显的细小疣点；腹面白色，自尾端到中部有细密波状横层纹；角质缘半透明，尾部较宽平，无骨针。体轻，质松，易折断，断面粉质，显疏松层纹。气微腥，味微咸。

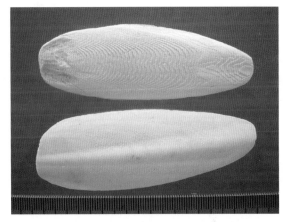

无针乌贼背、腹面

2. 金乌贼 长 13～23cm，宽约 6.5cm。背面疣点明显，略呈层状排列；腹面的细密波状横层纹占全体大部分，中间有纵向浅槽；尾部角质缘渐宽，向腹面翘起，末端有 1 骨针，多已断落。

【质量】 以色白、洁净、不破碎者为佳。

【功效】 收敛止血，涩精止带，制酸止痛，收湿敛疮。

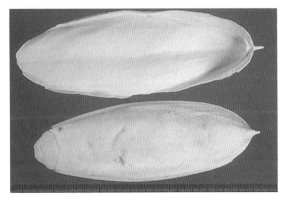

金乌贼

# 金樱子

【来源】 蔷薇科植物金樱子 *Rosa laevigata* Michx. 的干燥成熟果实。10～11月果实成熟变红时采收，干燥，除去毛刺。

【产地】 主产于广东、江西、四川、湖南等省。

【性状鉴别】 为花托发育而成的假果，呈倒卵形，长2～3.5cm，直径1～2cm。表面红黄色或红棕色，有突起的棕色小点，系毛刺脱落后的残基。顶端有盘状花萼残基，中央有黄色柱基，下部渐尖。质硬。切开后，花托壁厚1～2mm，内有多数坚硬的小瘦果，内壁及瘦果均有淡黄色绒毛。气微，味甘、微涩。

【质量】 以个大、肉厚、色红黄、去净毛刺者为佳。

【功效】 固精缩尿，固崩止带，涩肠止泻。

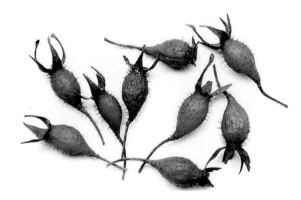

金樱子（鲜）

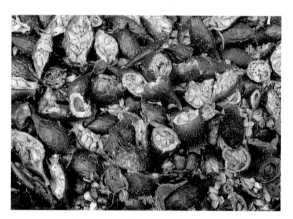

金樱子饮片

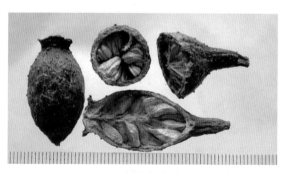

金樱子切面

# 莲子

【来源】 睡莲科植物莲 *Nelumbo nucifera* Gaertn. 的干燥成熟种子。秋季果实成熟时采割莲房，取出果实，除去果皮，干燥。

【产地】 主产于湖南、湖北、江苏、浙江等省。

【性状鉴别】 略呈椭圆形或类球形，长 1.2～1.8cm，直径 0.8～1.4cm。表面浅黄棕色至红棕色，有细纵纹和较宽的脉纹。一端中心呈乳头状突起，深棕色，多有裂口，其周边略下陷。质硬，种皮薄，不易剥离。子叶 2，黄白色，肥厚，中有空隙，具绿色莲子心。气微，味甘、微涩；莲子心味苦。

【质量】 以个大、饱满、质坚实、肉色白者为佳。

【功效】 补脾止泻，止带，益肾涩精，养心安神。

附：石莲子为睡莲科植物莲的干燥成熟果实，也称带皮莲子，壳莲子。

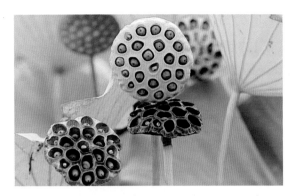

莲房、石莲子

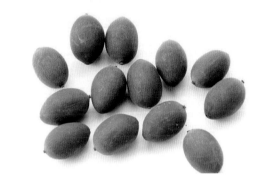

石莲子

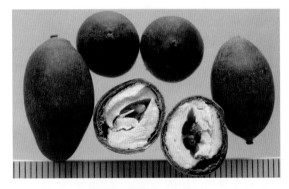

石莲子含莲子、莲子心

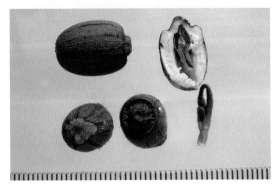

莲子、莲子心

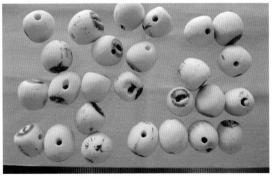

莲子

# 莲子心

【来源】 睡莲科植物莲 *Nelumbo nucifera* Gaertn. 的成熟种子中的干燥幼叶及胚根。取出，晒干。

【产地】 主产于湖南、湖北、江苏、浙江、安徽、福建、江西等省。

【性状鉴别】 略呈细圆柱形，长1～1.4cm，直径约0.2cm。幼叶绿色，一长一短，卷成箭形，先端向下反折，两幼叶间可见细小胚芽。胚根圆柱形，长约3mm，黄白色。质脆，易折断，断面有数个小孔。气微，味苦。

【功效】 清心安神，交通心肾，涩精止血。

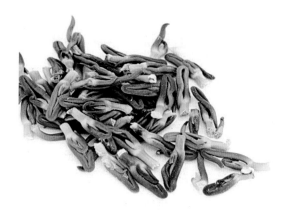
莲子心（新）

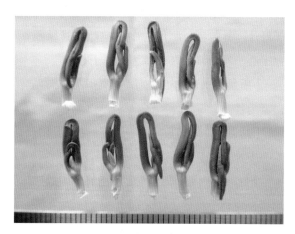
莲子心放大

# 莲房

【来源】 睡莲科植物莲 *Nelumbo nucifera* Gaertn. 的干燥花托。秋季果实成熟时采收，除去果实，晒干。

【产地】 全国大部分地区均生产。

【性状鉴别】 呈倒圆锥状或漏斗状，多撕裂，直径5～8cm，高4.5～6cm。表面灰棕色至紫棕色，具细纵纹和皱纹，顶面有多数圆形孔穴，基部有花梗残基。质疏松，破碎面海绵样，棕色。气微，味微涩。

【质量】 以个大、紫红色者为佳。

【功效】 化瘀止血。

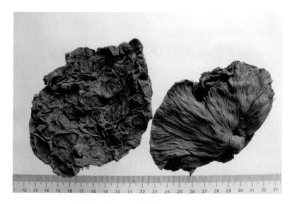
莲房

# 莲须

**【来源】** 睡莲科植物莲 *Nelumbo nucifera* Gaertn. 的干燥雄蕊。夏季花开时选晴天采收，盖纸晒干或阴干。

**【产地】** 主产湖南、湖北、福建、江苏、浙江等省。

**【性状鉴别】**

呈线形。花药扭转，纵裂，长 1.2～1.5cm，直径约 0.1cm，淡黄色或棕黄色。花丝纤细，稍弯曲，长 1.5～1.8cm，淡紫色。气微香，味涩。

**【质量】** 以干燥、完整、色淡黄、质软者为佳。

**【功效】** 固肾涩精。

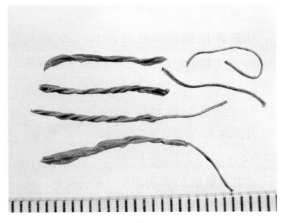

莲须

# 荷叶

**【来源】** 睡莲科植物莲 *Nelumbo nucifera* Gaertn. 的干燥叶。夏、秋二季采收，晒至七八成干时，除去叶柄，折成半圆形或折扇形，干燥。

**【产地】** 全国大部分地区均生产。

**【性状鉴别】** 呈半圆形或折扇形，展开后呈类圆形，全缘或稍呈波状，直径 20～50cm。上表面深绿色或黄绿色，较粗糙；下表面淡灰棕色，较光滑，有粗脉 21～22 条，自中心向四周射出；中心有突起的叶柄残基。质脆，易破碎。稍有清香气，味微苦。

**【质量】** 以叶大、完整、色绿、无霉者为佳。

**【功效】** 清暑化湿，升发清阳，凉血止血。

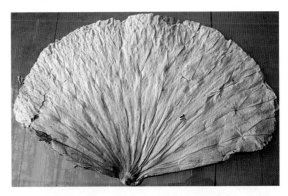

荷叶（完整）

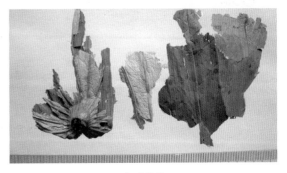

荷叶饮片

# 芡实

【来源】 睡莲科植物芡 *Euryale ferox* Salisb. 的干燥成熟种仁。秋末冬初采收成熟果实，除去果皮，取出种子，洗净，再除去硬壳（外种皮），晒干。

【产地】 主产于山东、江苏、湖北、湖南等省。

【性状鉴别】 呈类球形，多为破粒，完整者直径 5 ～ 8mm。表面有棕红色内种皮，一端黄白色，约占全体 1/3，有凹点状的种脐痕，除去内种皮显白色。质较硬，断面白色，粉性。气微，味淡。

【质量】 以颗粒饱满、均匀，粉性足，少破碎、无皮壳者为佳。

【功效】 益肾固精，补脾止泻，除湿止带。

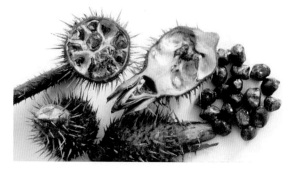

芡实果实及种子

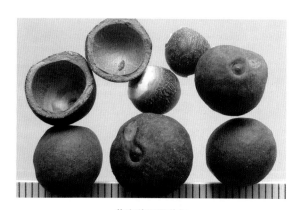

芡实种子及种仁

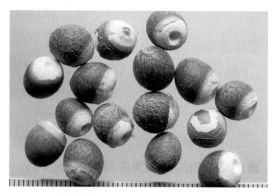

芡实整粒

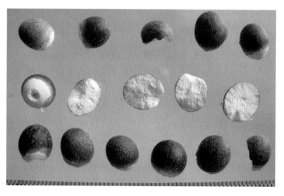

芡实放大

# 椿皮

【来源】　苦木科植物臭椿 *Ailanthus altissima*（Mill.）Swingle 的干燥根皮或干皮。全年均可剥取，晒干，或刮去粗皮晒干。

【产地】　主产于浙江、江苏、湖北、河北等省。

【性状鉴别】

1. 根皮　呈不整齐的片状或卷片状，大小不一，厚 0.3～1cm。外表面灰黄色或黄褐色，粗糙，有多数纵向皮孔样突起及不规则纵、横裂纹，除去粗皮者显黄白色；内表面淡黄色，较平坦，密布梭形小孔或小点。质硬而脆，断面外层颗粒性，内层纤维性。气微，味苦。

2. 干皮　呈不规则板片状，大小不一，厚 0.5～2cm。外表面灰黑色，极粗糙，有深裂。

【功效】　清热燥湿，收涩止带，止泻，止血。

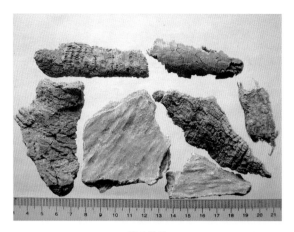

椿皮饮片

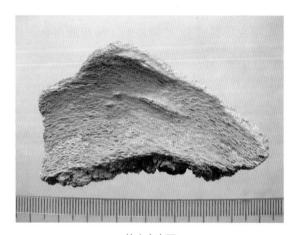

椿皮内表面

# 项目十九　涌吐药的性状鉴定

## 常山

【来源】　虎耳草科植物常山 *Dichroa febrifuga* Lour. 的干燥根。秋季采挖，除去须根，洗净，晒干。

【产地】　主产于四川、贵州等省。

【性状鉴别】　呈圆柱形，常弯曲扭转，或有分枝，长 9～15cm，直径 0.5～2cm。表面棕黄色，具细纵纹，外皮易剥落，剥落处露出淡黄色木部。质坚硬，不易折断，折断时有粉尘飞扬；横切面黄白色，射线类白色，呈放射状。气微，味苦。

【质量】　以条粗长、折断时粉性多，味苦者为佳。

【功效】　涌吐痰涎，截疟。

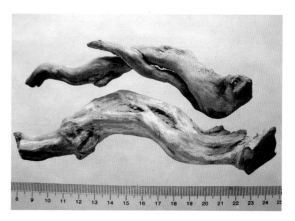

常山

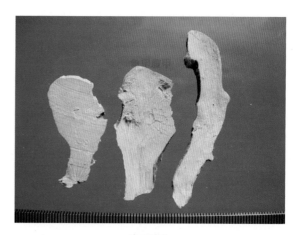

常山饮片

# 项目二十　攻毒杀虫止痒药

## 雄黄

【来源】　硫化物类矿物雄黄族雄黄，主含二硫化二砷（$As_2S_2$）。采挖后，除去杂质。

【产地】　主产于湖南、贵州、云南等省。

【性状鉴别】　块状或粒状集合体，呈不规则块状。深红色或橙红色，条痕淡橘红色，晶面有金刚石样光泽。质脆，易碎，断面具树脂样光泽。微有特异的臭气，味淡。精矿粉为粉末状或粉末集合体，质松脆，手捏即成粉，橙黄色，无光泽。

【质量】　以块大、色红、质酥脆、有光泽者为佳。

【功效】　解毒杀虫，燥湿祛痰，截疟。

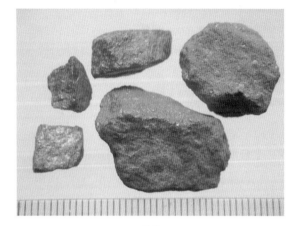

雄黄

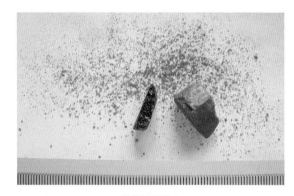

雄黄及其粉末

## 硫黄

【来源】　自然元素类矿物硫族自然硫，采挖后，加热熔化，除去杂质；或用含硫矿物经加工制得。

【产地】　主产于山西、河南、山东、湖南等省。

【性状鉴别】　呈不规则块状。黄色或略

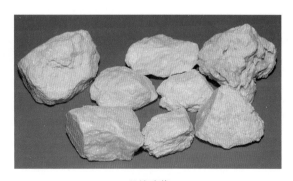

天然硫黄

呈绿黄色。表面不平坦，呈脂肪光泽，常有多数小孔。用手握紧置于耳旁，可闻轻微的爆裂声。体轻，质松，易碎，断面常呈针状结晶形。有特异的臭气，味淡。

【质量】 以色黄、有光泽、质松脆者为佳。

【功效】 外用解毒杀虫疗疮；内服补火助阳通便。

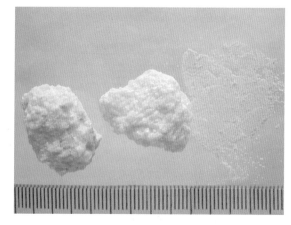

硫黄及其粉末

# 白矾

【来源】 硫酸盐类矿物明矾石经加工提炼结晶制成，主含含水硫酸铝钾 [KAl$(SO_4)_2 \cdot 12H_2O$]。

【产地】 主产于安徽、浙江、福建、山西、河北等省。

【性状鉴别】 呈不规则的块状或粒状。无色或淡黄白色，透明或半透明。表面略平滑或凹凸不平，具细密纵棱，有玻璃样光泽。质硬而脆。气微，味酸、微甘而极涩。

【质量】 以块大、无色透明者为佳。

【功效】 外用解毒杀虫，燥湿止痒；内服止血止泻、祛除风痰。

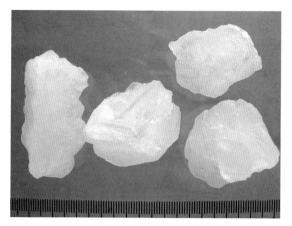

白矾

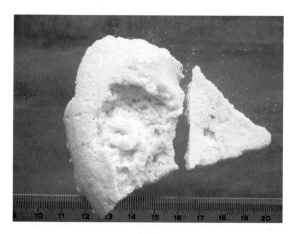

枯矾

## 蛇床子

【来源】 伞形科植物蛇床 Cnidium monnieri（L.）Cuss. 的干燥成熟果实。夏、秋二季果实成熟时采收，除去杂质，晒干。

【产地】 主产于河北、山东、江苏、四川等省。

【性状鉴别】

为双悬果，呈椭圆形，长 2～4mm，直径约 2mm。表面灰黄色或灰褐色，顶端有 2 枚向外弯曲的柱基，基部偶有细梗。分果的背面有薄而突起的纵棱 5 条，接合面平坦，有 2 条棕色略突起的纵棱线。果皮松脆，揉搓易脱落。种子细小，灰棕色，显油性。气香，味辛凉，有麻舌感。

【质量】 以颗粒饱满、色灰黄、气味浓厚者为佳。

【功效】 燥湿祛风，杀虫止痒，温肾壮阳。

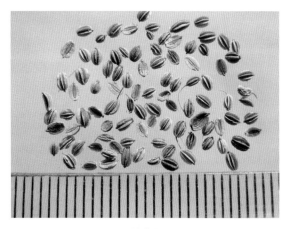

蛇床子

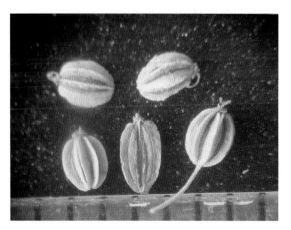

蛇床子放大

## 蟾酥

【来源】 蟾蜍科动物中华大蟾蜍 Bufo bufo gargarizans Cantor 或黑眶蟾蜍 Bufo melan ostictus Schneider 的干燥分泌物。多于夏、秋二季捕捉蟾蜍，洗净，挤取耳后腺及皮肤腺的白色浆液，加工，干燥。

【产地】 主产于山东、河北、江苏、浙江等省。

【性状鉴别】 呈扁圆形团块状或片状。棕褐色或红棕色。团块状者质坚，不易折断，断面棕褐色，角质状，微有光泽；片状者质脆，易碎，断面红棕色，半透明。气微腥，味初甜而后有持久的麻辣感，粉末嗅之作嚏。

【质量】 以色红棕、断面角质样，半透明，有光泽者为佳。

【功效】 解毒，止痛，开窍醒神。

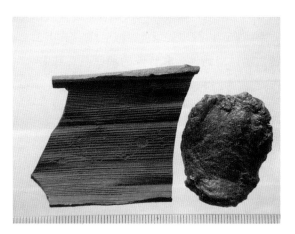

片酥、团酥

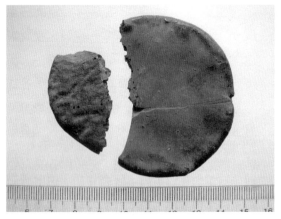

饼酥

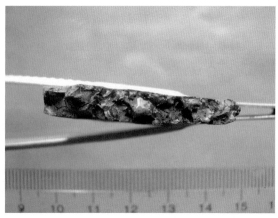

蟾酥断面沾水

# 木鳖子

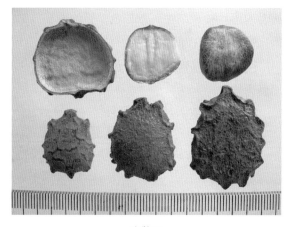

木鳖子

【来源】 葫芦科植物木鳖 *Momordicao chinchinensis*（Lour.）Spreng. 的干燥成熟种子。冬季采收成熟果实，剖开，晒至半干，除去果肉，取出种子，干燥。

【产地】 主产于广西、四川、湖北、湖南等省区。

【性状鉴别】 呈扁平圆板状，中间稍隆起或微凹陷，直径 2 ~ 4cm，厚约 0.5cm。表面灰棕色至黑褐色，有网状花纹，在边缘较大的一个齿状突起上有浅黄色种脐。外种皮质硬而脆，内种皮灰绿色，绒毛样。子叶 2，黄白色，富油性。有特殊的油腻气，味苦。（注：有毒，不可多尝）

【质量】 以颗粒均匀饱满、外皮坚硬、质重、内仁黄白不泛油者为佳。

【功效】 散结消肿，攻毒疗疮。

# 蜂房

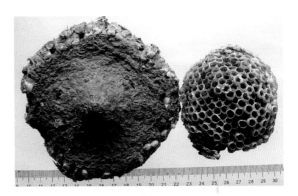

蜂房

【来源】 胡蜂科昆虫果马蜂 *Polistes olivaceous*（DeGeer）、日本长脚胡蜂 *Polistes japonicus* Saussure 或异腹胡蜂 *Parapolybia varia* Fabricius 的巢。秋、冬二季采收，晒干，或略蒸，除去死蜂死蛹，晒干。

【产地】 全国大部分地区均产。

【性状鉴别】 呈圆盘状或不规则的扁块状，有的似莲房状，大小不一。表面灰白色或灰褐色。腹面有多数整齐的六角形房孔，孔径 3 ~ 4mm 或 6 ~ 8mm；背面有 1 个或数个黑色短柄。体轻，质韧，略有弹性。气微，味辛淡。

【质量】 以色灰白、体轻、稍有弹性者为佳。

【功效】 攻毒杀虫，祛风止痛。

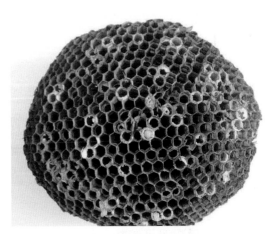

蜂房放大

# 项目二十一 拔毒化腐生肌药的性状鉴定

## 炉甘石

【来源】 碳酸盐类矿物方解石族菱锌矿，主含碳酸锌（$ZnCO_3$）。采挖后，洗净，晒干，除去杂石。

【产地】 主产广西、四川、湖南、辽宁等省区。

【性状鉴别】 为块状集合体，呈不规则的块状。灰白色或淡红色，表面粉性，无光泽，凹凸不平，多孔，似蜂窝状，体轻，易碎。气微，味微涩。

【质量】 以块大、色白或淡红、体轻浮者为佳。

【功效】 解毒明目退翳，收湿止痒敛疮。

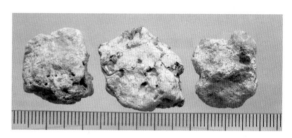

炉甘石

# 附 录

# 中药性状鉴定常用术语

1.**二杠茸**：指具有一个侧枝的花鹿茸。

2.**三岔**：具有三个侧枝的马鹿茸，称三岔。四个侧枝的称四岔。

3.**三叉茸**：指梅花鹿的角具二个侧枝者。

4.**刀削痕**：指药材在产地采收时用刀除去无用部分或除去粗皮及边材后留下的痕迹。

5.**大贝**：指浙贝母鳞茎外层单瓣肥厚的鳞叶，因形大而称大贝。

6.**大理石纹**：指由深棕色的外胚乳与淡白色的内胚乳交错或种皮与外胚乳的折合层错入内胚乳中而成状似大理石样的纹理。如肉豆蔻和槟榔的种仁的断面。

7.**马牙状**：指色白炉贝，形似"马牙"者。

8.**马牙贝**：指川贝母中炉贝的鳞茎呈长圆锥形，状似马牙，故称马牙贝。

9.**马牙窟窿**：指根茎类药材茎基脱落后留下的多数排列整齐的圆形空洞，状似马牙痕。如毛茛科植物大三叶升麻的根茎（关升麻）。

10.**马尾**：指白薇等中药根茎下部的簇生细长须根，因弯曲紧抱状似尾形而称马尾。

11.**云头**：指白术根茎顶端下陷的圆盘状茎基或芽痕，与下端稍粗部分表面的较大瘤状突起形成的云朵状，称云头，或因形同如意，又称如意头。

12.**云头鸡腿**：指云头状白术根茎上细下粗呈鸡腿状，俗称云头鸡腿。

13.**云锦花纹**：指何首乌块根的横切面皮层中由多个异型维管束组成的云朵状花纹，俗称"云锦花纹"。

14.**元宝贝**：指浙贝母鳞茎外层单瓣肥厚的鳞叶，一面凸出，一面凹入，形似元宝，故称元宝贝。

15.**车轮纹**：指根或茎药材横切面上维管束与较宽的射线相间排列成稀疏整齐的放射状纹理，状如木制车轮，故称"车轮纹"。如粉防己、木通等。

16.**方通**：大通草方形药材的别称。是由五加科植物通脱木茎髓作纵向旋创而成的厚约0.5mm的薄片，再切成约10cm见方的片状，表面白色微有光泽。

17.**开口子**：指青贝药材外层两枚鳞叶大小相近，顶端多不抱合，俗称开口子。

18.**心材**：指茎木类药材中木材的中央颜色较深，质地较致密且重的部分。在生长过程中蓄积了较多的挥发油、树脂、鞣质或色素等物质。

19.**乌鸦头**：专指草乌块根干燥后枯瘦有棱，一端渐尖形似乌鸦头喙，俗称乌鸦头。

20.**乌金衣**：指牛黄药材中有时外部有一层薄膜，呈黑色光亮者，称乌金衣。被有乌金衣的牛黄，也称乌金黄。

21.**毛笔头**：指辛夷花蕾未开放时的形状，因似毛笔头，外被长柔毛而得名。

22.**玉带腰箍**：指毛慈姑（杜鹃兰）假球茎中腰部具2~3条微突起的环带，俗称玉带腰箍或玉带束腰。

23.**龙头凤尾**：指用幼嫩铁皮石斛做成的"枫斗"，呈扭曲螺旋状，通常有2~4个旋纹，茎基残留短须的称"龙头"，茎梢较细的部分称"凤尾"，故称之为"龙头凤尾"。

24.**凹肚脐**：指天麻一端有自母麻脱落后的圆形疤痕，称凹肚脐或肚脐眼。

25.**凹窝**：指种脐的凹痕，多见于砂仁类中药的种子表面；或指根头部地上茎脱落后留下的凹陷部分。

26.**皮松肉紧**：指药材横切面皮部疏松，木部结实，称之"皮松肉紧"。如质优的西党参、黄芪等。

27.**芋**：指山参根茎部分附芦而生的不定根。

28.**皮刺**：指皮类药材表面的一种硬而尖头的突出物，称皮刺。如海桐皮。

29.**皮孔样**：指根类药材表面突起的一种疙瘩丁，称皮孔样。如白芷。

30.**扫帚头**：指根类药材顶端具纤维状的毛，形似扫帚。如红柴胡、禹州漏芦等。

31.**过桥**：指黄连根茎中间较细长光滑的茎杆，俗称"过桥"或"过江枝"。

32.**吐丝**：指药材菟丝子经加热煮沸后种皮破裂，露出黄白色细长卷旋状的胚；因状似蚕吐丝而得称。

33.**吐糖**：指含糖分药材因存放过久，或受气候影响，形成糖质外溢而变色者。如枸杞子等。

34.**网状纹理**：指根或根茎类药材除去外皮后，可见网状样纹理。如大黄、云木香、升麻等。

35.**网状皱纹**：指果实种子类药材，表面具"网状皱纹"。如鸦胆子、紫苏子。

36.**红小辫**：指天麻顶端的红棕色干枯残留芽苞，因其较长皱缩似辫状，称红小辫。

37.**朱砂点**：指药材横切面具红色的油点，习称"朱砂点"。如生晒术、苍术等。

38.**竹节状**：指根或根茎类药材，表面具"竹节状"。如竹节香附、竹节三七、竹节羌活等。

39.**冲烧**：指药材堆码不当，出现发热"冲烧"。如红花等。

40.**过桥**：又称过江枝。指黄连根茎的节间呈细长光滑圆柱状；两端节部略膨大，其细长部分称过桥或过桥杆。

41.**观音座莲**：指松贝颗粒圆整而均匀，粒粒含芽苞，因置桌面上不倒，能端正稳坐，似观音座上的莲花状，故名"观音座莲"。

42.**合把**：指羚羊角基部的环脊用手握之，各间隙约为一指所容，称合把。

43.**纤维性**：指药材折断显露出不整齐的"纤维"。如秦皮、山合欢皮等。

44.**芦头**：指根类药材顶端的短根茎部分。如南沙参等。

45.**芦碗**：指草本植物药材根茎部分每年地上茎枯死后留下的凹窝状茎痕，因中心凹陷似碗形而习称"芦碗"。如山参、野生桔梗等。

46.**连珠状**：指巴戟天根，形似串起来的珠子，故称"连珠"。

47.**连三朵**：指款冬的头状花序由三个花朵连在一起，称"连三朵"。

48.**钉角**：指盐附子周围突起的支根痕，俗称"钉角"。

49.**钉刺**：指茎枝表面具突起的扁形皮刺。如海桐皮等。

50.**钉头**：指三七药材根头部钝圆瘤状隆起的支根呈钉状，习称钉头，或指矿物药材赭石的一面有圆形乳头状突起。

51.**角质**：指药材含大量淀粉，经蒸煮加工后淀粉糊化，断面呈"角质"状。如天麻、红参等。

52.**沙眼**：指银柴胡表面呈凹陷小点状（内含沙子），习称"沙眼"。

53.**怀中抱月**：指松贝外层两鳞片大小悬殊，大鳞片呈心脏形，小鳞片镶嵌于大鳞片之中露出部分，似新月形，故称"怀中抱月"。

54.**朱砂点**：指药材横切面上见到的棕红色或橙黄色分泌组织，因状似朱砂点面而习称朱砂点。常见于伞形科植物的根中。

55.**鸡爪**：指黄连（味连）根茎多簇生成束状分支，形似鸡爪，故名"鸡爪黄连"。

56.**鸡头**：指黄精根茎药材的地上茎着生处膨大而尾部细圆，形似鸡头而得称。

57.**鸡眼**：指鸡头黄精根茎上着生的地上茎脱落后留下的圆点状痕迹，形似鸡眼。

58.**虎皮斑**：指炉贝表面具深黄色斑点，形似"虎皮斑"状。

59.**虎掌**：指虎掌天南星，块茎呈扁球形，由主块茎及多个附着的侧块茎组成，形似"虎掌"。

60.**罗盘纹**：指商陆横切面呈异性维管排成数层同心环纹，俗称"罗盘纹"。

61.**金心玉栏**：指药材横切面皮部白色，木部黄色，称之"金心玉栏"或"金井玉栏"。如桔梗等。

62.**金钗**：指金钗石斛，茎扁平，色金黄，两端较细，形似髻发上的"金钗"。

63.**金钱环**：指香圆枳壳果实顶端花柱基痕周围有一圆圈环纹，俗称"金钱环"。

64.**金包头**：指知母药材顶端残留的浅黄色叶柄痕及茎痕，似金皮包头。

65.**金钱环**：指果实药材顶端花柱基痕周围的一圈环纹，如作枳实药用的香圆的果实。

66.**油润**：指药材性油润，手握柔软，横切面常见油点。习称"油润"或"油性"。如当归、独活等。

67.**念珠斑**：指蕲蛇腹部白色中杂有多数黑色类圆形的斑点，状似念珠，故称念珠斑。

68.**疙瘩丁**：指根类药材表面散生的不规则皮孔样横向突起，称疙瘩丁。如白芷。

69.**单门**：指具有一个侧枝的马鹿茸。

70.**细密网纹**：指果实种子类药材，表面具"细密网纹"。如莨菪子等。

71.**点状环纹**：指天麻全体具密环菌寄生形成的"点状环纹"。

72.**枯芩**：指黄芩药材的老根中间呈暗棕色或棕黑色，枯朽状或成空洞者，称枯芩。

73.**珍珠盘**：指银柴胡的根头部膨大，具有多数隆起的茎基及芽痕，因状似珍珠散于盘而称珠盘。

74.**挂甲**：指取牛黄涂于指甲上时呈黄色，能染黄指甲且经久不褪，这种现象称挂甲。

75.**狮子盘头**：指药材芦头膨大，具多数疣状突起的茎痕，形如"狮子盘头"。如党参等。

76.**砂眼**：药材表面凹陷的须根痕，因较细小而习称砂眼。如银柴胡。

77.**穿蓑衣**：指藜芦的顶端残留有棕毛状维管束，形如蓑衣，故有藜芦"穿蓑衣"之谓。

78.**珠疙瘩**：指野山参稀疏参须上着生的瘤状突起，形似珍珠，习称"珍珠点"。

79.**蚕形**：指根或根茎类药材，形似"蚕"形。如野光参、蚕羌等。

80.**核芋**：指人参芦头上生的不定根，形似"枣核"的芋为鉴定野山参特征之一。

81.**柴性**：指药材质地木质化，坚硬显"柴性"。如防风、紫花前胡等。

82.**星点**：指大黄根茎横切面中髓部具有的异形维管束，因呈星散状排列而称星点。

83.**剑脊**：指金钱白花蛇背部的一条显著突起的脊棱，因高耸成剑脊状而得称。

84.**粉性**：指药材含丰富的淀粉，称"粉性"。如山药、天花粉等。

85.**起筋**：指较老的鹿茸表面有纵行的楞纹，习称起筋。

86.**菊花心**：指药材横切面具细密的放射状纹理，形似菊花，故称"菊花心"。如黄芪、甘草、防风等。

87.**蚯蚓头**：指药材的根头部由叶柄脱落后留下的明显密集的横向环纹，形似"蚯蚓头"。如防风等。

88.**铜皮铁骨狮子头**：指质优的田三七。

89.**胶口镜面**：指僵蚕干燥虫体的断面平坦，外层白色粉性似胶，中间棕黑色发亮似镜，因而称胶口镜面。

90.**通天眼**：指羚羊角的神经孔通过角塞顶端的角壳中心，向上呈一扁三角形的小孔直达角尖，习称通天眼。

91.**偏心环**：指鸡血藤横切面可见半圆形的环，俗称"偏心环"。

92.**棕眼**：指天南星块茎周围密布麻点状根痕，习称"棕眼"。

93.**雁脖芦**：指野山参干枯而坚实、呈扭曲细长的芦头，形似雁脖，故称"雁脖芦"。

94.**筋脉点**：指天花粉横切面的维管束呈点状散在，俗称"筋脉点"。

95.**焦枯**：指药材在加工干燥，或防治虫蛀熏炕过程中，操作不当发生的灼伤变"焦枯"者。

96.**锦纹**：指优质大黄横切面有许多黄色、棕红色相互交错形成的星点状锦纹，俗称"锦纹"或"槟榔渣"。

97.**蜘蛛网状**：指关木通横切面导管与射线排列成"蜘蛛网状"。

98.**缩皮凸肉**：指正品山柰皮皱缩，切面类白色、光滑细腻，中央略凸起，习称"缩皮凸肉"。

99.**横环纹**：指根类药材根头下着生致密的环状横纹。如西党参等。

100.**糊头**：指川木香加工干燥后，根头多具焦黑糊状物，俗称"糊头"。

101.**鹦哥嘴**：指天麻（冬麻）一端有红棕色的芽茎残留，形状像"鹦哥嘴"。

102.**糠心**：指块根药材因加工烘烤不当，出现中空"糠心"现象。如白术、山药等。